AF636569

Martin Witthöft

Verkörperter Wandel

MARTIN WITTHÖFT

Verkörperter Wandel

Die Praxis der Integrativen Yogapsychologie

arbor
Arbor Verlag
Freiburg im Breisgau

1. Auflage 2021
Lektorat: Pascal Frank
Titelfoto: © shevtsovy/istock.com
Der Abdruck der Texte aus dem Yogasutra von Patanjali, herausgegeben von R. Sriram, erfolgt mit freundlicher Genehmigung des Theseus Verlags in Kamphausen Media, ISBN 978-3-89901-241-5
Umschlaggestaltung und Satz: mediengenossen.de
Druck und Bindung: Eberl & Kœsel, Krugzell

Dieses Buch wurde auf 100 % Altpapier gedruckt und ist alterungsbeständig.
Weitere Informationen über unser Umweltengagement finden Sie unter
www.arbor-verlag.de/umwelt

www.arbor-verlag.de

ISBN 978-3-86781-283-2

Hinweis:
Alle in diesem Buch vorgestellten Übungen dienen der Gesundheitsprävention oder unterstützen die Praxis der Selbsterfahrung und Persönlichkeitsentwicklung. Die Ratschläge und Übungen in diesem Buch sind vom Autor sowie Verlag sorgfältig geprüft worden. Dennoch kann eine Garantie nicht übernommen werden.

Die Behandlung und Diagnose von Krisen und Störungen mit einem Krankheitswert sind in Deutschland ausschließlich (Fach-)Ärzt*innen, Psycholog*innen, Psychiater*innen, Psychotherapeut*innen und Heilpraktiker*innen mit einer entsprechenden Heilerlaubnis nach dem Heilpraktikergesetz gestattet.

Sollten Sie sich in einer akuten oder andauernden Krise befinden, die das Denken, Fühlen und Handeln so beeinträchtigt, dass Sie nicht mehr in der Lage sind, Ihre persönlichen Probleme zu bewältigen, wenden Sie sich bitte an Fachkräfte wie oben aufgeführt mit entsprechender Heilerlaubnis. Im Fall einer akuten Krise, in der sich suizidale Gedanken oder Handlungen aufdrängen, suchen Sie bitte eine psychiatrische oder psychosomatische Ambulanz in Ihrer Nähe auf. Eine Haftung des Autors oder des Verlags für Personen,- Sach- und Vermögensschäden ist ausgeschlossen.

Inhalt

Vorwort von Anna Trökes

Langsam spricht es sich in der westlichen Welt rum, dass Yoga noch viel mehr ist als Sonnengrüße, Armbalancen und kräftigende Standhaltungen. Nach mehreren Jahrzehnten der Körper-Übungspraxis lässt sich bei vielen Übenden ein zunehmendes Interesse beobachten, den Yoga in der Vielschichtigkeit seiner Wirkweisen verstehen zu lernen.

Warum vertreten alle Yoga-Richtungen den Anspruch, uns aus leidhaften Erfahrungen herausgeleiten zu können? Warum fühlen wir uns tatsächlich nach (fast) jeder Yogapraxis wohler und sind besser gestimmt als vorher? Was wirkt hier?

Viele Antworten auf diese Fragen finden wir in den uns überlieferten Quellentexten, wie zum Beispiel dem Yogasutra. Wenn wir – mit der Unterstützung eines erfahrenen Lehrers/einer erfahrenen Lehrerin – diesen Text studieren, werden wir verstehen lernen, wie unser Geist funktioniert und womit er sich immer wieder selbst leidhafte Erfahrungen erschafft. Es werden uns Konzepte und vor allem Methoden – in Form von Übungs-Wegen *(sadhana)* – angeboten, die uns zeigen, wie wir alte, beschwerende Erfahrungen hinter uns lassen können und wie bestimmte Veränderungen unseres Verhaltens zu mehr Wohlbefinden führen. Die Quellentexte *können das leisten*, weil sie in Indien nicht als rein philosophische Texte (eben »Yoga-Philosophie«) verstanden werden, sondern als »*Atma-Vidya*«, also als eine Wissenschaft *(vidya)* vom Selbst *(atman)*. Im Zentrum fast aller Lehren steht die Einladung zur Entwicklung von Meta-Perspektiven (Beobachter, Zeuge, Seher, *drashthu)*, um uns selbst zu erforschen *(svadhyaya)*, von einer Ebene aus, die es möglich macht, unseren Wesenskern (*svarupa*) bzw. unser unwandelbares Selbst *(purusha oder atman)* zu erkennen und zu erfahren.

So geschah es, dass sich die Yogapraxis in der für sie typischen Kombination aus Körperpraxis, Beschäftigung mit den Konzepten des *Atman-Vidya* und der Verinnerlichung in der Reflexion oder Meditation allmählich immer mehr zu einer »Yogabasierten Psychotherapie« wurde – und damit zu dem, als was Yoga eigentlich gedacht war.

Wer so wie ich seit Jahrzehnten die Körperarbeit *(asana, pranayama)* und Meditation in Verbindung mit der ständigen Reflexion der Yogakonzepte unterrichtet, weiß, *dass dieser Weg nur in genau dieser Vernetzung nachhaltig wirksam werden kann*. Lehrerinnen und Lehrer wie ich verfügen über sehr viel Erfahrung in der Umsetzung der Konzepte und der Begleitung der Übenden auf ihrem Weg, aber wir waren lange Zeit selber dafür verantwortlich, schlüssige Theorien herauszubilden, warum der Yoga diese Wirkungen zeigt. Eine »Psychologie des Yoga« bildete sich erst langsam und vereinzelt heraus und blieb deswegen ohne Breitenwirkung.

Ich denke, das wird sich nun grundlegend ändern!

Mit »Verkörperter Wandel«, dem Buch, das uns Martin Witthöft hier vorlegt, steht uns nun endlich ein Grundlagenwerk (!) zu diesem wichtigen Thema zur Verfügung. Ein Grundlagenwerk, weil Martin sich dieses Themas wirklich grundlegend angenommen hat.

Mit großer Sorgfalt hat er Konzepte des Yoga, die sich mit unserem Gewordensein *(vasanas* und *samskaras)* und unserem aktuellen Sein und Verhalten (repräsentiert durch die Wirkkraft der *kleshas)* beschäftigen, zu Konzepten der modernen Psychologie wie Neuropsychotherapie,

Bindungsforschung und Körperpsychotherapie, insbesondere der Biosynthese in Beziehung gesetzt.

Wir lernen verstehen, wie wir uns natürlicherweise zu einer »Gestalt« formen (bzw. durch Erziehung und gesellschaftliche Bedingungen zu ihr geformt werden), die zumeist in ihren Annahmen, Bewertungen, Glaubenssätzen und in ihren Verhaltens- und Handlungsmustern (= »alte Gestalt«) erstarrt ist. Yoga hilft uns mit seinen oft herausfordernden Praktiken wie intensives Atmen und vor allem der Meditation, dass wir uns als Erstes dessen bewusst werden und in der Folge für uns klären können, ob wir so weiterleben und weitermachen wollen – oder nicht.

Falls wir spüren, dass sich etwas in uns wandeln möchte, bietet der Yoga uns Konzepte an, die uns darin unterstützen, zu einer »neuen Gestalt« zu finden. Diese Gestalt zeigt die Wesenszüge von zunehmender Bewusstheit, Achtsamkeit, Klarheit und innerer Freiheit, aber auch von Einfühlungsvermögen, Mitgefühl und einem lebendigen Mitfließen mit den sich ständig wandelnden Strömungen des Lebens.

Diesen Prozess der Umkehr *(pratipakshabhavana)* und der Wandlung beschreibt Martin genau und nachvollziehbar. Er weist uns auf unsere Ressourcen hin, auf die Kraft, die sich auftut, wenn wir zu unserem eigenen Weg *(svadharma)* und zu unserer eigenen, authentischen Gestalt *(svabhava)* finden.

Wesentlich ist meiner Ansicht nach, dass er seinen Leser*innen eine Vielzahl von Übungen mit auf den Weg gibt. Die meisten dieser Übungen sind so angelegt, dass sie zu einer achtsamen und von Selbstmitgefühl geprägten Selbstreflexion einladen, die hilft, mehr Klarheit und Einsicht in das eigene Fühlen und Denken und das daraus resultierende Verhalten und Handeln zu gewinnen.

»Verkörperter Wandel. Die Praxis der integrativen Yogapsychologie« ist somit ein unverzichtbares Handbuch für Yogalehrende, Meditationslehrer*innen und vor allem für alle, die Yogalehrer*innen ausbilden. Es ist aber auch ein wertvoller Begleiter für die Yoginis und Yogis, die als Übende auf dem Yogaweg unterwegs sind und merken, dass eine Sehnsucht in ihnen sie hinausführen möchte über die stete Verfeinerung der *asanas* – nämlich in die Begegnung mit sich selbst.

Die Themen der Yogapsychologie sind vielschichtig, komplex und gehen oft sehr tief. Martin ist das Kunststück gelungen, diese Tiefe zu bewahren und trotzdem einen Ton zu finden, der von Leichtigkeit und Verständlichkeit geprägt ist. Dabei helfen die diversen biografischen Einschübe sehr, mit denen Martin sich uns als ein Spiegel anbietet, und seine sehr schöne, oft bildhafte Sprache.

Ich wünsche diesem reichhaltigen, so spürbar auf Erfahrung beruhenden Buch eine vielfältige, interessierte und offene Leserschaft, und empfehle es gleichermaßen gerne vom Kopf und vom Herzen.

Anna Trökes
Berlin, März 2021

Einführung

Meine erste Berufsausbildung erhielt ich auf einer Schule für zeitgenössische interdisziplinäre Kunst. Bis heute profitiere ich sehr von dieser großartigen Zeit. Unter einem Dach vereinten sich unterschiedliche Disziplinen wie Malerei, Schauspiel, Tanz und Akrobatik. In den verschiedenen Fächern lernte ich, bisher vertraute Dinge immer wieder neu und frisch zu betrachten, aber auch infrage zu stellen und zu erneuern, indem ich sie mit scheinbar Fremdem in Beziehung setzte.

Ausgelöst durch eine frühe Krise, hatte ich schon in der Kindheit begonnen, mich mit spirituellen Themen auseinanderzusetzen. So standen immer auch der Mensch, seine Verkörperung und die vielschichtige Bedeutung seiner gegenseitigen Beziehungen im Zentrum meiner gestalterischen Arbeit, der Zeichnungen, Bilder und Installationen. Existiert ein alle Menschen und Wesen verbindendender Seinsgrund? In welchem Verhältnis steht dieser zur Individualität des Menschen, seinem freien Ausdruck?

Die kreative Auseinandersetzung führte mich über eine Weiterbildung zum Yogalehrer in eine fünfjährige Ausbildung, die sich mit der »Biosynthese«, einem somatisch und tiefenpsychologisch fundierten Verfahren, befasste. Obwohl sich der Schwerpunkt meiner Tätigkeit damit verlagerte, ich immer mehr mit Gruppen, Paaren oder im Einzelsetting arbeitete, blieben das Grundthema meiner Arbeit, ihr Motiv und ihre kreative Haltung identisch.

In den folgenden Jahren entwickelte sich die Einsicht, dass Yoga und Psychologie nicht nur voneinander profitieren – sie erschienen mir wie zwei Seiten derselben Praxis. In dieser Verbindung lagen die Antworten, nach denen ich gesucht hatte, und so begann ich ihre gemeinsame Essenz eingehender zu erforschen.

Die Traditionen des Yoga lehren uns die Verbindung zum Absoluten, unsere Heimkehr in das Ganze, das All-Eine. In der Psychologie beschäftigen wir uns hingegen mit den Beziehungen im Konkreten, zu uns selbst, den Menschen, Situationen und Dingen, die uns prägen.

Die vielleicht grundlegendste Verbindung zwischen dem Absoluten und Konkreten erleben wir in den Qualitäten Mitgefühl, Achtsamkeit und lebendiger Pulsation, dem prozesshaften Sein. Das dabei entstehende Akronym »MAP« verweist auf das englische Wort für »Karte«. So wurde auch die Idee der Orientierung ein Leitgedanke des vorliegenden Buches.

Entlang dieser Linie entstand in den vergangenen 20 Jahren eine eigenständige Methode: die integrative Yogapsychologie. Mit einem breiten Repertoire an Tools und Skills bildet sie heute die Grundlage für eine ganzheitliche yogapsychologische Beratung, yogapsychologisches Coaching und Yogapsychotherapie. Sie ist zugleich eine vielseitige Inspiration für die psychologische Erweiterung des klassischen Yogaunterrichts.

MAP-Sensing steht dabei für das feine, sinnliche und zugleich zielvolle Vorgehen beim Suchen, Finden und Begleiten eines letztendlich immer prozesshaften Weges.

Damit richtet sich dieses Buch einerseits an interessierte Yogapraktizierende, andererseits – und insbesondere – aber auch an professionelle Yogalehrende, Therapeut*innen, Berater*innen etc.

Jedes der Kapitel verbindet Erfahrungen und Einsichten der alten spirituellen Traditionen mit Erkenntnissen der modernen, zeitgenössischen Psychologie. Quellentexte des Yogasutra, der Sankhya Karika oder

Bhagawadgita begegnen der modernen Neuropsychologie, Körperpsychotherapie, Charakteranalyse und anderen humanistischen Ansätzen.

Die einzelnen Abschnitte und ihre Inhalte sind aufbauend strukturiert, können aber immer auch einzeln und themenbezogen gelesen und verstanden werden. Die durchgängig begleitenden Übungen erlauben die eigene praktische Erfahrung, lassen sich aber auch problemlos auf Coaching- bzw. Unterrichtssettings übertragen. Illustrierende Fallbeispiele ermöglichen zudem ein Anwendungsverständnis für die Beratung, das Coaching oder die Psychotherapie. Die Personen in den Beispielen sind fiktiv und setzen sich aus Aspekten verschiedener Fälle zusammen.

Der Text ist in drei Teile gegliedert und behandelt die integrative Yogapsychologie von den Grundlagen bis zur Praxis:

Der erste Abschnitt beginnt mit einer vergleichenden Betrachtung von Entwicklungsbiologie und den Ursprüngen des Yoga. Über die Parallelität dieser Perspektiven entsteht ein erweitertes Verständnis der Ebenen Fühlen, Denken und Handeln. Anschließend folgt eine Einführung in die Qualitäten Mitgefühl, Achtsamkeit und Pulsation mitsamt ihren spirituellen und psychologischen Dimensionen. Sie bilden die Grundlage der integrativen Yogapsychologie.

Der zweite Teil verbindet Aspekte des Yogasutra mit zeitgenössischen Erkenntnissen, insbesondere der Neuropsychologie, um ein eigenständiges, psychologisches Ressourcen- und Blockademodell zu entwickeln. Entlang der Chakren werden sieben Entwicklungsfelder vorgestellt, die eine klare Orientierung innerhalb der prozesshaften Persönlichkeitsentwicklung ermöglichen.

Im letzten Abschnitt wird der Theorieteil in die Praxis überführt. Dabei steht jeder der Übungsbeschreibungen eine begleitende Einführung zur Seite. Diese sorgfältige Einbettung ermöglicht die Erweiterung der persönlichen Übungspraxis und bildet eine verantwortungsvolle Grundlage für die Übertragung in die professionelle Arbeit mit Gruppen und Klient*innen.

Für den Erhalt einer Tradition können neue Einflüsse und Perspektiven eine große Herausforderung bedeuten. Dabei spielt es keine Rolle, ob es sich um Kunst, Spiritualität oder Wissenschaft handelt. Nicht selten fühlen sich die Bewahrer der Tradition von den Erneuerungen bedroht. Polarisierende Konflikte sind die Folge.

Das vorliegende Buch möchte mit der Verbindung zwischen Yoga und Psychologie generell nicht reformieren und infrage stellen, sondern eine alternative, erweiterte Sicht anbieten. Dabei geht es vor allem um die Orientierung am eigenen Selbst, das immer auch ein verbundener Teil und damit Ausdruck der Gesamtheit ist.

Wenn es uns gelingt, der Intelligenz dieser gestaltenden Quelle zu vertrauen, können wir beginnen, uns von alten Glaubenssätzen, Konzepten und Ideologien zu lösen – als achtsame, mitfühlende und lebendige Wesen in einer sich beständig wandelnden Welt.

TEIL I

Mitgefühl, Achtsamkeit und Pulsation (MAP):

GRUNDHALTUNG UND ORIENTIERUNG

Prolog

Ich erinnere mich noch sehr genau an diesen Moment. Ein Jahr zuvor hatte ich meine Ausbildung zum Yogalehrer absolviert und eine weitere Ausbildung in tiefenpsychologisch orientierter Körperpsychotherapie abgeschlossen.

Unsere Tochter war gerade drei Jahre alt. Wir saßen auf dem Balkon und genossen den weiten Blick über das Tal. Die Sonne schien heiß. Ich schnitt auf einem Teller Gemüse für das Mittagessen, während sie am Tisch eines dieser wunderbaren Bilder malte.

Nach ihrer Geburt waren meine Frau und ich aufs Land gezogen, etwas abseits des Dorfes, in die Nähe eines Bauernhofs, von Wiesen und Wäldern umgeben. Jetzt im Juli war das dominante Gelb der Löwenzahnblüte schon den feinen Farben der Wiesenkräuter gewichen. Die Kühe standen auf ihrer täglichen Wanderung nah am Haus, und wir hörten ihr Schmatzen und Reißen am Gras.

Als meine Tochter von ihrem Stuhl aus über den Balkonrand zu den Kühen schaute, bat ich sie, sich nicht weiter über das Geländer zu beugen. Das sei gefährlich, sagte ich. Meist antwortete sie dann: »Ja, ja.« Ein Ja zu viel, wic ich als Vater finde. Doch dieses Mal schaute sie mich nur an und erklärte: »Du musst keine Angst haben! Jeder Mensch hat Schutzengel, die ihn bewachen.« Ich war überrascht, legte das Gemüse auf den Teller ab und fragte: »Jeder Mensch?« »Ja!«, antwortete sie, als wäre es selbstverständlich.

»Jeder Mensch hat drei Schutzengel. Einen blauen, einen grünen und einen roten!« »Woher weißt du das«, fragte ich, »habe ich auch drei Schutzengel?« »Natürlich! Der blaue und der rote sitzen auf deiner Schulter.« Sie zeigte rechts neben meinen Kopf: »Und der grüne ist auf der anderen Seite.«

Damals lebte ich beruflich wie privat in einer herausfordernden Zeit. Der dauernde Wechsel zwischen meiner Rolle als Vater, meiner inneren Arbeit und der gerade beginnenden Tätigkeit mit Klient*innen machte mir zu schaffen. Ich erlebte die Übergänge oft als mühsam und empfand sie als Bruch. Gab es nicht ein gemeinsames inneres Zentrum dieser Lebensfelder, eine beständige Essenz, auf die ich mich ausrichten könnte? So würden alle Wechsel und ihre entsprechenden Rollen rein äußerlich bleiben. Die Suche nach einer in sich ruhenden und zugleich mit dem Leben verbundenen Nabe beschäftigte mich sehr.

Zurück in der Küche, noch berührt vom schönen Engelbild meiner Tochter, setzten sich etwas später – fast plötzlich – Vatersein, Meditation und Psychologie wie Puzzleteile in mir zusammen. Ich erkannte, dass ich lernen musste, mich dem Leben selbst anzuvertrauen, um die in mir empfundenen Brüche zu überwinden. »Du brauchst keine Angst zu haben …«, hatte sie so unbeirrt gesagt. »Wir alle werden beschützt. Du auch!«

Aber was bedeutet es, mich dem Leben anzuvertrauen? Wer oder wo ist das Leben? Sofort schoss mir die die Antwort ins Bewusstsein: Das Leben ist hier, in mir, unmittelbar. Dem Leben vertrauen bedeutet, meinem Körper, meinen Gefühlen und meinem Geist zu vertrauen. Jede dieser drei Ebenen hat einen vollkommen reinen und makellosen Anteil, gleich den drei Wesen, von denen meine Tochter so selbstverständlich sprach. Das konnte ich spüren.

Dem Bild folgend, steht der rote Engel für das beständige und ausgleichende Pulsieren meines Körpers, für die Essenz jeder lebendigen Körperlichkeit. Alles was lebt, pulsiert. Denn das Leben ist kein Zustand, sondern drückt sich in einer fortdauernden, rhythmischen Bewegung aus.

Der grüne Engel steht für den Urgrund meiner emotionalen Ebene: das Mitgefühl. Voraussetzung für wahrhaftige Begegnung, Ausgangspunkt jeder Beziehung und Quelle der Liebe.

Zuletzt repräsentiert der blaue Engel die Essenz meines geistigen Feldes: die Achtsamkeit. Tor meines Bewusstseins in die Welt, stiller Beobachter und anhaftungslose Quelle des Seins. Was für eine Freude!

Pulsation, Mitgefühl und Achtsamkeit bilden als Kernqualitäten die Verbindung zwischen dem Absoluten und dem Konkreten. In ihrer gemeinsamen Mitte befindet sich die eigenschaftslose Quelle des Seins. Alle drei fühlen sich wie der intimste Teil von mir an, sind zugleich aber das, was mich liebevoll und beständig über meine Persönlichkeit hinausführt.

Ich verstand, dass im Spektrum meiner verschiedenen Tätigkeiten Mitgefühl, Achtsamkeit und Pulsation der heilsamste Ausdruck meines Selbst waren. Dieser Einsicht bin ich seither beständig gefolgt. Mit den Jahren ist sie zur Grundlage eines einheitlichen und zugleich vielseitigen Modells geworden, in dem sich das Wissen der traditionellen Spiritualität und einer modernen transpersonalen Psychologie miteinander verbinden.

Ein wesentlicher Punkt besteht dabei in der Beobachtung, dass tiefgreifende Veränderungen immer dann – und oft wie von »selbst« – geschehen, wenn wir das werden, was wir sind. Mitfühlend und achtsam betrachtet, ist jeder Ausdruck unserer Seele, mag er zunächst auch noch so niedrig oder egoistisch erscheinen, immer auch ein notwendiger Teil unserer spirituellen Entwicklung. Wenn ich lernen will, mich dem Leben hinzugeben, werde ich Fehler machen. Aber, wie Miles Davis so treffend sagte: »When you hit a wrong note, it's the next note that makes it good or bad.«

Das Leben ist nun mal nicht perfekt. Perfektion ist ein Konzept, ein Hindernis, eine Idee des Egos. Wenn wir lernen, die nächste Note aus dem Zentrum von Mitgefühl und Achtsamkeit zu spielen, können wir uns dem pulsierenden Leben vollständig anvertrauen. Dann stehen wir weniger zwischen dem Absoluten und dem Konkreten, sondern erscheinen als die Verkörperung des einen im anderen.

Staunend und dankbar betrachtete ich meine Tochter beim Essen. Fühlen, Denken und Handeln kamen bei ihr aus einer Quelle und widmeten sich in diesem Augenblick leidenschaftlich den Kartoffeln. Die Kühe waren ein Stück weitergezogen und suchten die Kühle im Schatten eines Baumes. Am Horizont tauchten Wolken auf, und die Luft roch bereits nach der erdigen Feuchte des Regens.

Die Wissenschaft vom Sein

Wie soll es gehen, sich dem Leben zu anvertrauen – dem Körper, den Gefühlen und dem Geist? In gewisser Hinsicht widerspricht das allen spirituellen Traditionen.

Denn raten diese nicht gerade davon ab, sich dem trieborientierten, instinktgesteuerten Körper zu überlassen? Dem Körper, der anfällig für Krankheiten und Ursache vielfältigen Leids ist und zuletzt sterben wird?

Widerspricht es nicht jeder Vernunft, sich den impulsiven, unbewussten und irrationalen Gefühlen hinzugeben? Denn es gibt ja nicht nur die Sonnenseite von Liebe, Freude und Mut. Warum sollten wir auch unseren verzweifelten Ängsten trauen, zerstörerischer Aggression, besitzergreifender Eifersucht oder missgünstigem Neid?

Und sind wir nicht genauso oft von unserem Geist in die Irre geleitet worden: Waren wir nicht immer wieder überzeugt, etwas zu wissen, und hatten letztlich doch nur Behauptungen aufgestellt? Sind es nicht unsere Wertungen, Ideologien und Konzepte, die uns von der lebendigen Gegenwart trennen?

Der Körper, die Emotionen und der Geist sind Ausgangspunkt von tiefen, leidvollen Erfahrungen. Das führt zur Frage: Was passiert, wenn wir Körper, Emotionen und Geist ablehnen, ihnen misstrauen? Wie bleiben wir mit dem Leben verbunden? Woran können wir uns stattdessen orientieren? Was hilft uns zu erkennen, ob wir uns in Richtung Wachstum, Entwicklung und Freiheit bewegen oder wir stattdessen ausweichen, vermeiden und uns täuschen?

Zunächst ist es hilfreich zu erkennen, dass die Kategorien Richtig oder Falsch, Ja oder Nein, Vertrauen oder Misstrauen auch nichts weiter als Konzepte des Geistes sind. Das Leben vollzieht sich aber in dem differenzierten, oft chaotischen und spontanen Raum zwischen Schwarz und Weiß. Es besteht nicht nur aus reinem Licht oder vollkommener Dunkelheit. Unsere Existenz erscheint immer in unzähligen Schattierungen und Farben.

Können wir also eine Neugier in uns spüren, ein Interesse, diesen Zwischenraum, dieses Spektrum zu erforschen? Können wir wahrnehmen, wie dabei Mut aufkommt – eine zarte Kraft – und mit ihm die Bereitschaft, uns auf etwas Neues einzulassen? Wo in uns können wir diesen Mut spüren? Können wir ihm etwas Raum geben? Vielleicht möchten wir seine Energie in Bewegung setzen, ganz körperlich. Anfangs noch vorsichtig, einen Fuß nach dem anderen, später selbstbewusster, spielerisch oder lustvoll. Hier geht es entlang! Körper, Emotionen und Geist agieren jetzt aus einer verbundenen Mitte. Diesem Impuls gilt es zu vertrauen.

Dazu fragen wir uns in einem ersten Schritt: Was verbindet das Yoga mit den Ebenen Geist, Emotionen und Körper? Für die Antwort unternehmen wir eine weite Reise: zweieinhalb Jahrtausende zurück bis zu den Wurzeln des heutigen Yoga.

Die damals entstandene Sankhya-Philosophie ist eine kosmische Evolutions- und zugleich spirituelle Befreiungslehre. Um ihre Relevanz für eine zeitgemäße Yogapsychologie zu verdeutlichen, stelle ich sie hier der Entwicklungsbiologie gegenüber. Dabei werden wir sehen: Fühlen, Denken und Handeln sind unterschiedliche Facetten ein und derselben Quelle.

Sankhya-Philosophie und Entwicklungsbiologie im Vergleich

»Nach dem Tod wirst du sein,
was du vor deiner Geburt warst.«

ARTHUR SCHOPENHAUER

Das Sankhya ist eine der wichtigsten Lehren der indischen Philosophie. Kapila, sein Begründer, entwickelte es vor etwa 2500 Jahren. Wegen seiner nüchternen, präzisen Klarheit sollte es später zur Grundlage des Mahabharata, der Bhagawadgita sowie des Yogasutra von Patanjali werden. Auch heute noch gehört die Sankhya-Philosophie zu einem der nachhaltigsten und einflussreichsten geistigen Einflüsse des indischen Subkontinents.

Die Entwicklungsbiologie hingegen ist eine verhältnismäßig junge Wissenschaft. Ihr Anliegen ist es zu verstehen, wie sich aus nur wenigen Zellen komplexes, bewusstseinsfähiges Leben entwickelt. Sicherlich haben Menschen schon immer danach gestrebt zu entschlüsseln, wie aus der Verbindung von Mann und Frau ein neuer, ganz eigener Mensch hervorgehen kann. Die moderne Medizin hat uns zuletzt in dieser Hinsicht neue Erkenntnisse gebracht.

Sankhya und Entwicklungsbiologie verbindet auf den ersten Blick, dass sich beide mit der Entstehung des Menschen und damit eines ganzen Kosmos befassen: Wie kommt unser Bewusstsein aus dem scheinbaren Nichts in die Welt? Wie inkarniert sich die Seele in einem Körper, der es ihr ermöglicht, sich in dieser Welt zu verwirklichen? Georg Feuerstein nennt Sankhya »die Wissenschaft vom Sein« (Feuerstein 2008) – eine Beschreibung, die zweifelsohne auch auf die Entwicklungsbiologie zutrifft.

1. DER SCHÖPFUNGSAKT

Sankhya

Sowohl Sankhya als auch Entwicklungsbiologie beginnen mit einem Blick auf den Schöpfungsakt. Im Sankhya stehen sich dabei zwei Grundprinzipien gegenüber: *Purusha* (»Mann, Mensch, Menschheit, Urseele«), das allgegenwärtige und ewige Bewusstsein, und sein Gegenstück *Prakriti* (»Materie, Natur«), die veränderliche und unbewusste Grundlage der Natur und all ihrer Erscheinungen (siehe Abb. 1).

Der Ausdruck von *Prakriti* entsteht aus dem Zusammenspiel dreier fundamentaler Qualitäten, der *Gunas*. Ihnen liegen alle materiellen und psychischen Phänomene zugrunde: *Sattva*, das helle, leichte und heitere Prinzip, *Rajas*, das stimulierende, leidenschaftliche und bewegliche Prinzip sowie *Tamas*, das unbewegliche, verbergende und stoffliche Prinzip. Aus ihrem Mischungsverhältnis entfaltet sich die gesamte, für uns bekannte und unbekannte Welt.

Mit seinen feinstofflichen Eigenschaften entspricht *Sattva* auch unserem geistigen Ausdruck, dem Bewusstsein, der Unterscheidungsfähigkeit und Vorstellungskraft. *Rajas*, mit seiner Leidenschaft und Hitze, verweist auf die Emotionalität, unsere Gefühle inklusive ihrer zur Handlung drängenden Energie. Die stoffliche, materielle Dimension von *Tamas* dagegen bezieht sich auf die Grundlage unseres Körpers wie Haut, Muskeln, Knochen und Organe.

So wie sich im Sankhya der gesamte Kosmos aus den drei *Gunas* und ihren verschiedenen Eigenschaften zusammensetzt, besteht auch der Mensch aus diesen drei Elementen. Dabei sind die Qualitäten der Gunas weder gut noch schlecht, sondern haben jeweils ihre eigene Aufgabe und Berechtigung im dynamischen Gleichgewicht der Kräfte.

Entwicklungsbiologie

Auch in der menschlichen Schöpfung steht die Begegnung von zwei gegenüberliegenden Polen am Anfang: des männlichen Prinzips und des weiblichen Prinzips.

Die sexuelle Vereinigung beider ermöglicht, dass sich der männliche Samen mit der weiblichen Eizelle verbindet. Bereits in den ersten 24 Stunden nach der Empfängnis beginnt daraufhin die Zellteilung in der befruchteten Eizelle.

Georg Feuerstein vergleicht die Gunas mit dem physikalischen Prinzip von Atom, Energie und Materie (Feuerstein 2008); Ralf Skuban bezeichnet sie in seinem Buch *Die Psychologie des Yoga* als »Schöpfungsmasse« (Skuban 2014). Mit dem Moment der Befruchtung der Eizelle entfalten die Gunas demnach ihr kreatives und zugleich hochgradig strukturiertes Potenzial.

»Es ist unmöglich, zu wahrer Individualität zu gelangen,
ohne im Ganzen verwurzelt zu sein.«

DAVID BOHM

2. DIE INKARNATION

Sankhya

Mit dem Beginn der Aktivität der *Gunas* erscheint im Sankhya zunächst unser geistiges Potenzial: Bewusstsein verbindet sich mit Materie. Die verschiedenen Eigenschaften des Bewusstseins werden im *Antahkarana*, dem »inneren Organ«, zusammengefasst. Dazu gehören *Buddhi*, die Intelligenz, *Ahamkara*, die Fähigkeit der Identifikation, und *Manas*, die Fähigkeit der Wahrnehmung, des Denkens und Fühlens.

Entwicklungsbiologie

Auf der embryologischen Ebene öffnet sich parallel dazu das Feld der Gastrulation (von griech. *gaster*, »Gefäß«). Aus dem ursprünglichen Zellkern entwickeln sich drei unterschiedliche Schichten oder Keimblätter. In jeder dieser winzigen Zellschichten ist bereits das Potenzial für die Ausgestaltung unseres gesamten Körpers enthalten (siehe Abb. 2).

Auch wenn wir in diesem Stadium noch nicht von Intelligenz, Ego, Fühlen und Denken sprechen können, lässt sich doch sagen, dass hier das Feld der pränatalen Psychologie beginnt. Alles, was von nun an geschieht, kann Spuren in uns hinterlassen. Unser Denken und Fühlen sowie die Identifikation mit beidem sind jetzt zumindest angelegt. So sagte der britische Entwicklungsbiologe Lewis Wolpert über die Gastrulation: »Es ist nicht die Geburt, die Hochzeit oder der Tod, sondern die Gastrulation, welche in Wirklichkeit der wichtigste Zeitpunkt in deinem Leben ist« (Wolpert 1998).

Sowohl im Sankhya als auch in der Entwicklungsbiologie entsteht aus einem dualen Gegensatzpaar etwas eigenes, unabhängiges und zunächst nonduales Drittes. Schon heute hat die Wissenschaft den materiellen Aspekt dieses Vorgangs, bestehend aus Zellteilung und der anschließenden Neuorganisation von Erbmaterial, Organzellen und Zellinhalten durch einzelne, steuernde Enzyme, im Großen und Ganzen entschlüsselt. Welche Voraussetzungen jedoch erfüllt sein müssen, damit ein Bewusstsein, unsere Seele, in den entstehenden Körper einzieht, entzieht sich bisher jeder Kenntnis.

Gegenwärtig können wir beobachten, wie auf der ganzen Welt zunehmend leistungsfähigere Computer entstehen. Gespannt wird dabei die Frage diskutiert, ob – und wenn ja, ab welchem Potenzial von Intelligenz – sich dabei eigenständiges, kreatives Bewusstsein entwickeln kann. Wann wird auf einem Display das erste kindliche, hochbegabte »Hallo – ist da jemand? Wer bin ich?« erscheinen? Doch während die Rechenleistung, zuletzt mit der Entwicklung von Quantencomputern, in kaum noch nachvollziehbare Dimensionen reicht, ist daraus bis heute kein selbstbewusstes Bewusstsein hervorgegangen.

Möglicherweise braucht es dafür die Wechselwirkung zwischen Denken und Fühlen auf der Grundlage eines sinnlich erfahrenden Körpers. Auch im Sankhya erscheint die Natur *(Prakriti)* immer in Gestalt aller drei *Gunas*, und soweit wir wissen, ist die Gastrulation mit der Entstehung der drei Keimblätter Ausgangspunkt unserer Psyche.

Bewusstsein ist sicherlich mehr als die Summe seiner Teile Denken, Fühlen und Handeln. Zugleich aber sind diese Teile scheinbar eine unverzichtbare Grundlage von Sein, das sich seiner selbst bewusst ist.

3. DIE DIFFERENZIERUNG

Das entstandene Leben braucht einen eigenen Körper, um die Welt zu erfahren und sich in ihr ausdrücken zu können. Im anschließenden Prozess der weiteren Ausdifferenzierung offenbart sich in beiden Schöpfungstheorien noch eine bemerkenswerte Parallele. Die Grafiken weiter unten geben zu den Ausführungen einen Überblick.

Sankhya

Hier entsteht eine Differenzierung, die den entwicklungsbiologischen Prozessen auf faszinierende Weise genau entspricht. Beschrieben werden:

- **Die Wahrnehmungs- und Erkenntnisorgane (Jnanendriyas):** Zu ihnen gehören der Bereich der Gedanken und Gefühle *(Manas)* sowie die äußeren Wahrnehmungsorgane mit der Fähigkeit zu hören, zu sehen, zu riechen und zu schmecken.

- **Die Handlungsorgane (Karmendriyas):** Zu ihnen gehören die Fähigkeiten zu greifen, zu gehen, sich zu entleeren und zu zeugen.
- **Die Energie (Tanmatra und Mahabhuta):** Die *Tanmatras* werden als feinstoffliche Elemente oder subtile Form der Energie beschrieben. Aus ihnen gehen die *Mahabhutas*, verkörperte, grobstoffliche Energie in Form der Elemente Äther, Luft, Feuer, Wasser und Erde, hervor. In der traditionellen chinesischen Medizin haben die Elemente Wasser, Feuer, Erde, Holz und Metall außerdem einen direkten Bezug zum Organ- und Drüsensystem. Das schafft eine weitere Verbindung zur nun folgenden Entwicklungsbiologie und der Keimschicht des Entoderms.

Entwicklungsbiologie

Auf der entwicklungsbiologischen Ebene entfaltet sich der Mensch aus den drei oben bereits angesprochenen Keimblättern. Sie werden als Ektoderm, Mesoderm und Entoderm bezeichnet. Ihr Potenzial gestaltet sich, wie folgt:

- **Die Wahrnehmungsorgane (Ektoderm):** Aus diesem Keimblatt entwickeln sich Ohren, Augen, Nase, Haut, Zunge und das zentrale Nervensystem mit den Funktionen des Denkens.
- **Die Handlungsorgane (Mesoderm):** Aus dem Mesoderm entfalten sich unsere Handlungsorgane wie Arme, Beine, Muskeln, Knochen, Wirbelsäule, Herz und Geschlechtsorgane.
- **Der Energiespeicher (Entoderm):** Aus diesem Keimblatt entstehen Lunge, die Organe des Rumpfes und der Verdauung sowie unser Drüsensystem wie Pankreas, Schilddrüse und Thymus. Aufgrund des engen Zusammenhangs zwischen Emotionen und Drüsensystem verortet David Boadella die Gefühle im Bereich des Entoderms (Boadella 1991).

»Die Kraft, die den Körper erschaffen hat, kümmert sich auch um ihn.«

NISARGADATTA MAHARAJ

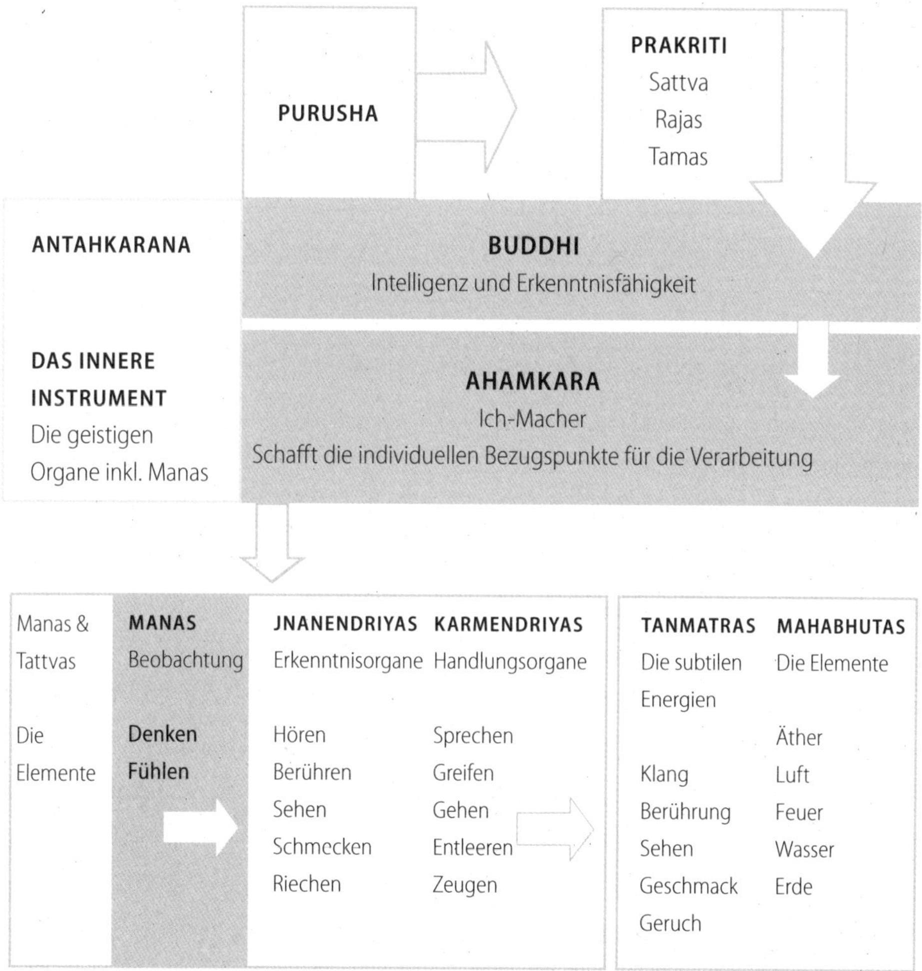

ABBILDUNG 1: Entwicklung nach Sankhya

KEIM-SCHICHTEN	**EKTODERM** Wahrnehmungsorgane	**MESODERM** Handlungsorgane	**ENTODERM** Energiespeicher
(ausgebildet in der 3. Woche)	**DENKEN** (Gehirn) Ohren Haut Augen Zunge Nase	Arme Beine Muskeln Skelett Knochen Wirbelsäule Herz Geschlechtsorgane	Die Energie: Innenorgane des Rumpfes wie Lunge und Verdauung Das Fühlen: Drüsensystem wie Pankreas, Schilddrüse und Thymus

ABBILDUNG 2: Entwicklungsbiologie der Keimschichten

Relevanz für die Yogapsychologie

Die drei eben beschriebenen Seinsebenen können wir als unsere grundlegendsten Arbeits- oder Orientierungsfelder begreifen. Gerät eine dieser Ebenen aus der Balance, verliert sie leicht den Kontakt zu den anderen beiden.

So kann sich beispielsweise ein in Konzepten und Ideologien verstrickter Geist immer weiter von den Emotionen entfernen. Ein hyperaktiver Körper kann dagegen kaum noch einen rationalen Gedanken fassen, sondern läuft Gefahr, sich in blindem Aktionismus zu verlieren. Eine hohe emotionale Ladung wiederum führt zu explosiven Ausbrüchen und verhindert ergebnisorientierte, geplante Handlung.

Immer wenn wir auf einer Ebene blockiert sind, fallen Fühlen, Denken und Handeln auseinander. Daher ist es hilfreich, die jeweiligen Funktionen der Ebenen zu verstehen, um so auch ihre Blockaden erkennen und benennen zu können.

Sowohl Sankhya als auch Entwicklungsbiologie beschreiben eindrucksvoll die Ursache und Bedeutung unserer inneren Dreiteilung. Die Schlussfolgerung liegt nahe, dass sich die drei wichtigsten Arbeitsfelder des Yoga an dieser organischen Architektur orientieren. Sie bildet das Fundament für Atemübungen, Körperarbeit und Meditation.

Wir finden sie in den ursprünglichen Yogawegen *Karma-Yoga*, *Bhakti-Yoga* und *Jnana-Yoga* wieder. Sie sind Gegenstand der Unterweisung, die Krishna, eine Inkarnation des Gottes Vishnu, dem Krieger Arjuna in der Bhagawadgita zukommen lässt.

Karma-Yoga: Karma bedeutet Handlung und ist uns bereits im Zusammenhang mit unseren Handlungsorganen, den *Karmendriyas*, begegnet. *Karma-Yoga* ist demnach das Yoga der Handlung, Yoga auf der Ebene des Körpers. Im *Karma-Yoga* geht es darum, sein Leben entsprechend der eigenen Bestimmung zu leben, ohne sich mit den Ergebnissen dieser Handlung zu identifizieren.

Jnana-Yoga: *Jnana* ist die Erkenntnis; die *Jnanendriyas* sind die Erkenntnisorgane. *Jnana-Yoga* ist das Yoga auf der Ebene unseres Geistes. Es führt über den Intellekt, das Studium und die Auseinandersetzung zu Urteilskraft und Unterscheidungsvermögen (*viveka*). Diese Klarheit ist die Voraussetzung, um das wahre Wesen, die Essenz aller Dinge zu erkennen.

Bhakti-Yoga: *Bhakti* bedeutet Liebe, Verehrung oder Anbetung und meint damit die Hingabe zu Gott. Dies ist das Yoga der Emotionen. Jede Tat in Liebe zu vollbringen, führt den *Bhakti-Yogi* zur Selbsterkenntnis. Eine derartige Liebe ist allumfassend und geht weit über die persönlichen Emotionen und Motive des Übenden hinaus.

Patanjali vereinigte später diese drei Formen des Yoga im *Ashtanga-Yoga* oder königlichen Weg. Er führt über acht Stufen (*Ashtanga*) zur Befreiung. Inhaltlich umfasst er Anleitungen zu *Pranayama*, verschiedene Atemübungen und *Asanas*, einschließlich der heute so populären Körperübungen, sowie Meditation.

Pranayama: *Prana* bedeutet Energie oder Lebensenergie, *Ayama* steht für Kontrolle. Im Pranayama geht es also um die Kontrolle der Lebensenergie. Das bei uns gebräuchliche Wort Psyche stammt aus dem Altgriechischen und bedeutete ursprünglich Atem oder Hauch. Wenn wir von der Psychologie als Lehre vom Erleben und Verhalten des Menschen sprechen, greifen wir die enge Beziehung zwischen Atem, Emotionen und Körper unmittelbar auf. Pranayama steht dabei nicht nur für die Kontrolle der Lebensenergie, sondern unterstützt auch die Regulation von Gefühlen. Er hilft, eine ausgleichende Harmonisierung des Körpers zu erreichen.

Asana: Heute werden alle Körperstellungen im Yoga *Asana* genannt (eigentlich »Sitz« oder »Körperhaltung«). *Asana*-Sequenzen sind dementsprechend aufeinander folgende Körperhaltungen. In der Regel sind die Positionen dabei so aufeinander abgestimmt, dass sie unseren Energiehaushalt, die Körperspannung und den Geisteszustand ausgleichen und verbinden können. Der Körper ist sehr viel mehr als nur die stoffliche Grundlage für Geist und Emotionen. Sinn und Sinnlichkeit sind eng miteinander verbunden. So erleben Menschen, die sich aus ihren körperlichen Empfindungen zurückgezogen haben, nicht selten auch eine geistige Leere. Die *Asanas* stehen insgesamt für die Körperarbeit im Yoga.

Dharana: Im Yoga geht die Übung der Konzentration *(Dharana)* der Meditation *(Dhyana)* voraus. Zunächst schulen wir unseren Geist, sich auf ein Objekt auszurichten und zu sammeln, ohne dabei in blockierende Anstrengung zu geraten. In der sich anschließenden Meditation löst sich die Identifikation vom Meditationsgegenstand ab. Der Geist geht über ihn hinaus und öffnet sich in einen Zustand losgelöster Freiheit. Meditation als regelmäßige Praxis kann uns dabei unterstützen, immer tiefer reichende Gleichmut *(Vairagya)* zu erreichen. Diese ist nicht zu verwechseln mit Gleichgültigkeit, vielmehr geht es in dieser annehmenden Offenheit um ein umfassendes Vertrauen und unsere Bereitschaft, sich dem Leben auf allen Ebenen hinzugeben. Fassen wir im folgenden Abschnitt die Perspektiven zusammen.

1. DIE ENERGETISCHE EBENE: GEFÜHLE – ENTODERM – PRANAYAMA

Die energetische Ebene pulsiert zwischen Auf- und Entladung.

Blockaden äußern sich in Über- und Unterladung.

Wenn wir uns auf der energetischen Ebene befinden, geht es um das Gleichgewicht zwischen Sympathikus und Parasympathikus, um die Pulsation zwischen Auf- und Entladung. Auf der Ebene des vegetativen Systems offenbart sich damit das Phänomen der Überladung, wie während einer Manie, oder das der Unterladung, wie während einer Depression.

Yogapsychologische Ausrichtung

Auf der Ebene des vegetativen Nervensystems geht es darum, die Schwingungsfähigkeit zwischen den beiden Funktionsmodi Anspannung und Aktivierung (Sympathikus) sowie Entspannung und Erholung (Parasympathikus) wiederherzustellen.

Die meisten Bereiche des vegetativen Nervensystems lassen sich nicht willentlich steuern. Allerdings beeinflusst die Regulierung des Atems, wie beispielsweise das Anhalten, Verlangsamen oder Beschleunigen, die verschiedenen vegetativen Funktionen. Damit befinden wir uns auf dem Feld des *Pranayama*.

Auf der einen Seite können wir hier die Entspannungsfähigkeit des Organismus fördern, um das Nervensystem zu beruhigen. Mit verlangsamenden Atemübungen lernen wir, belastende Stresskreisläufe zu unterbrechen, um eine chronische Überladung zu korrigieren.

Auf der anderen Seite haben einzelne Atemübungen aber auch das Potenzial, den Sympathikus zu aktivieren, Aktionsfähigkeit zu steigern und einer Unterladung, beispielsweise bei Erschöpfung, entgegenzuwirken.

Wechselt die Unterrichtsstunde zwischen aktivierenden und entspannenden Sequenzen, macht der Organismus die Erfahrung lebendiger Pulsation zwischen beiden Polen und lernt mit der Zeit, in diesen natürlichen Regulationsprozess zurückzufinden. Im Yogasutra von Patanjali heißt es dazu:

> »***Prāṇāyāma*** *(die Atemtechnik) wird geübt mit umsichtiger Einfühlung in die Ausatmung, die Einatmung und das Anhalten, die Körpergegend, in der sich die Atmung abspielt, die Länge jeder Atempause und die Anzahl der Atemzüge. Dabei wird der Atem lang und zugleich sanft geführt« (Sriram 2006).*
>
> YOGASUTRA 2.50

2. DIE HANDLUNGSEBENE: KÖRPER – MESODERM – *KARMENDRIYAS* – *ASANA*

Die Handlungsebene pulsiert zwischen An- und Entspannung.

Blockaden äußern sich in Über- und Untererdung.

Auf der Handlungsebene reguliert das Stammhirn innerhalb des extrapyramidalen Systems unser Gleichgewicht zwischen bewussten, halb bewussten und unbewussten Bewegungen. Dies können wir als Überspannungen und Unterspannungen erleben. Hypertonische, »überspannte« Muskulatur kann als übererdet bezeichnet werden. Schlaffe, hypotonische Muskulatur dagegen als untererdet.

Yogapsychologische Ausrichtung

Wir alle kennen die Neigung zu muskulären Verspannungen bei privater oder beruflicher Belastung. In gewisser Weise leiden wir dabei unter aufgestauter, nicht umgesetzter Handlungsenergie: Wir speichern gleichsam Stress in der Muskulatur ab.

Auf der Ebene des Bewegungsapparates bietet Yoga mit seinen abwechslungsreichen *Asanas* und *Asana*-Sequenzen ein differenziertes und präzises Angebot an strukturierten Bewegungen und Haltungen, um überflüssige Anspannung zu lösen. Die einzelnen Übungen bauen dabei aufeinander auf und sprechen ganz gezielt die verschiedenen Muskelgruppen des Körpers an. Durch die systematischen Bewegungen kann sich gestaute Energie entladen. Überschüssiges Cortisol, das Stresshormon unseres Körpers, wird abgebaut und ausbalanciert.

Zudem lernen wir in den angeleiteten *Asana*-Klassen ein verfeinertes Körper- und Bewegungsbewusstsein. Die *Asanas* laden uns dazu ein, nach innen zu spüren und unser Bewusstsein auch für sehr kleine, feine

Erfahrungen im Körper zu öffnen. *Asana*-Sequenzen sind Meditation in Bewegung. So kann sich unser Bewusstsein wieder im Körper erden. Das schafft die Voraussetzung für eine vitale Pulsation zwischen gezielter Anspannung und ausreichender Regeneration.

3. DIE WAHRNEHMUNGSEBENE: GEIST – EKTODERM – *JNANENDRIYAS* – *DHARANA*

Die Wahrnehmungsebene pulsiert zwischen Aufnahme und Integration.

Blockaden äußern sich in Über- und Unterfokussierung.

Auf der Wahrnehmungsebene geht es um das Filtern, die Verarbeitung und Einordung empfangener Reize durch unser zentrales Nervensystem. In der Körperpsychotherapie spricht man von einer Unterfokussierung, wenn es nicht gelingt, Reize ausreichend zu filtern. In der Folge erleben wir uns als überflutet; Konzentration fällt schwer oder misslingt ganz. Die Regulationsfähigkeit hinsichtlich der Menge und Art einströmender Reize ist diesem Zustand beeinträchtigt. Eine Überfokussierung hingegen liegt dann vor, wenn wir mit einseitiger, zwanghafter Wahrnehmung versuchen, unerwünschte Erfahrungen auszublenden (Boadella 1991).

Yogapsychologische Ausrichtung

Das angebrochene Informationszeitalter stellt uns vor die Herausforderung, extrem viele Eindrücke verarbeiten zu müssen. Gelingt es dem Geist nicht, Informationen zu sortieren, ihre Menge zu regulieren und den emotionalen Gehalt anzupassen, werden wir von ihnen überflutet.

Unser Geist wird regelrecht »be-unruhigt«. Verloren in der Flut überfordernder Wahrnehmungen, verlieren wir auch den Kontakt zu uns selbst.

Im Yoga lernen wir durch Konzentration und Meditation die Möglichkeit kennen, gegenwärtig zu sein und dabei zugleich unser Nervensystem zu beruhigen. Achtsamkeit hilft uns wahrzunehmen, ohne zu werten oder auszublenden, ohne sich mit etwas zu identifizieren oder in etwas zu verstricken. So entsteht eine Haltung, die es erleichtert, einen angemessenen Abstand zu äußeren wie inneren Einflüssen einzunehmen.

In diesem erweiterten Raum wird es möglich, bisher ausgeblendete Erfahrungen zuzulassen: Wir fühlen uns dem eigenen Erleben nicht mehr ausgeliefert. Aufgrund der gesunden Distanz können wir Inhalte besser verarbeiten und integrieren, statt sie wie zuvor abzuspalten, zu verdrängen oder zurückzuweisen. Wenn es uns gelingt, einen Abstand zu kultivieren, in dem unser Atem wieder frei und anstrengungslos fließt, wird es auch möglich, uns selbst wahrzunehmen, zu erkennen und mitfühlend anzunehmen.

Beim Betrachten der drei Felder Emotionen, Körper und Geist wird deutlich, wie sehr sich Yoga in seiner Essenz um den Ausgleich dieser Pole bemüht. In einer gelungenen Yogastunde geht es im Kern darum, Wahrnehmung, Muskeltonus und Energiehaushalt in Balance zu bringen.

Yoga als körperorientierte Praxis hat noch mehr Potenzial. Wie im Abschnitt über die Entwicklung der Keimblätter deutlich wurde, ist unsere Psyche bereits ab der dritten Schwangerschaftswoche in der Lage, sowohl angenehme als auch leidvolle Erfahrungen zu machen und abzuspeichern. Erfahrungsmuster, die aus der Zeit vor unserer Geburt stammen, sind demnach präverbalen Ursprungs. Sie erschließen sich schwer oder gar nicht, wenn wir versuchen, uns ihnen auf der rationalen Ebene des Intellekts anzunähern. Dies gilt auch für Erlebnisse der frühen Kindheit.

Über ein behutsames Forschen auf den Feldern unserer Wahrnehmung, unserer Handlungsimpulse und unserer energetischen Muster können wir Kontakt mit vorbewussten Themen aufnehmen und ein annehmendes Verständnis für sie entwickeln. Vielleicht gelingt es über diese körperliche Annäherung, Worte für sie zu finden. Wir lernen uns besser kennen, verstehen vielleicht, weshalb bestimmte Auslöser uns aus der Fassung bringen, und erschließen uns passende Regulationsmöglichkeiten. So ist es uns möglich, Gedanken-, Gefühls- und Verhaltensmuster entweder als einen Teil unserer Identität wahr- und anzunehmen oder sie als leidbringend und unpassend zu erkennen.

Ein fundiertes fachübergreifendes Wissen über diese somatischen, psychologischen und spirituellen Zusammenhänge kann den Yogaunterricht wesentlich bereichern. In der yogapsychologischen Praxis – sei es in Coaching, Therapie, Unterricht oder in der eigenen *Sadhana* – bietet diese Perspektive eine Grundlage für das ganzheitliche Verständnis von Klient*innen oder Schüler*innen.

In der Arbeit mit der prozesshaften Wechselwirkung zwischen Gefühlen, Gedanken und Körper entfaltet die integrative Yogapsychologie ein breites Spektrum an Anwendungsmöglichkeiten. Sie schafft ganzheitliche Erfahrungsräume – und damit das Potenzial für Verarbeitung, Integration und Wachstum.

Integration

Das Ziel des Yoga beschreibt Patanjali gleich zu Beginn des Yogasutra:

> »*Yoga ist der Zustand, in dem die Bewegungen des* ***citta*** *(des meinenden Selbst) in eine dynamische Stille übergehen*« *(Sriram 2006).*
>
> YOGASUTRA 1.2

Wodurch aber gerät *Citta* aus der Ruhe? Sowohl im Sankhya als auch in der entwicklungsbiologischen Beschreibung der Keimblätter stehen unser Fühlen bzw. Denken, unser Wahrnehmen und Handeln nebeneinander. Auch wenn sie aus derselben Quelle stammen, ist ihre Verbindung untereinander verletzlich. Führt ein äußerer Einfluss dazu, dass sie gestört oder blockiert wird, fließen unser Denken bzw. Fühlen, Wahrnehmen und Handeln nicht länger aus einem gemeinsamen Zentrum. Dann erleben wir uns als fragmentiert.

Wenn unsere innere Ganzheit zerbricht, verlieren wir auch leicht den Kontakt zur äußeren Realität, das Vertrauen in ein ganzheitliches Aufgehobensein geht verloren. Das Wort Yoga kann mit »verbinden« oder »vereinigen« übersetzt werden. Die aufgebrachten Wellen unserer Psyche *(Cittavrittis)* kommen erst zur Ruhe, wenn unsere Seinsebenen wieder miteinander verbunden sind. Dann können wir die Identifikation mit ihnen lösen und zurückkehren zu unserer Quelle, zu unserem Selbst. So lässt sich Yoga erweitert definieren als die Lehre von der Integration unserer Lebensfelder: Denken, Fühlen, Wahrnehmen, Handeln und Energie.

Dabei ist es vor allem die Fähigkeit zu achtsamem Mitgefühl jenseits beurteilender Wertung, die uns heilen lässt. Verständnis ohne Liebe bleibt immer kalt. Eine Technik ohne Kontakt lässt uns allein zurück, und eine Erfahrung ohne Beziehung bleibt frei von Bedeutung. Entwicklung beginnt mit Beziehung – sowohl im Sankhya als auch in der Biologie. Je mehr wir die Hüllen unserer Identifikationen abstreifen, umso mehr kann sich diese ursprüngliche, liebevolle Kraft offenbaren. Sie ist der Eingang und Ausgang in das bedingungslose Sein, unsere wahre Natur.

»Sind Sie im Herzen, dann wissen Sie, dass das Herz weder der Mittelpunkt noch der Umfang ist. Es gibt nichts getrennt von ihm.«

RAMANA MAHARSHI, *Sei, was du bist!*

Nach dieser Fahrt auf dem zweiädrigen Strom von Philosophie und Biologie möchte ich einen Moment innehalten, um zu würdigen und zu staunen. Es ist undenkbar, dass Kapila vor 2500 Jahren oder Ishvarakrishna, der wenig später Kapilas Lehre in der Sankhya Karika zusammenfasste, ein Wissen über die Embryogenese haben konnte. Sie ist eine Entdeckung des ausgehenden 20. Jahrhunderts. Damit ist die Entwicklungsbiologie eine späte, unerwartete, aber auch besonders schöne Bestätigung von Kapilas Einsicht in die Ordnung des Seins.

Drei-Farben-Weiß: Das Erscheinen von Mitgefühl, Achtsamkeit und Pulsation

»Veränderung geschieht, wenn jemand wird, was er ist …«

ARNOLD BEISSER, *Wozu brauche ich Flügel?*

Purusha: Das reine Licht

Jeder der Engel, die auf meiner Schulter saßen und uns – laut meiner Tochter – stets begleiten, hatte seine eigene Farbe: Rot, Grün und Blau. In meinen Jahren als Maler hatte ich mich lange mit den Gesetzen von Farbe und Licht auseinandergesetzt. Mit der additiven Farbsynthese, einem physiologischen Vorgang zwischen Auge und Gehirn, ist es möglich, aus dem farbigen Licht der drei Primärfarben Rot, Grün und Blau jede andere Farbe zu mischen. Werden diese drei in geeigneter Helligkeit addiert, entsteht in ihrem Zentrum die Farbempfindung Weiß. Weiß ist somit die eigenschaftslose Summe, die Essenz aller Farben.

Wenn wir diese Grundfarben nun mit den Qualitäten Mitgefühl (Grün), Achtsamkeit (Blau) und Pulsation (Rot) assoziieren, steht in ihrem Zentrum, durchdrungen von Licht, unser Sein: die Grundlage unserer Existenz (Weiß), der eigenschaftslose *Purusha*. Im Folgenden nenne ich diesen Schnittpunkt das »Selbst«. Dieses reine Licht *(puruṣa)* ist die Basis all unserer emotionalen, geistigen und körperlichen Erfahrungen, die Ursache all unserer Farben, das Fundament des Bewusstseins. Eine Abbildung dazu findest du auf der vorderen Umschlaginnenseite (Abb.3).

Wenn wir die Frage stellen »Wer bin ich?«, dann erklingt in uns die primärsubstanzielle Erfahrung des »Ich bin!«. Sie ist stets in uns, gleich wie es uns geht, wie alt wir sind oder in welcher Situation wir uns befinden. Wenn wir wollen, können wir jederzeit Kontakt mit diesem beständigen, bedingungslosen Urgrund in uns aufnehmen. Es braucht nur einen Moment der Besinnung, der Stille und des Zurücksinkens in die Essenz. Wenn du dir die Frage »Wer bin ich?« stellst, dann erklingt die nonverbale Antwort »Ich bin!«, das Erleben des Seins.

Ramana Maharshi nannte diese schlichte Praxis Selbstergründung *(Atma Vichara)*. Der Geist kehrt dabei zu seinem Ursprung zurück. Noch vor den positiven Erfahrungen unserer individuell geprägten Biografie ist dieses Sein die Basis des Urvertrauens, das warme und beständige Gefühl sicheren Eingebundenseins.

Das Farbspektrum der Welt: *Purusha* trifft auf *Prakriti*

Der erste Ausdruck des an sich eigenschaftslosen Selbst sind die Qualitäten Mitgefühl, Achtsamkeit und Pulsation. Im Mitgefühl weitet sich das Selbst in unsere emotionale Dimension, in der Achtsamkeit konstituiert es sich in unserem geistigen Feld und über seine lebendig pulsierenden

Wellen ist es mit der Welt und ihrer Pulsation verbunden. Trifft das reine, eigenschaftslose Licht des *Purusha* auf *Prakriti*, bricht es sich in ihr wie in einem Prisma, und das gesamte Farbspektrum der Welt beginnt sich zu entfalten.

Die integrative Yogapsychologie geht von der Annahme aus, dass die drei Qualitäten Pulsation, Mitgefühl und Achtsamkeit grundsätzlich in jedem Menschen vorhanden sind. Daher betrachte ich sie nicht als Fähigkeiten, sondern als eine Art Grundausstattung. Dabei besitzt jede dieser Qualitäten einen aktiven, erlernbaren Aspekt, der uns den Zugang zu ihr ermöglicht oder zumindest erleichtert.

Werfen wir im Folgenden einen Blick auf das Wesen dieses unmittelbaren Selbst-Ausdrucks.

ROT: *TAMAS*, PULSATION UND RHYTHMUS – DIE KÖRPERLICHE EBENE

Die Farbe Rot steht für unseren Körper. Wir erinnern uns: *Prakriti*, die Natur, besteht laut Sankhya aus den drei Eigenschaften *Tamas*, *Rajas* und *Sattva* – den *Gunas*. Wenn wir diese *Gunas* nicht als ein hierarchisches, wertendes Prinzip im Sinne von besser oder schlechter verstehen, verkörpert *Tamas* die Materie, das Feste, Stoffliche, unseren Körper.

Doch auch Materie ist immer in Bewegung: innerlich auf der Ebene der Moleküle und nach außen im Kontakt mit der Umgebung. Das gilt auch für unseren Körper. Er ist die stoffliche Grundlage für unser inneres Erleben, unsere Gefühle, unseren Geist und zugleich eine Brücke in die äußere Welt. Durch die Sinne des Körpers nehmen wir unsere Umgebung wahr und können in Beziehung zu ihr treten.

Wie können wir lernen, in der Welt, im Außen zu sein, ohne uns selbst zu verlieren? Oder andersherum: Wie können wir für uns selbst da sein und zugleich in Kontakt mit der Welt bleiben? Ganzheitlichkeit schließt immer beides ein. Es ist nicht leicht, diese Gleichzeitigkeit zu denken, aber vielleicht gelingt es uns, sie zu fühlen.

Genau hier öffnet sich der Weg. *Prasava* bedeutet Geburt, Ausfaltung, Entwicklung. Während dieser Evolution entfalten sich die Elemente *(Gunas)* und lassen unser vielgestaltiges Universum erscheinen. *Prasava* beschreibt die Entstehung des Lebens, der Natur, von uns. Im Tantra werfen wir uns in dieses Leben regelrecht hinein: *Bhukti Mukti* lässt sich als »Befreiung durch Genuss« übersetzen. So heißt es im *Vijnana Bhairava Tantra*: »Im Glücksgefühl sinnlicher Freude das Denken gestillt – mit solcher Freude eins wird sie zur Seligkeit« (VBT 49). Der *Bhogi* genießt die Welt und ihre Erscheinungen, er geht eine leidenschaftliche Liebesbeziehung mit ihr ein. Diese Liebe öffnet ihn in das Selbst.

Der Begriff *Pratiprasava* steht *Prasava* gegenüber und beschreibt die Wiedereinfaltung der Elemente, ihre Gegenströmung oder ihren Rückfluss. *Pratiprasava* steht damit auch für die Vergänglichkeit. Im Yoga oder in der Achtsamkeitspraxis lernen wir, uns zu sammeln, unsere Sinne nach innen zu richten und zu uns zurückzufließen. In dieser Sammlung geben wir unserer Seele die Möglichkeit, tiefgehend zur Ruhe zu kommen.

Wie Patanjali schreibt, erscheint das Selbst, wenn unsere Psyche zur Ruhe kommt (Yogasutra 1.2). Der fünfte Schritt seines achtgliedrigen Pfades besteht im Zurückziehen unserer Sinne nach innen, um uns aus dieser Sammlung für die Wahrnehmung des Selbst zu öffnen (Yogasutra 2.54, 2.55).

Entscheidend ist die Pulsation: Wir leben im ständigen Wechsel von Werden und Vergehen, zwischen *Prasava* und *Pratiprasava*. Der Körper macht es uns möglich, uns nach der Welt auszustrecken oder uns von ihr zurückzuziehen – und ist zugleich ein Teil von ihr (Boadella 1991). Wilhelm Reich widmete sich in seiner Arbeit *Die Ausdruckssprache des*

Lebendigen ausführlich dem Phänomen der rhythmischen Pulsation als Merkmal von Lebensenergie (Reich 1971).

Der Biologe Max Hartmann beobachtete bei seinem Studium von Amöben, wie sie sich nach einigen Objekten ausstreckten und von anderen zurückzogen. Selbst im Ruhezustand sind in Amöben winzige, pulsierende Bewegungen zu beobachten (Boadella 1991). Einzeller wie die Amöbe können aus dem direkten Kontakt mit der Umwelt die Energie ziehen, die sie brauchen.

Mehrzellige Lebewesen benötigen dafür einen zirkulierenden Kreislauf. In der Embryonalentwicklung des Menschen entsteht der Blutkreislauf noch vor dem Herzen. Staguhn schreibt in seinem Buch *Das Herz. Ein geheimnisvolles Organ*: »Nicht das Herz bewegt das Blut, sondern das Blut bewegt das Herz (…) Der gesamte Organismus ist Herz (…) Damit ist der Organismus nichts anderes als verkörperter Rhythmus, verkörperte Pulsation« (Staguhn 1999).

Bereits bei wenigen Millimeter großen Embryonen beginnen jene Zellen, die später das Herz bilden werden, rhythmisch zu pulsieren. Sowohl die Herz- als auch die Skelettmuskulatur pendelt nun ein Leben lang zwischen den Polen der Anspannung und Entspannung, der Kontraktion und Streckung. Sie ermöglichen das Heben und Senken von Brustkorb und Zwerchfell wie auch die Pulsation der Atmung. Das nach der Geburt von der Nabelschnur getrennte Leben beginnt mit der ersten Einatmung (Inspiration) und endet im Sterben mit der letzten Ausatmung (Exspiration). Folglich kann der ganze Lebenszyklus als eine große Pulsation verstanden werden.

Auch bei anderen physischen Prozessen stoßen wir auf dieses Prinzip des Lebendigen. Das peristaltische Pulsieren der Gedärme wird durch Signale der vegetativen Nerven gesteuert. Weiter tragen Hormone zum Pulsationsmuster des menschlichen Körpers bei, indem sie Erregung verstärken oder verringern.

Auf der individuellen Ebene sehen wir den Ausdruck der Pulsation besonders deutlich im Muskeltonus, da das Spannungsmuster von Muskulatur und Atmung dem »Schwingungsmuster« von Geist und Emotion entspricht (Lowen 1981). Ein gesunder Muskeltonus pulsiert zwischen Anspannung und Entspannung. So entsteht im Anschluss an eine Ruhephase Bewegungsdrang und nach längerer Aktivität das Bedürfnis nach Ruhe und Regeneration.

Gefühle, wie beispielsweise Angst, können dazu führen, dass sich unsere Muskulatur anspannt. Angst ist eine Warnung vor Gefahr und versetzt unseren Organismus in einen Zustand erhöhter Aufmerksamkeit und Reaktionsbereitschaft. Bei Wut, die ebenfalls zu einer Anspannung unserer Muskulatur führt, bereitet sich der Körper auf einen möglichen Kampf vor. Wenn wir uns hingegen erschrecken, ziehen wir uns zusammen und machen so unsere Angriffsoberfläche möglichst klein. Warme Freude entspannt uns, heiße Freude dagegen macht uns aufgeregt und impulsiv. Eine schlaffe Muskulatur kann der körperliche Ausdruck von Hoffnungslosigkeit sein, während Weinen unseren Körper schüttelt und ihn so von der Spannung starker Trauer oder tiefer Verzweiflung befreit.

Jedes Gefühl hat also einen entsprechenden körperlichen Zustand. Wir pulsieren folglich nicht nur nach den Mustern unserer vitalen Funktionen, sondern auch mit den Wellen unserer Gefühle (Lowen 1981).

Alles folgt einem Rhythmus, der zugleich mit dem der äußeren Welt interagiert. Wir leben im ständigen Wechsel von Tag und Nacht, der Jahreszeiten sowie von Leben und Tod. Bei den Gezeiten der Meere variiert mit Ebbe und Flut der Wasserstand, je nach Stellung von Sonne und Mond. Selbst die Sonne pulsiert in unterschiedlichen Frequenzen. Schwingungen aus ihrem Inneren bewegen die Fotosphäre auf und ab, jene Schicht, der das für uns sichtbare Licht entstammt. Pulsation ist ein universelles Prinzip, das uns von innen heraus bewegt und dessen Wellen uns zugleich mit der Welt verbinden. Dabei unterscheiden sich die verschiedenen Rhythmen durch die Länge, Ausdehnung und Intensität ihrer Schwingungen.

Vor diesem Hintergrund könnte man Gesundheit als ein System definieren, das fähig ist, auf innere Bedürfnisse und äußere Anforderungen ausgleichend zu reagieren (Franzkowiak 2018). So streckt sich der gesunde Körper wie die Amöbe nach dem aus, was ihm guttut, und zieht sich zurück von dem, was ihm schadet. Wenn ein Organismus nicht in der Lage ist, sich seiner Umgebung anzupassen, also angemessen auf sie zu reagieren, wird er krank. So muss er etwa fähig sein, auf Infektionen zu reagieren.

Bei der Pulsation geht es nicht um die Frequenz der einzelnen Schwingungen, sondern um die Spontaneität und Qualität, mit denen ein neuer Impuls erfolgen kann. Diese regulierenden Wellen sind Grundlage aller Lebensvorgänge und Essenz jeder lebendigen Körperlichkeit (Keleman 1994).

Die Pulsation ist ein zentrales Prinzip der Yogapsychologie. Die pulsierenden Schwingungen sind Ausdruck unserer Lebensenergie *(Prana).* Wie können wir den Kontakt mit ihr pflegen, um stabil, resilient und gesund zu bleiben?

Pranidhana und Regulation

Pulsation erfolgt immer innerhalb eines Kontinuums, zwischen schnell und langsam, stark und schwach, gespannt und entspannt etc. Sie ist Bestandteil von zum Teil lebensnotwendigen Regulationsprozessen, die entweder unbewusst ablaufen oder gezielt beeinflusst und harmonisiert werden können. Wenn der Körper in einem Aspekt seines Pulsierens anhält und erstarrt, werden wir krank, oder die Starre an sich ist bereits Ausdruck einer Krankheit.

Eine mögliche psychologische Ursache für chronisch eingeschränkte Pulsation ist, dass verschiedene als unpassend oder bedrohlich eingestufte Gefühle an ihrer Entstehung und in ihrem Ausdruck gehindert werden. Dies geschieht beispielsweise durch die Kontraktion oder Erschlaffung der Muskulatur. Wilhelm Reich prägte dafür den Begriff der Muskelpanzerung (Reich 1971).

Auf diese Weise werden etwa Gefühle wie Angst in der Muskulatur des Nackens eingefroren – die Angst sitzt uns sprichwörtlich im Nacken. Der »Kloß im Hals« ist häufig Ausdruck von blockiertem Schreien, Weinen oder Sprechen; zurückgehaltene Wut kann zu Verspannungen im Bereich der Schulterpartie oder im Kiefer führen etc. (Boadella 1991). Die Literatur der Körperpsychotherapie beschreibt diese Phänomene sehr detailliert.

In bestimmten Situationen kann ein Organismus oder ein ganzes System einzelne Pulsationsfelder einschränken oder sogar aussetzen. Dies ist sinnvoll, wenn auf diese Weise übergeordnete Systeme geschützt werden können. So gibt es in massiv bedrohlichen Situationen drei grundsätzliche Reaktionsmuster. Das erste besteht darin, sich der Gefahr im Kampf zu stellen, das zweite, sich ihr durch Flucht zu entziehen. Scheint beides unmöglich, fällt der Körper in das dritte Muster, eine Art Starre. Bei einer Traumatisierung bleibt, selbst wenn die Gefahr vorüber ist, die Muskelpulsation reduziert und eingefroren im Überlebensmodus. Gefühle werden nur noch eingeschränkt wahrgenommen.

Peter Levine interpretiert die körperliche Starre traumatisierter Menschen als eingefrorene Flucht- oder Kampfbewegungen. Er ermutigt seine Patient*innen, ihrem Körper aufmerksam zu folgen und sich den erstarrten Reaktionen bis zum Ende hinzugeben. Dabei entstehen häufig unwillkürliche Entladungen wie Zittern, Kälte, Schaudern, Hitzewellen etc. Die sich dabei wieder entfaltende gesunde Pulsation der Muskulatur hat eine signifikante Erhöhung der Lebensqualität zur Folge (Levine 2011).

Diese Art der Entladung ist jedoch nur heilsam, wenn der oder die Betroffene ausreichend psychisch stabil ist und sich in einer sicheren Umgebung befindet. Andernfalls kann das Reaktivieren dieser Energie zu einer Retraumatisierung führen.

In der yogapsychologischen Körperarbeit versuchen wir durch *Pranidhana*, die Hingabe an die Pulsationsmuster der Muskulatur und der Atmung, eine Freisetzung unterdrückter, gebundener Emotionen zu fördern. Erst das ungehemmte Zulassen der Pulsation von Muskulatur und Atmung ermöglicht uns, lebendige Körperlichkeit wieder tief zu erleben. Starre beschreibt dagegen stets das Einfrieren von Schwingungsfähigkeit. Dabei spielt es keine Rolle, um welche Ebene der Pulsation es sich handelt.

GRÜN: *RAJAS*, MITGEFÜHL UND ANNAHME – DIE EMOTIONALE EBENE

Die Farbe Grün steht in unserem Bild für das Gefühl, das subjektive Erleben. Ursprünglich bedeutet *Rajas* »der gefärbte Raum«. Eine treffende Beschreibung für das, was Emotionen tun: Sie färben den Raum unserer Wahrnehmung. Zugleich sind Gefühle auch immer Träger von Handlungsenergie. So verkörpert *Rajas* in der Sankhya-Philosophie Leidenschaft, Bewegung und Aktivität.

Aber Gefühle sind viel mehr. Sie sind wesentlicher Bestandteil unserer Kommunikation, notwendige Unterstützung beim Erkennen gesellschaftlicher Normen und fungieren als Impulsgeber und Motivation für spontane Reaktionen oder längerfristig angelegte Handlungen. Erst die Gefühle ermöglichen uns ein tiefes Erleben von Realität. Zugleich können sehr starke Gefühle (*Cittavrittis*) auch Realität vortäuschen.

Die Fähigkeit, ein breites Spektrum unterschiedlicher Gefühle empfinden zu können, ist ein Aspekt psychischer Gesundheit. Erst wenn

Gefühle häufig in einem unangebrachten Kontext auftauchen, sich nicht angemessen regulieren lassen oder eine Intensität erreichen, die durch die auslösende Situation nicht gerechtfertigt ist, muss man von psychischer Erkrankung sprechen.

Eine wesentliche Voraussetzung für angemessenes emotionales Schwingen ist *Karuna*, das Mitgefühl. Mitgefühl ist die Fähigkeit, eigene Gefühle mit denen anderer in Resonanz zu bringen – wie bei einer stummen Saite eines Musikinstruments, die durch einen anderen Klang in Resonanz gebracht wird, zu schwingen beginnt und dadurch denselben Ton erklingen lässt. Dafür braucht es die Fähigkeit, eigene Gefühle, wann immer sie auftauchen, erkennen und annehmen zu können. Denn unbekannte, unterdrückte und nicht zugelassene Gefühle können nicht angemessen mitschwingen. Sie klingen entweder verzerrt und treffen so den Ton des Gegenübers nicht oder bleiben stumm. Daher fühlen wir uns ohne die Fähigkeit, Mitgefühl zu empfinden, auch in Gesellschaft anderer Menschen einsam.

Das griechische Verb *agapan*, von dem sich der Begriff Agape ableitet, wird oft als »selbstlose Liebe« übersetzt. Agape beschreibt eine metaphysische Beziehung zwischen Menschen, die das Erkennen und Begleiten des anderen mit einschließt. Diese Nächstenliebe ist die höchste christliche Tugend neben Glaube und Hoffnung (1 Kor 13.13).

In einem zentralen Abschnitt des Yogasutra empfiehlt Patanjali die beständige Praxis (*Abhyasa*) mit Freundlichkeit und Liebe (*Maitri*), Ermutigung und Mitfreude (*Mudita*), Geduld (*Upeksha*) und Mitgefühl (*Karuna*). Diese Qualitäten zu üben, versetze uns in die Lage, die eigene Psyche so zu beruhigen, dass wir unser wahres Wesen erkennen würden.

Auch im Buddhismus gehören liebende Güte (*Metta*), Mitfreude (*Mudita*), Gleichmut (*Upeksha*) und Mitgefühl (*Karuna*) zu den vier Grundtugenden. Im Buddhismus werden diese Tugenden *Brahmaviharas* genannt, was übersetzt »die vier himmlischen Verweilzustände« bedeutet. Was für eine schöne Einladung!

Zu den fünf Tugenden des Konfuzianismus gehört neben Rechtschaffenheit, Gewissenhaftigkeit, Ehrlichkeit und Gegenseitigkeit auch die Liebe im Sinne mitfühlender Menschlichkeit. Damit betonen die großen Weltreligionen die grundlegende Bedeutung des Mitgefühls.

Mitgefühl versetzt uns in die Lage, mit anderen Menschen einen transpersonalen Raum zu schaffen und zu teilen. Mit dem Jesuswort »Wo zwei oder drei in meinem Namen versammelt sind, bin ich mitten unter ihnen« (Mt 18.20) ist die Bewusstseinstiefe der Liebe gemeint, die auf eine auslösende Ursache oder persönliche Betroffenheit verzichtet und die Erfahrung von »Nicht-getrennt-Sein« bzw. »Heilsein« schafft. Auf diese Weise geht sie über das persönliche Erleben hinaus. Wenn wir fähig sind, uns mit dieser annehmenden Liebe zu begegnen, heilt sie vorhandene Brüche. Was vorher fragmentiert war, darf nun ganz, heil und gesund sein.

Liebevolle Annahme jenseits von Identifikation

Identität entsteht durch den selbstreflexiven Prozess von inneren und äußeren, aktuellen und gespeicherten Erfahrungen. Wie eine Spinne weben wir uns zwischen diesen Erfahrungen ein Netz, in dessen Zentrum wir sitzen.

Entwickelte personale Identität besteht nicht nur aus den Inhalten unserer Erfahrung, sondern auch aus den Schwingungsmustern zwischen ihnen. Man könnte sagen, dass gesunde Identität pulsiert, denn Gefühle strömen in unseren emotionalen Resonanzraum, breiten sich aus und verklingen wieder. So betrachtet, bleibt Identität beweglich, frei und schwingungsfähig im Gegensatz zur Identifikation, die an den Erfahrungen festhält.

Es ist nicht nötig, sich mit Gefühlen im Sinne von »Ich *bin* ängstlich« zu identifizieren, denn damit legen wir uns fest, und unsere Identität verhärtet sich. Zunehmend setzen wir uns dann aus verschiedenen Facetten wie »Ich bin mutig, friedlich, faul, feige oder wütend« zusammen.

Wenn sich Teile dieses Selbstbildes widersprechen oder sich unsere Persönlichkeit weiterentwickelt, nehmen wir das als Konflikt wahr. Um diesen zu lösen, verleugnen wir situativ unpassende Seiten und stellen scheinbar angemessene heraus. Eine andere Möglichkeit besteht darin, sich aus augenscheinlich gut funktionierenden Anteilen eine feste Persönlichkeit zu erschaffen. Dieser Typ mag stabiler sein als der erste, doch sein emotionaler Resonanzraum ist starr und seine Schwingungsfähigkeit vermindert.

Im Yoga sprechen wir hier von *Samyoga*, der Verbindung des Sehers *(Drashta, Purusha)* mit dem Gesehenen und Erfahrenen *(Drishya, Prakriti).* Diese Identifikation wird als Ursache des menschlichen Leides betrachtet (Yogasutra 2.17).

Dabei ist es durchaus möglich, eine Erfahrung wie »Ich *fühle* mich ängstlich« anzunehmen, ohne sich deshalb auf »Ich *bin* ängstlich« festlegen zu müssen. *Drashta* erkennt im Selbstmitgefühl die Erscheinungen von *Prakriti*, ohne sich mit ihnen identifizieren zu müssen. So steht »Ich *fühle* mich mutig« nicht länger im Widerspruch mit »Ich *fühle* mich schüchtern«. Beides sind Pole eines lebendigen Kontinuums.

Vom Standpunkt einer bewussten, schwingungsfähigen Identität aus bedeutet Mitgefühl haben, bei sich selbst sein zu können. Diese Haltung der mitfühlenden Annahme ermöglicht es uns auch, mit anderen zu fühlen. Gefühle bedrohen uns also nicht länger oder widersprechen einander, sondern erscheinen als aufsteigende und abebbende Wellen in unserem Bewusstsein.

Um mit anderen Menschen mitzufühlen, ist es notwendig, unsere eigene Identität und unsere Bedürfnisse zurückstellen zu können. Diese Qualität ist nah an der unverfälschten Quelle *(Purusha).* Persönliche Färbung *(Rajas)* schränkt die Mitgefühlsfähigkeit ein. Wenn wir mit starken Wertungen von »richtig« und »falsch« identifiziert sind, kann nicht genügend Raum für die Gefühle unserer Mitmenschen entstehen.

Lautet beispielsweise ein Glaubenssatz von uns »Man sollte immer glücklich sein«, macht er es uns unmöglich, authentisches Mitgefühl für die Trauer anderer zu empfinden. Auch ein Beziehungsbedürfnis kann dem Mitgefühl blockierend gegenüberstehen: Wenn wir eine Person sehr mögen und ihre Nähe schätzen, wird es uns schwerfallen, sie mitfühlend in ihrem Bedürfnis nach Abstand und Unabhängigkeit zu unterstützen.

Für die Entwicklung von Mitgefühl brauchen wir also eine gewisse Durchlässigkeit, sowohl der eigenen Identität als auch unserer Bedürfnisse.

BLAU: *SATTVA*, ACHTSAMKEIT UND BEWUSSTHEIT – DIE GEISTIGE EBENE

Sattva steht im Sankhya für das lichtvolle, reine und geistige Prinzip. Stärker noch als bei den beiden anderen Farben, die für den Körper und das Gefühl stehen, benötigen wir für den von Blau repräsentierten »Geist« eine klare Definition. Oft wird Geist mit Psyche gleichgesetzt, wobei diese auch Gefühle einschließt.

Um den Geist von den Emotionen abzugrenzen, definieren wir ihn hier als kognitive Fähigkeit wie Denken, Wahrnehmung, Gedächtnis, Problemlösung und Lernen. Dabei kennt der Geist jenseits seiner Inhalte und Fähigkeiten eine große Anzahl verschiedener Zustände und Verfassungen wie Ruhe, Klarheit und Konzentration oder auch Zerstreuung, Sprunghaftsein etc.

In welchem Zusammenhang stehen nun Bewusstsein bzw. Gewahrsein und Geist? Wir erinnern uns: In der indischen Sankhya-Philosophie entsteht der Mensch durch die Begegnung zwischen *Purusha*, dem göttlichen Bewusstsein, und *Prakriti*, dem Wahrnehmbaren. Zunächst entwickelt sich dabei eine Art intuitive Weisheit *(Buddhi)*, in der sich das reine Licht des Bewusstseins erstmals der Welt zeigt. Daraus ergibt sich wiederum das Identifikationsvermögen *(Ahamkara)*, das unterscheiden und trennen kann. Aus dieser Funktion entwickelt sich dann der Geist *(Manas)*, auf den die Empfindungen der Wahrnehmungsorgane projiziert werden, der Entscheidungen trifft und reagiert (Unger/Hofmann-Unger 1999).

Im Folgenden verstehe ich universelles Bewusstsein, wie Brahman im *Vedanta* oder *Purusha* in der Sankhya-Philosophie, als Grundlage des persönlichen Bewusstseins, des Selbst *(Atman)*. Universelles Bewusstsein ist der beseelende Stoff, der Materie überhaupt erst erschafft und belebt. Wenn wir universelles Bewusstsein als »das Eine-ohne-ein-Zweites« verstehen, erfahren wir es in uns selbst als das Sein, die Existenz oder, wie oben angesprochen, im »Ich bin«. Dieser Urgrund drückt sich in uns dann weiter als Pulsation (Körper), Mitgefühl (Emotion) und Achtsamkeit (Geist) aus, die sich schließlich untereinander mischen. So steht diese Trinität für einen erfahrbaren Ausdruck des universellen Bewusstseins.

Achtsamkeit ist jener Teil der Wahrnehmung, der vom Wissen begleitet wird, dass wir wahrnehmen. Sie ist frei von Urteil und Bewertung und demnach bewusste, urteilsfreie Wahrnehmung.

Der indische Lehrer Nisargadatta Maharaj sagt: »Durch die uneingeschränkte Akzeptanz von Allem, was möglicherweise auftaucht und somit ganz einfach vorhanden ist, bestärken Sie alles Tieferliegende, an die Oberfläche zu kommen und dadurch Ihr Leben und das Bewusstsein mit seinen eingeschlossenen Energien zu bereichern. Das ist die grenzenlose Wirkung des Gewahrseins« (Maharaj 1996).

Gewahrsein ist das Tor zur transpersonalen Dimension des Geistes (Gemsemer 1997). Denn im Gewahrsein erscheinen uns die Dinge nicht mehr isoliert, sondern als Aspekte des universellen Bewusstseins. Im *Dzogchen*, einer Tradition des tibetischen Buddhismus, ist *Rigpa* der Begriff für Intelligenz, die »innerste Natur des Geistes«. Er steht für reines Gewahrsein jenseits aller Begrenzung, durch das man zum Zustand der Allwissenheit und Erleuchtung gelangt. Doch auch diese hohe Form von Intelligenz ist ohne Mitgefühl nicht in der Lage, ihr gesamtes Potenzial zu entfalten.

Wahrnehmung jenseits von Wertung

Wie wir gesehen haben, ist es eine entwickelte Fähigkeit des Geistes, sich über Dinge bewusst zu sein, ohne über sie urteilen zu müssen. Das bedeutet, sie als Ganzes erleben zu können – und damit auch den ihnen innewohnenden Aspekt des universellen Bewusstseins.

Eine andere Fähigkeit des Geistes besteht darin, zu beurteilen und zu werten. Sie teilt die Welt auf in Kategorien wie alt und neu, hilfreich und nutzlos, hässlich und schön etc. Zum Teil handelt es sich dabei um notwendige Orientierungsmuster, die uns helfen, uns in der Welt zurechtzufinden. Je stärker wir aber pauschal wertende Kategorien wie »gut« oder »schlecht« kreieren, umso starrer werden die Identität und Bindung *(Samyoga),* die daraus hervorgehen. »Gut« oder »schlecht« sind keine Kategorien des Selbst. Das Selbst pulsiert völlig unabhängig zwischen den inneren und äußeren Bedürfnissen.

In Krisen werden solche Bewertungen häufig zu einem dysfunktionalen Wertesystem zusammengefügt. Das bedeutet, dass immer weniger unmittelbar erfahren, betrachtet und gefühlt wird. Stattdessen dominiert ein selektiver Blick, der Menschen und Dinge, Gefühle und Gedanken in Kategorien aus vorgefertigten Meinungen und alten Erfahrungen einsortiert. Die Dominanz solcher »Voreinstellungen« führt zu einer Verformung und Verfärbung der Realität *(Cittavritti).* Wir sehen die Welt nicht, wie sie ist, sondern durch die Brille unserer vorgefassten Meinungen. Die Gestalttherapie bezeichnet das als »Ego-Prozess«: »Das bin ich, und das bin ich nicht.«

Schwierig wird es, wenn scheinbar »schlechte« Gefühle in uns aufsteigen, die nicht zu unserer »guten« Identität passen. Diese »unpassenden« Seiten werden dann mithilfe verschiedener Abwehrmechanismen vor der eigenen Identität verborgen. Wir entziehen sie unserem Gewahrsein. Allerdings wird unsere Selbst-Wahrnehmung damit unvollständig, und was wir in unserm Inneren nicht kennen, verstehen wir auch nicht in der äußeren Welt. Im ersten Schritt sind wir uns selbst fremd geworden, im zweiten Schritt entfremden wir uns von der Welt. Je länger ein solches (Persönlichkeits-)System existiert, umso starrer und unbeweglicher wird es.

Aus der Perspektive einer integrativen Yogapsychologie steht *Sattva* nicht für ideale Eigenschaften wie Reinheit und Licht. *Sattva* steht vielmehr für die geistige Fähigkeit und Bereitschaft wertfreier, achtsamer Wahrnehmung und Erkenntnis.

WEISS: *SAT-CIT-ANANDA*

Sat-cit-ananda beschreibt im Sanskrit das Wesen von Brahman: die attributlose, unendliche, transzendente Realität sowie den Urgrund von Materie, Energie, Zeit und Raum. Der Begriff setzt sich aus drei Wörtern zusammen:

1. **Sat (der Körper – »Rot«)** bezeichnet den reinen Zustand des Seins, der Existenz an sich. *Sat* ist der unpersönliche Ausdruck des Lebens und damit Grundlage jeder Pulsation.
2. **Cit (der Geist – »Blau«)** bezeichnet das unpersönliche Bewusstsein, das reine Gewahrsein, die Grundlage von Achtsamkeit. Wir erfahren *Cit*, wenn sich Achtsamkeit in seinem eigenen Licht durchdringt.
3. **Ananda (das Gefühl – »Grün«)** bedeutet Freude oder Glückseligkeit. Dieses Gefühl der Wonne entsteht, wenn allumfassendes Mitgefühl in sich

selbst eintaucht, von sich erfüllt und umgeben ist. »Lebenskraft, Liebe und Bewusstsein sind von der Essenz her alle eins« (Maharaj 2009).

Zen-Meister Samy schreibt: »*Sambhogakaya*, der Körper der Glückseligkeit, ist das im Selbst verweilende Selbst, das Selbst, das sich am Selbst erfreut. Es ist das Selbst im Urgrund seiner grenzenlosen Offenheit und seines Geheimnisses. Das Selbst ist in seinem Körper, seinem Geist, seiner Seele zuhause, es ist in die Natur, wie auch in die Kultur eingebettet« (Samy 2005).

Eine holistische Perspektive

MAP: Eine Karte der Orientierung

Wie wir gesehen haben, können wir Körper, Gefühle und Geist grundsätzlich als interagierende Felder unserer Existenz betrachten. Jedes Feld hat ein eigenes, herausragendes Potenzial: die Pulsation, das Mitgefühl und die Achtsamkeit. Dabei ist die Pulsation nicht nur für den Körper relevant, sondern auch für das emotionale und geistige Feld. Genauso brauchen wir das Mitgefühl für unsere Körperlichkeit und unseren Geist sowie die Achtsamkeit für unseren Leib und unsere Emotionen. Das Potenzial einer Ebene befruchtet und bereichert somit jene der anderen.

	KÖRPER	**EMOTION**	**GEIST**
PULSATION Hingabe	Sich dem Körper, seinen Bedürfnissen und Impulsen hingeben	Gefühle zulassen	Gedanken und innere Bilder zulassen
MITGEFÜHL Annahme	Den Körper, seine Bedürfnisse und Impulse annehmen	Gefühle annehmen	Gedanken und innere Bilder annehmen
ACHTSAMKEIT Wahrnehmungs- und Unterscheidungsvermögen	Den Körper, seine Bedürfnisse und Impulse wahrnehmen	Gefühle wahrnehmen	Gedanken und innere Bilder wahrnehmen

ABBILDUNG 4: Interaktion der Existenzfelder

Aus den Interaktionen zwischen den Ebenen und ihren Erlebenspotenzialen ergeben sich neun Felder. Jedes von ihnen bietet uns eine verlässliche Orientierung auf dem Weg in ein ganzheitliches, selbstreguliertes und integriertes Leben. Zugleich ermöglichen die Felder ein erstes Verständnis eventuell vorhandener Blockaden und des betroffenen Lebensbereichs. Zu den neun Feldern, ihren Potenzialen und Aufgaben gehören:

1. **Sich dem Körper, seinen Bedürfnissen und Impulsen hingeben:** Aus dieser Fähigkeit entsteht Vertrauen in das Wissen des eigenen Körpers sowie die Freiheit, seinen lebendigen und spontanen Ausdruck zuzulassen. Das ist die Grundvoraussetzung, um uns im eigenen Körper zu Hause fühlen zu können – eine Erdung in unserer organischen und muskulären Existenz. In den Bereichen Atmung und Bewegung können wir dies besonders deutlich erfahren.

2. **Den Körper, seine Bedürfnisse und Impulse annehmen:** Das setzt ein warmes, akzeptierendes Einfühlungsvermögen voraus. Dabei geht es nicht darum, unsere Bedürfnisse und Impulse rücksichts- und bedingungslos auszuleben, sondern vielmehr darum, ihr Erscheinen absichtslos anzunehmen.

3. **Unsere Bedürfnisse wahrnehmen:** Um unseren Körper bewusst wahrnehmen zu können, müssen wir offen für unser sinnliches Erleben sein, jenseits von Wertung. Auf dieser Grundlage wird es möglich, einzelne Empfindungen den ihnen zugrundeliegenden Bedürfnissen zuzuordnen. Dieses Feld ist die Voraussetzung für unser Körperbewusstsein.

In den ersten drei Orientierungsfeldern geht es um jede Form innerer, spontaner und mitunter triebhafter Impulse, wie beispielsweise um den Bereich der Sexualität und um die Fähigkeit zur Hingabe an die lustvollen, mit dem Atem verbundenen Rhythmen des Körpers. Entsprechend lassen sich in diesen Feldern auch Formen von sexuellen Blockaden oder einer insgesamt eingeschränkten Impulsqualität nachvollziehen.

Menschen, die sich von ihrer Körperlichkeit abgespalten erleben, finden in der Auseinandersetzung mit dieser Ebene Ressourcen für die Arbeit mit ihren kognitiven oder emotionalen Blockaden. Allein die Möglichkeit, den Körper bewusst und jenseits von Leistungsansprüchen, Wertung und einer dadurch vielleicht belasteten Sexualität zu erleben, ist für viele Menschen neu und befreiend. Wenn es uns zunehmend gelingt, unsere Körperlichkeit freundlich wahrzunehmen und anzunehmen, können wir allmählich wieder Vertrauen in die eigene Existenz finden und sie stabilisieren.

Die Felder vier bis sechs sind:

4. **Die eigenen Gefühle zulassen:** Im engl. Wort *emotion*, »Gefühl«, steckt *motion*, »Bewegung«. Denn jedes Gefühl ist ein Impulsgeber für Handlungen bzw. Ausdruck eines inneren Zustands. In Kontakt mit Achtsamkeit und Mitgefühl entsteht die Fähigkeit zu gesunder Pulsation in sozialen Beziehungen. Auch hier spielen die Qualitäten Hingabe und Regulation eine wesentliche Rolle.

5. **Die eigenen Gefühle annehmen:** Gefühle annehmen bedeutet, auch für schwierige, scheinbar unpassende, unangenehme oder sogar schmerzhafte Gefühle eine grundsätzliche Akzeptanz zu entwickeln. Eine dysfunktionale Identifikation bestünde, wenn wir uns stark mit einem aufkommenden Gefühl wie etwa Mut identifizierten, da es uns anschließend schwerfallen würde, ein »gegenteiliges« Gefühl wie Angst anzunehmen. Eine funktionale Identifikation jedoch unterstützt uns in diesem Feld dabei, Mut zu erlernen, wenn er uns als Ressource bislang fehlte.

6. **Die eigenen Gefühle wahrnehmen:** Das Wahrnehmen von Gefühlen ist die Voraussetzung für emotionale Klarheit. Es schafft in Verbindung mit Hingabe und Annahme den Zugang zu verdrängten oder verleugneten Gefühlen. Hier liegen häufig große Ressourcen verborgen. Eine Bedingung dabei ist, dass wir lernen, aufkommende Gefühle nicht zu werten.

Unsere Gefühle wahrnehmen, annehmen und zulassen zu können, ist eng verbunden mit der Impulsqualität unseres Körpers. Die Felder vier, fünf und sechs beschreiben die Ebene der sozialen Beziehung mit allen Themen von Unter- und Übergrenzung, Abhängigkeit und Autonomie.

Das Wahrnehmen tiefer Emotionen ist Voraussetzung für ein erfülltes Lebensgefühl. Menschen, die nach Sinn in ihrem Leben suchen, leiden häufig darunter, sich leer und abgetrennt zu fühlen. Hintergrund ist dabei nicht selten ein eingeschränkter Zugang zur Emotionalität. Um mit der eigenen Tiefe in Kontakt zu kommen, brauchen wir das gesamte Spektrum unserer Gefühle; wir müssen lernen, sie wertfrei wahr- und anzunehmen.

Das ist auch eine Voraussetzung für befriedigende soziale Beziehungen. Denn das Wahrnehmen der eigenen Bedürfnisse ermöglicht das pulsierende Vor und Zurück, die Regulation von Nähe und Distanz in sozialen Kontakten.

Die letzten drei Felder sind:

7. **Eigene Gedanken und innere Bilder zulassen:** Geistige Inhalte zuzulassen, ermöglicht uns, kreative Gedanken und innere Bilder zu verwirklichen. Dieses Feld erlaubt uns, Visionen zu entwickeln. Wenn wir es zulassen, können wir aus den scheinbar chaotischen Tiefen des Unbewussten äußerst inspirierende und unterstützende Orientierung erhalten.

8. **Eigene Gedanken und innere Bilder annehmen:** Selbst zunächst befremdlich oder bedrohlich erscheinende Gedanken sind, richtig verstanden, Teil eines heilsamen Wachstumsprozesses. Erst die Bereitschaft, eigene Gedanken anzunehmen, ermöglicht die Entfaltung ihres unbewussten Potenzials.

9. **Eigene Gedanken und innere Bilder wahrnehmen:** Gedanken wahrnehmen bedeutet, ein Bewusstsein für unsere häufig unbewusst ablaufenden Gedankenprozesse zu haben. Das ist die Voraussetzung, frei von einschränkenden Gedankenmustern und Glaubenssätzen zu sein.

Die Felder sieben, acht und neun bilden die geistige Dimension des Menschen ab. Hier geht es um Kreativität und Inspiration wie künstlerische Schaffenskraft oder Visionen zukünftiger Lebensgestaltung. Wenn dieser »Kanal« offen ist, reicht unsere Kreativität weit über bewusste Geistesinhalte hinaus.

Ein freier, offener Geist schöpft aus der Gesamtheit seiner bewussten und unbewussten Inhalte. Selbst normale Alltagsgedanken können dieses Potenzial haben. Plötzlich auftauchende, mitunter abwegig erscheinende Gedanken ermöglichen uns, etwas über unsere Seelenlage zu erfahren. Solche Einblicke tauchen noch unzensiert von der Wertungskontrolle auf. Aber auch wenn die Inhalte anscheinend nicht zu uns passen und die Neigung entsteht, sie zu verurteilen und abzulehnen, ist es hilfreich, sie zuzulassen, zu verstehen und ihre Motivationen anzunehmen. Eine zu rigide Wertungsinstanz verhindert den geistigen Ausdruck unserer Seele.

Mithilfe dieser neun Felder ist es uns möglich zu erkennen, wo wir in unserer Entwicklung stehen, wo eventuelle Schwierigkeiten liegen und wie wir Zugang zu geeigneten Ressourcen finden, die uns helfen können, diese Schwierigkeiten zu lösen. In den neun Feldern findet sowohl unsere persönliche als auch spirituelle Dimension ihren Ausdruck. Zudem erweitert die Praxis mit den Orientierungsfeldern das Vertrauen in unser Selbst, denn sie gründet sich in seinen Qualitäten Mitgefühl, Achtsamkeit und Pulsation.

Die Qualitäten und ihre Blockaden

Wie wir gesehen haben, steht jeder der Qualitäten ein grundlegender Blockademechanismus gegenüber: der Achtsamkeit die Wertung, dem Mitgefühl die Identifikation und der Pulsation die Starre. Die unten abgebildete Grafik führt das nochmals vor Augen. Sind diese Blockaden wirksam, können die Qualitäten sich nicht frei entfalten.

Verhindert ein Blockademechanismus (Wertung) den Zugang zu einer Qualität (Achtsamkeit), können wir die verbleibenden Ressourcen der beiden anderen Felder (Mitgefühl und Pulsation) nutzen, um uns aus der Blockade zu befreien. Sind zwei der Qualitäten blockiert, ist es möglich, mit der verbleibenden zu arbeiten. Und selbst wenn alle drei Ressourcen beeinträchtigt sind, wird es immer eine geben, zu der der Zugang am leichtesten fällt.

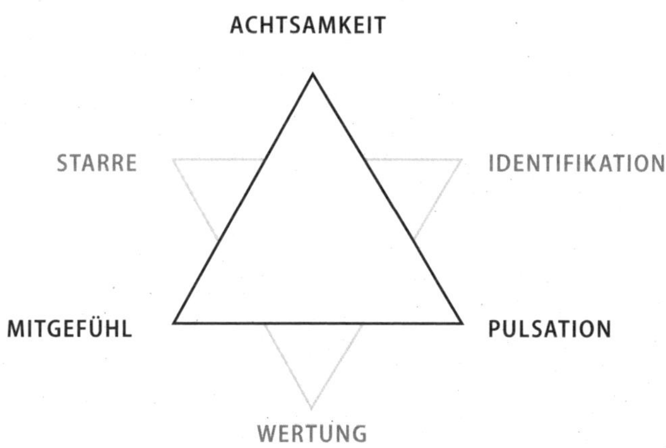

ABBILDUNG 5: Qualitäten mit jeweiligen Blockaden

IMPLIKATIONEN FÜR DIE SELBSTERFAHRUNGSARBEIT

Die dargestellten sechs Felder sind Grundlage einer nachhaltigen Persönlichkeitsentwicklung. Der Begriff »Persönlichkeit« leitet sich von lat. *personare*, »hindurchtönen«, ab. Als *personae* wurden die Masken der Schauspieler im klassischen griechischen Drama bezeichnet. Persönlichkeitsentwicklung können wir somit als das schrittweise Durchdringen bzw. Abnehmen von Masken verstehen. Unsere Masken sind dabei ursprünglich im Laufe des Lebens entstanden, um uns zu schützen und verletzliche oder abgelehnte Persönlichkeitsanteile zu verbergen. Häufig identifizieren wir uns mit bewährten Masken, was zu einem starren, unflexiblen oder neurotischen Charakter führen kann.

Der Kern einer Existenz, ihr beseelter Grundstoff, ist dagegen die Essenz oder das Selbst. Selbst-Erfahrung findet statt, wenn es uns gelingt, durch die Masken der Persönlichkeit unser Selbst zu erkennen und zu erfahren. Die neun Orientierungsfelder fördern das Erleben des unverstellten Ausdrucks unseres Seins. Diese Selbst-Erfahrung kann nicht forciert werden. Es ist die Erfahrung der Weite, die entsteht, wenn wir uns ungebunden und jenseits von Wertung in der Welt bewegen.

In meiner persönlichen Praxis, meinen privaten Beziehungen und in der Selbsterfahrungsarbeit mit Gruppen und einzelnen Klient*innen erlebe ich immer wieder, wie unterstützend die Felder beim Erkennen der jeweils wirkenden Blockaden und freien Qualitäten sind.

Umgekehrt kommt es in der psychologischen Unterstützung und Begleitung von Klient*innen maßgeblich auf meine Bereitschaft an, sie wahrzunehmen, ihren Ausdruck zuzulassen und anzunehmen. Häufig tauchen, wenn sie auf diese Weise eingeladen werden, Gedanken, Gefühle und Impulse auf, die zunächst destruktiv und abwehrend erscheinen können. Dabei geht es nicht darum, einen destruktiven Impuls gutzuheißen, denn auch das wäre eine Wertung.

Es braucht vielmehr das Bemühen, entstandene Impulse liebevoll anzunehmen und ihr tieferliegendes Anliegen zu verstehen. Je vorbehaltsloser mir das gelingt, umso leichter fällt dies auch den Klient*innen. Wenn sie die Impulse dann ihrerseits wahrnehmen, zulassen und annehmen, beginnen sie sich zu wandeln. So entsteht ein Prozess, dem mit der beschriebenen Haltung immer weiter gefolgt wird. Anstelle der Masken und der somatischen Verpanzerung offenbart sich dann zunehmend das Vertrauen in die ausgleichende Kraft der eigenen Impulse, Gedanken und Gefühle.

Natürlich sind das zum Teil sehr langwierige Prozesse, die durch unterschiedliche Techniken unterstützt werden können. Doch im Kern ist es das kompromisslose Vertrauen in die gestaltenden Kräfte Mitgefühl, Achtsamkeit und Pulsation, das uns zurück zu uns selbst und in den Kontakt mit der Welt führt.

Eine tiefe Auseinandersetzung mit den Qualitäten Mitgefühl, Achtsamkeit und Pulsation hat Konsequenzen für alle Lebensbereiche. Sie ist Grundlage von Psychotherapie, Selbsterfahrungsarbeit, Pädagogik, Politik, Ökologie, Ökonomie und jeder Form sozialer Beziehung. Sie ermöglicht ein ausgewogenes Handeln aus der Mitte von Körper, Emotion und Geist. Aus dieser Mitte entspringt die Balance zwischen Mensch und Natur, zwischen technischem Fortschritt und natürlichem Lebensraum sowie zwischen dem persönlichen Bedürfnis nach Freiheit und sozialer Integration.

ÜBUNG

Ganzheitliches Gewahrsein

Dauer: ca. 15 Minuten

Material: Stift und Zettel/Tagebuch

Diese Übung kann dich dabei unterstützen, einen bewussten, annehmenden und ganzheitlichen Selbst-Kontakt aufzubauen. Ihre Struktur führt in einzelnen Schritten von deinen Gefühlen über den Körper bis zur Ebene des Geistes. Nach meiner Erfahrung bieten unsere Emotionen dabei einen guten Einstieg. Letztendlich ist die Reihenfolge für das Ergebnis nicht wichtig. Beobachte und folge dem, was dir guttut.

Versuche, so gut es dir möglich ist, dich nicht mit den unterschiedlichen Erfahrungen zu identifizieren oder ihre Inhalte zu werten. Wenn du es nicht verhindern kannst, beobachte auch das, ohne dich zu beurteilen.

Für die Übung ist es hilfreich, wenn du eine konkrete Situation oder die Beziehung zu einem Menschen wählst. Das Ziel ist aber nicht, die Lösung eines Konflikts oder die Antwort auf ein Problem zu finden. Dazu kommen wir später. Zunächst wollen wir einfach versuchen, uns möglichst vollständig zu erfassen und anzunehmen, wertfrei und verständnisvoll.

1. Die emotionale Ebene

- Im ersten Schritt geht es darum, dich innerlich mit der gewählten Situation oder Person zu verbinden. Stell sie dir möglichst bildhaft und detailreich vor. Verweile hier einen Augenblick.
- Nimm nun wahr, welche Emotionen mit der Vorstellung in dir aufkommen. Wie fühlst du dich? Gibt es mehrere oder vielleicht auch widersprüchliche Gefühle? Gibt es einen Ort im Körper, an dem du sie am deutlichsten wahrnehmen kannst? Kannst du ein Bedürfnis erkennen, das mit den Emotionen in Verbindung steht?
- Notiere dir alle Aspekte. Beobachte, ob es dir möglich ist, die entstandenen Emotionen anzunehmen, ohne dich mit ihnen zu identifizieren oder sie zu werten.

2. Die körperliche Ebene

- Verbinde dich mit erneut mit der Situation oder Beziehung.
- Wie erlebst du dich in deinem Körper? Tauchen Empfindungen auf? Kannst du wahrnehmen, wo im Körper du eine Reaktion spürst? Gibt es den Impuls zu einer Bewegung? Was möchte dein Körper tun? Kannst du ein Bedürfnis hinter dem Impuls oder der Bewegung erkennen?
- Notiere dir alle Aspekte.
- Beobachte, ob es dir möglich ist, die entstandene Erfahrung einfach anzunehmen, ohne dich mit ihr zu identifizieren oder sie zu werten.

3. Die geistige Ebene

- Verbinde dich ein drittes Mal mit der Situation oder Beziehung.
- Tauchen Gedanken oder Bilder auf? Beeinflusst das Thema den Zustand deines Geistes? Wird er beispielsweise klar oder neblig, optimistisch oder pessimistisch, ruhig oder sprunghaft?
- Notiere dir alle Gedanken, Bilder und Reaktionen, die du wahrnehmen kannst.
- Beobachte, ob es dir möglich ist, die entstandenen Reaktionen anzunehmen, ohne dich mit ihnen zu identifizieren oder sie zu werten.

Versuche, alle Wahrnehmungen, Gedanken und Gefühle, die während der Übung auftauchen, einfach da sein zu lassen. Wie der indische spirituelle Lehrer Nisargadatta Maharaj sagt: »Durch die uneingeschränkte Akzeptanz von Allem, was möglicherweise auftaucht und somit ganz einfach vorhanden ist, bestärken Sie alles Tieferliegende, an die Oberfläche zu kommen und dadurch Ihr Leben und das Bewusstsein mit seinen eingeschlossenen Energien zu bereichern« (Maharaj 2003).

Solange wir Selbstanteile vor uns verbergen, sie verurteilen oder auf andere Weise abwehren, blockieren wir Wachstumsprozesse in uns. Wir müssen uns selbst vollständig annehmen, um uns entwickeln zu können. Daher gehört in der yogapsychologischen Arbeit mit Klient*innen, egal ob in der Einzel-, Paar- oder Gruppenarbeit, dieser zutiefst annehmende Blick zu unserer Grundhaltung.

Vom Yogasutra zur Psychopathologie: Eine yogapsychologische Brücke

Das Yogasutra, eine Sammlung von knapp 200 Versen, die dem Gelehrten Patanjali zugeschrieben werden, ist ein wichtiger Quellentext der integrativen Yogapsychologie. Sutra bedeutet »Faden«, und so verbinden sich auch die einzelnen Texte wie aufgereihte Perlen zu einer kostbaren Kette. Obwohl Entstehungszeit und Autor nicht letztgültig gesichert sind, wird die die Entstehung des Yogasutra auf die Zeit zwischen 200 v. und 400 n Chr. datiert.

In der Zusammenstellung des Yogasutra verbanden sich unterschiedliche geistig-spirituelle Strömungen. Hervorzuheben ist das schon erwähnte Sankhya, das als eine philosophische Grundlage diente. Aber auch der zu dieser Zeit in Indien äußerst populäre Buddhismus ist in diesem Zusammenhang zu nennen. Die Verbindung ist in beeindruckender Weise praxisorientiert und psychologisch relevant.

In welcher Beziehung stehen die oben vorgestellten Entwicklungsfelder zum Yoga? Rufen wir uns den folgenden Satz von Patanjali in Erinnerung:

> *»Yoga ist der Zustand, in dem die Bewegungen des* ***citta*** *(des meinenden Selbst) in eine dynamische Stille übergehen« (Sriram 2006).*
>
> YOGASUTRA 1.2

Auch wenn *Citta* häufig ausschließlich mit Geist übersetzt wird, gehe ich im Folgenden davon aus, dass damit unsere gesamte Psyche gemeint ist: unser Denken *und* Fühlen. Hierdurch erhält das Yogasutra psychologische Tiefe.

Kurz darauf schreibt Patanjali:

> *»In anderen Situationen beeinflussen die Bewegungen des* ***citta*** *(des meinenden Selbst) die Erscheinungsformen des* ***draṣṭṛ*** *(des sehenden Selbst)« (Sriram 2006).*
>
> YOGASUTRA 1.4

Drashta steht für den Zeugen und Beobachter, unsere Achtsamkeit sowie das Gewahrsein. Gemeint ist Folgendes: Wenn die Psyche aus der Balance gerät, beginnt ihr einseitiger Zustand unsere Wahrnehmung zu beeinflussen. Starke Gefühle und starre Glaubenssätze wirken wie Filter vor unserem geistigen Auge. Sind wir niedergeschlagen, wird uns eine schöne Wiese einsam und verlassen erscheinen. Wenn wir uns ängstlich fühlen, lauern in ihrem Gras schmerzhafte Dornen, Insekten und andere Gefahren.

Die Praxis des Yoga führt unserer Psyche in ihre dynamische Balance. Dann können wir die Wiese wieder als das erkennen, was sie ist: ein lebendiges, vielseitiges und einzigartiges Biotop. In der Klarheit des Zeugen verbinden sich der Beobachter und das Beobachtete zu einer Einheit. Jiddu Krishnamurti schreibt: »Wenn es nur noch die Beobachtung der Tatsache gibt, dann wird sich die Tatsache radikal verändern« (Krishnamurti 2001). Wir erkennen: Wir sind ein Teil der Wiese. Wir sind die Natur. Wir sind das Leben.

»Durch ***abhyāsa*** *(beharrliches Üben) und* ***vairāgya*** *(Gleichmut) kann die dynamische Stille des* ***citta*** *(…) erreicht werden« (Sriram 2006).*

YOGASUTRA 1.12

Im folgenden Abschnitt möchte ich die Bedeutung der drei Qualitäten und ihrer Entwicklungsfelder am Beispiel von Depression und Angststörung veranschaulichen.

Depression

Blockademechanismen und blockierte Qualitäten

BLOCKADEMECHANISMUS: WERTUNG – BLOCKIERTE QUALITÄT: ACHTSAMKEIT

Psychologische Modelle beschreiben negative Schemata und Überzeugungen als Hauptursache für die Entstehung und Aufrechterhaltung von Depression (Beck 1999). Im Yogasutra heißt es:

> *»Verblendung führt zu verkehrtem Wissen; der Gegenstand der Betrachtung wird anders verstanden, als er ist«* (Sriram 2006).
>
> YOGASUTRA 1.8

Durch bestimmte Denk- und Verarbeitungsmuster kommt es also zu einer Verzerrung der Realität. Becks Modell der Depression beschreibt verschiedene sog. »Denkfehler«, die zu einer negativen Einstellung führen. Das Yogasutra nennt in diesem Zusammenhang den Begriff *Viparyaya*, der falsche Wahrnehmung oder Verblendung bezeichnet. Die meisten aus *Viparyaya* hervorgehenden Denkfehler beruhen auf einer starken Bewertung der Realität. Die Form der Bewertung beeinflusst die Wahrnehmung und damit indirekt die Handlungsimpulse.

BLOCKADEMECHANISMUS: IDENTIFIKATION – BLOCKIERTE QUALITÄT: SELBSTANNAHME

Wenn wir uns mit den negativen Inhalten unserer Gedanken unbewusst oder starr identifizieren *(Samyoga),* betrachten wir sie nicht länger als eine Möglichkeit. Stattdessen werden sie für uns zu objektiver Realität.

> *»Die Ursache des Leidens ist* ***saṃyoga****, die Anbindung des sehenden Selbst an das Objekt, das gesehen wird« (Sriram 2006).*
>
> YOGASUTRA 2.17

So erlebt sich ein depressiv gestimmter Mensch oft als unterlegen und fehlerhaft, kritisiert fortwährend die eigenen Leistungen, wertet sie ab und verkennt vorhandene Fähigkeiten. »Die Tatsache, dass wir diese schädlichen, verzerrten Gedanken in Bezug auf uns selbst oft als unanfechtbare Wahrheit ansehen, zementiert die Verbindung zwischen gedrückten Gefühlen und selbstkritischen Gedankengängen (...)« (Williams et al. 2009).

Hier geht es um die Identifikation mit unserem falschen Selbst, denn der Depressive hat nicht genug Vertrauen in seinen natürlichen Ausdruck. Stärker noch: Er hat Angst vor den eigenen Gedanken, Gefühlen und Impulsen. Alexander Lowen schreibt: »Die Unterdrückung des Gefühls schafft eine Prädisposition für die Depression, da sie das Individuum daran hindert, sich auf seine Gefühle als Leitlinie seines Handelns zu verlassen« (Lowen 1979). Im weiteren Krankheitsverlauf kommt es stattdessen zu einer Identifikation mit den belastenden Gefühlen der Depression selbst. Dies zieht erneut negative Bewertungen nach sich, die von der erlebten Realität scheinbar bestätigt werden.

Damit schließt und stabilisiert sich der depressive Kreislauf. Die Abwehr von gesunden Gefühlen und Impulsen verhindert sowohl ein Ausbrechen aus dem Kreis verzerrter Wahrnehmungen als auch das Aufgeben der Identifikation mit den niederdrückenden Folgen negativer Bewertungen.

BLOCKADEMECHANISMUS: STARRE – BLOCKIERTE QUALITÄT: PULSATION

Wenn Kinder keinen anderen Weg finden, als sich den Erwartungen der Eltern zu unterwerfen, können große seelische Konflikte entstehen. Die Psychologin und Psychotherapeutin Verena Kast beschreibt Depression in diesem Sinne als das Ende einer langen Anpassungsphase (Kast 2009). Unbewusst möchte sich das Kind gegen die Eltern abgrenzen, erlebt sich hierfür aber in einem zu großen Abhängigkeitsverhältnis. »Der Depressive ist durch unbewusste Schranken von ›du sollst‹ und ›du sollst nicht‹ eingesperrt, die ihn isolieren, die ihn eingrenzen und schließlich seinen Geist überwältigen« (Lowen 1979).

Das zunächst gegen die Eltern gerichtete Gefühl der Aggression wird dadurch zu einem verfolgenden Objekt, das als bedrohlich erlebt wird. Weil das Kind die entstandene Aggression nicht nach außen wenden kann, richtet es sie schließlich gegen sich selbst. So wird Depression in der Psychoanalyse auch als eine Form der Autoaggression betrachtet. In dieser Dynamik gefangen, kann sich ein Mensch bis ins Erwachsenenalter als hilf-, macht- und kraftlos erleben, unfähig, die eigenen Bedürfnisse der Welt gegenüber zu vertreten. »Die Unfähigkeit zu reagieren unterscheidet den Zustand der Depression von allen anderen Gemütszuständen« (Lowen 1979).

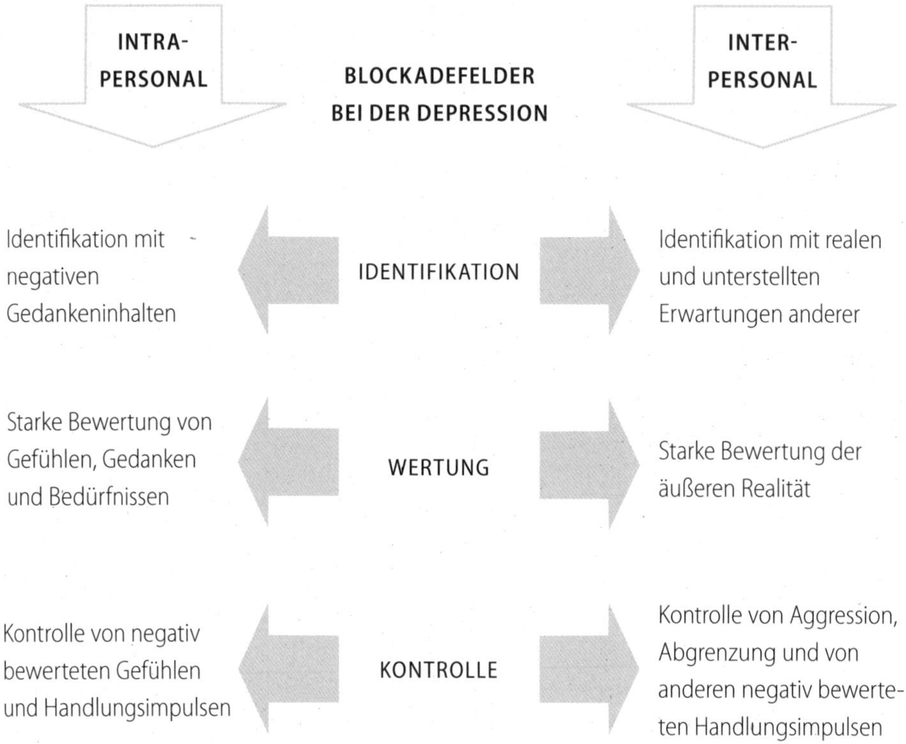

ABBILDUNG 6: Blockierte Felder bei der Depression

Die Überwindung der Blockaden

KARUNA: MITGEFÜHL ENTWICKELN UND DESIDENTIFIKATION ERREICHEN

Mark Williams, Zindel Segal und John Teasdale haben an der Bangor University in Wales das Center for Mindfulness Research and Practice gegründet und das MBCT-Programm (Mindfulness Based Cognivitiv Therapy) entwickelt. Studien belegen diesem Verfahren eine gute Wirksamkeit in der Rückfallprävention von Depression.

In MBCT-Gruppen lernen die Teilnehmer*innen, sich durch die wiederholte Übung in Achtsamkeit und Mitgefühl nicht länger mit den eigenen dysfunktionalen Gefühlen und Gedanken zu identifizieren. Auf diese Weise können sie sich zunehmend von limitierenden Denkschemata und Glaubenssätzen befreien.

Um es zu ermöglichen, unterdrückte Gefühle zu erforschen, ist eine gefestigte, vertrauensvolle Beziehung zwischen Klient*innen und Begleiter*innen notwendig: »Wem es an Vertrauen fehlt, der hat all seine Gemütsbewegungen unterdrückt. An ihre Stelle hat er eine Reihe von Ansichten oder Illusionen gesetzt, die sein Verhalten lenken und steuern« (Lowen 1979). Der Klient kann nur auf Grundlage des Vertrauens in die Therapeuten-Klienten-Beziehung lernen, sich zu öffnen: »Die therapeutische Aufgabe besteht darin, dem Patienten zu helfen, seinen Weg zu Selbstliebe und zur Selbstannahme zu finden und ein Vertrauen zu sich selbst zu entwickeln, dass er an die Stelle dessen setzen kann, was er von seinen Eltern nicht bekommen hat« (Lowen 1979).

Wenn uns Patanjali im Yogasutra den folgenden Hinweis gibt, ist es nur naheliegend, dass wir uns auch selbst die genannte, heilsame Haltung entgegenbringen:

*»**Citta,** unsere Psyche, wird allmählich klar, wenn wir aus innerer Überzeugung [uns] jeweils freundlich, mitfühlend, begeisterungsfähig und verzeihend gegenüber Menschen verhalten, die sich in Situationen des Glücks, des Unglücks, des Lobenswerten oder des Ächtenswerten befinden« (Sriram 2006).*

YOGASUTRA 1.33

Wir werden die besondere Bedeutung dieses Verses für die integrative Yogapsychologie später noch ausführlicher betrachten.

Erst in einer Beziehung, die von Annahme und Verständnis geprägt ist, können Klient*innen lernen, sich von der Identifikation mit Symptomen und Glaubenssätzen zu befreien. Die Aufgabe des Begleitens, sei es in Coaching oder Therapie, ist es, diesen heilsamen Raum zu gestalten.

DRASHTA: ACHTSAMKEIT IM UMGANG MIT DEN EIGENEN GEFÜHLEN ENTWICKELN

Wenn im Laufe der therapeutischen Arbeit die Wahrnehmung des/der Klient*in freier von seinen/ihren Wertungsmustern und Identifikationen wird, entsteht allmählich die Fähigkeit zu annehmendem Gewahrsein. »Die Qualität von Achtsamkeit ist nicht ein neutrales oder leeres Anwesend-Sein. Wahre Achtsamkeit ist durchtränkt von Wärme, Mitgefühl und Interesse. Im Lichte dieser hingebungsvollen Aufmerksamkeit entdecken wir, dass es nicht möglich ist, etwas oder jemanden, das oder den wir wahrhaftig verstehen, zu hassen oder zu fürchten. Das Wesen der Achtsamkeit ist Hingabe: Wo Interesse ist, da folgt eine natürliche, ungezwungene Aufmerksamkeit« (Feldman/Kornfield 2004). Das gilt für den Blick auf die Welt wie auch für den Blick auf uns selbst.

Eine im Vertrauen pulsierende Achtsamkeit trägt in sich die Kraft, das Geschaute anzunehmen. Bei einer Depression werden das in erster Linie unterdrückte Gefühle sein. Doch das bedeutet nicht, dass der/die Klient*in sich nun über die neu entdeckten Emotionen definieren sollte.

> *»Der* ***draṣṭṛ*** *sieht ausschließlich, er ist standhaft und ohne jegliche Veränderung, kann aber nur aufgrund der über das* ***citta*** *(des meinenden Selbst) vermittelten Eindrücke sehen« (Sriram 2006).*
>
> YOGASUTRA 2.20

Stattdessen geht es darum zu lernen, die eigenen Gefühle und Bedürfnisse fühlend zu erkennen, um sie von externen Erwartungen zu unterscheiden. Wir müssen lernen »(…) wieder in Kontakt mit unseren Gefühlen zu kommen – mit denen, die wir mögen, mit denen, die wir nicht mögen, und mit denen, von denen wir nicht wissen, dass wir sie haben« (Williams et al. 2009).

DIE BEDEUTUNG DES KÖRPERS: LERNEN, SICH DER PULSATION HINZUGEBEN

Zu diesem Kontakt gehört selbstverständlich auch die heilsame Erfahrung des Körpers. Was wir geistig und emotional unterdrücken, müssen wir im Körper kontrollieren. Denn jeder Gedanke, jedes Gefühl wird immer von einem körperlichen Impuls, einem Ausdruck begleitet. So beobachtete Alexander Lowen in seiner Arbeit mit depressiven Menschen: »Wenn jemand mit seinem Körper in Fühlung kommt, eröffnet sich ihm eine neue Art, sich selbst zu verstehen, die sich allmählich in Selbstannahme verwandelt« (Lowen 1979).

Die Beziehung zwischen Klient*in und Begleiter*in findet in der Körperarbeit einen wichtigen Ausdruck. Während Klient*innen bisher in Konzepten, Konstrukten und kognitiven Verzerrungen gelebt haben, erleben sie nun Erdung und Realität, und nirgendwo ist die Realität unmittelbarer zu erfahren als auf der Ebene des Körpers. Voraussetzung dafür sind ein gewachsenes Vertrauen und der achtsame Respekt vor Grenzen. Dann kann der/die Klient*in auf der muskulären Ebene die Mechanismen der Kontrolle entdecken und lernen, sich wieder spontanen Impulsen zu überlassen.

Lowen geht dabei weiter, als es gegenwärtig in der Praxis von Psychotherapie und Coaching üblich ist: »Jeder Patient braucht es, dass man ihn berührt, und das gilt besonders für den depressiven Patienten. Indem man ihn berührt, ruft man seine Gefühle wach. Dadurch, dass man mit ihm in Fühlung ist, drückt man sein Mitgefühl und Verständnis aus, und indem man ihn physisch mit Wärme und Gefühl berührt, lässt man ihn seine eigene Liebe spüren« (Lowen 1979).

ANNEHMENDES GEWAHRSEIN: DAS SELBST

Es ist es notwendig, dass sich Körper, Gefühle und Gedanken in der achtsamen Annahme des Mitgefühls verbinden. Denn aus der Mitte dieser drei entspringt jenes Leben, das der Depressive bisher so schwer zulassen konnte. »Dann stellen wir fest, dass wir gut für uns sorgen können, indem wir einfach alles, was wir gerade empfinden, in unserem Gewahrsein annehmen und bejahen – in einem Gewahrsein, das von Qualitäten wie Güte, einer sanften Aufgeschlossenheit und Interesse an allem durchdrungen ist, was sich in uns selbst zeigt, was immer es auch ist« (Williams et al. 2009).

Diese Art von Gewahrsein beschreibt den Begriff des Selbst, wie ich ihn verwende: Das Selbst sorgt für sich selbst, wenn wir nur bereit sind, uns dem, was innerhalb und außerhalb von uns geschieht, achtsam und mitfühlend hinzugeben. »Wir müssen auf unsere inneren Forderungen und Beweggründe hören und sie erkennen. Wir müssen berührt sein und uns hingezogen fühlen, für das, was uns wichtig ist zu sorgen« (Samy 2005).

Es ist die Verbindung all der voneinander getrennten Impulse, die aus der Depression zurück in das Leben und Erleben führt. Dabei sind es Mitgefühl, Achtsamkeit und die wiedergewonnene Pulsation des Körpers, die dazu befähigen, diesen Weg zu gehen.

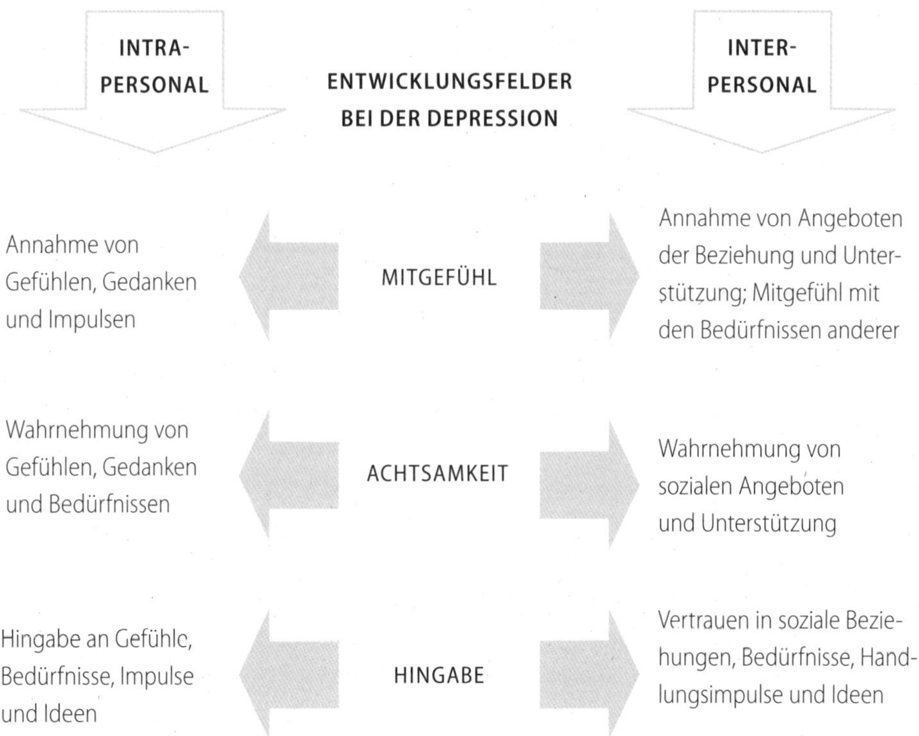

ABBILDUNG 7: Entwicklungsfelder bei Depression

Wie dieses Beispiel zeigte, sind die Blockadefelder und damit Wertung, Identifikation und Kontrolle maßgeblich an Entstehung und Aufrechterhaltung von Störungen wie der Depression beteiligt. Durch mangelndes Mitgefühl, unangemessene Wertung und Kontrolle wird die gesunde Entwicklung aller grundlegenden Bereiche des menschlichen Seins behindert.

Der Körper mit seinen Bedürfnissen und Impulsen ist davon ebenso betroffen wie das Feld der Emotionen und des Geists. Um einen Mangel an Mitgefühl, Achtsamkeit und Hingabe zu kompensieren, entwickelt das Kind, entsprechend seinem Alter und seiner Kompetenz, unterschiedliche Strategien. Wie wir gesehen haben, kann Depression ein Ausdruck oder eine Folge einer solchen Strategie sein.

Wenn wir aber lernen, wieder wahrzunehmen, ohne zu werten, anzunehmen, ohne anzuhaften, und uns dem Leben hingeben, weil wir in seine Lebendigkeit vertrauen, werden sich Achtsamkeit, Mitgefühl und Pulsation entfalten.

Ängste

Neben der Depression sind verschiedene Formen von Angst die am weitest verbreiteten psychischen Störungen. Angst hat viele unterschiedliche Erscheinungsformen, sie kann einzelne Objekte, Lebensbereiche oder den gesamten Alltag betreffen.

Um den Dreiklang der Qualitäten Achtsamkeit, Mitgefühl und Pulsation vertiefen zu können, gehe ich im Folgenden auf ein verbindendes Element aller Angststörungen ein. Das hilft uns, eine ganzheitliche Perspektive einzunehmen, die die Bedeutung der drei essenziellen Qualitäten verdeutlicht.

Blockademechanismen und blockierte Qualitäten

BLOCKADEMECHANISMUS: WERTUNG – BLOCKIERTE QUALITÄT: ACHTSAMKEIT

»Es gibt viele verschiedene Formen der Angst, aber es gibt auch etwas, das sich wie ein roter Faden durch alle Störungen der Angst zieht: Personen mögen nicht, was sie denken oder fühlen. In der Folge stürzen sie sich in Verhalten, das ihre Angst einflößenden Gedanken und Gefühle vermeiden soll« (Eifert/Forsyth 2009). Da wir uns mit der Angst beschäftigen, liegt es nahe, mit den Emotionen zu beginnen.

Gefühle sind eine zentrale Grundlage unserer Verhaltens- und Reaktionsmuster. Aber wie wir anhand der Depression sehen konnten, ist dieses System anfällig für Verzerrungen durch kognitive Interpretationen, Wertungen und Kontrollmechanismen. Auch bei der Angststörung führen kognitive Schemata zu einer verzerrten Wahrnehmung und Bewertung der äußeren und inneren Welt. Das führt dazu, dass Erleben, Situationen, Menschen oder Gegenständen ein unangemessenes Gefahrenpotenzial unterstellt wird. Die Welt liegt dann unter dem Mantel von *Maya*, der Täuschung; die eigentliche Realität wird nicht mehr erkannt.

BLOCKADEMECHANISMUS: IDENTIFIKATION – BLOCKIERTE QUALITÄT: SELBSTANNAHME

Wenn wir uns mit einem Gefühl identifizieren, um es anschließend zu vermeiden, richtet sich diese Vermeidung gegen den Ausdruck des eigenen Selbst. »Manchmal fühlt sich das Ich-mich-mein so bedroht, dass eine überwältigende Panik alles zu sein scheint, was noch vorhanden ist. Die Vernichtung des Selbst, die Auslöschung von Ich-mich-mein, ist die zwanghafte Besorgnis des Moments« (Brantley 2006).

Patanjali verwendet im Yogasutra den Begriff *Abhinivesha* für diese elementare Angst:

> *»**Abhiniveśa** (die unbegründete Angst) kommt von selbst,*
> *ohne dass ein äußeres Objekt zum Anstoß nötig wäre,*
> *und bewegt sogar weise und erwachte Menschen« (Sriram 2006).*
>
> YOGASUTRA 2.9

Die daraus resultierenden Vermeidungsimpulse sind Ausdruck eines ausgeprägten Vertrauensverlustes, sowohl in das eigene Selbst als auch und gegenüber der Welt. Dabei wird die innere und äußere Welt in bedrohliche und nicht bedrohliche Anteile aufgespalten. Anschließend wird versucht, die als gefährlich gewerteten Anteile zu kontrollieren. Diese Kontrollversuche verhärten die Identität und machen sie zunehmend rigide. Ein Teufelskreis beginnt: Einer rigiden Identität wird die lebendige Welt immer fremd und unberechenbar erscheinen, was wiederum das Bedürfnis nach Kontrolle und Sicherheit verstärkt.

BLOCKADEMECHANISMUS: STARRE – BLOCKIERTE QUALITÄT: PULSATION

Willi Butollo führt Angst unter anderem auf Blockaden von Gefühlen, Erfahrungszuständen, Bedürfnissen, Körperwahrnehmungen und Gedanken durch Tabuisierungen in der Entwicklung eines Menschen zurück (Butollo 2003). Das bedeutet, dass die betreffende Person erleben musste, wie der Ausdruck ihres Selbst in der Welt nicht willkommen war. Stattdessen wurde er bewertet und abgelehnt.

Aus der schmerzhaften Zurückweisung von Bedürfnissen, Gedanken und Gefühlen geht der Wunsch hervor, ihr Erscheinen vorherzusagen oder zu kontrollieren. Aus der Undurchführbarkeit dieses Bestrebens ergeben sich dann neue negative Gefühle, ausgeprägte Sorgen und eine übertriebene Wachsamkeit gegenüber den angstauslösenden Faktoren. Man vermutet, dass die generalisierte Angststörung vor allem durch diesen Kreislauf aufrechterhalten wird.

Diese Kontrolle können wir auch auf der Ebene des Körpers beobachten. Zunächst aktiviert die Angst unsere Handlungsbereitschaft. Anschließend unterdrücken wir die entstandenen Handlungsimpulse, weil wir ihre negativen Folgen fürchten. Zentrale körperliche Angstsymptome wie Herzklopfen, ein Anstieg des Blutdrucks und schnelle Atmung werden damit nicht in Aktivität umgesetzt. Stattdessen richtet sich die Energie gegen das eigene Selbst.

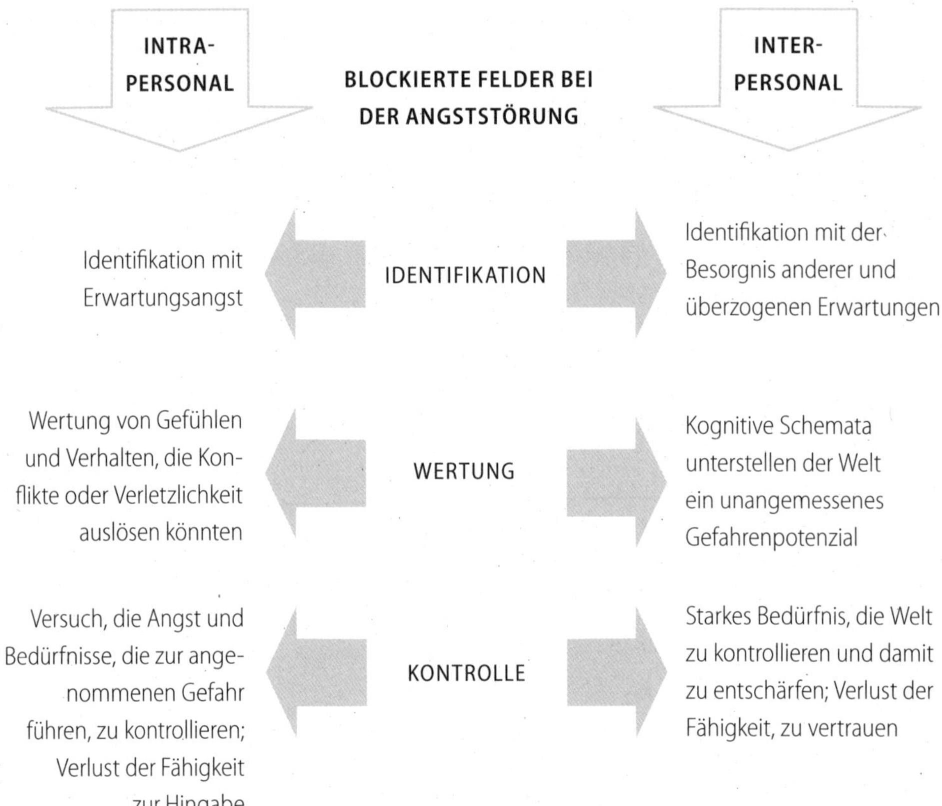

ABBILDUNG 8: Blockierte Felder bei der Angststörung

Die Überwindung der Blockaden

KARUNA: MITGEFÜHL ENTWICKELN UND DESIDENTIFIKATION ERREICHEN

Akzeptanz verbindet aus Sicht der Akzeptanz-Commitment-Therapie (ACT), ein jüngerer Ansatz der kognitiven Verhaltenstherapie, Gegenwartsorientierung mit den Qualitäten Mitgefühl *(Karuna),* Güte *(Maitri),* Offenheit *(Upeksha)* und Bereitwilligkeit *(Mudita)* (Eifert/Forsyth 2009).

Diese Eigenschaften sind in der Begleitung von Menschen mit einer Angststörung von größter Bedeutung. Denn die Schwierigkeiten der Betroffenen, sich im Kontakt mit anderen Menschen angemessen wahrzunehmen, kann auch in der Beziehung zwischen Klient*in und Begleiter*in zur Entstehung von Verunsicherung und Angst führen. So braucht es bei der Begleitung ein hohes Maß an Einfühlungsvermögen, Verständnis, Mitgefühl und Unvoreingenommenheit. Noch mehr als in jeder Alltagsbeziehung wird hier authentisches Mitgefühl zum Prüfstein nachhaltigen, unterstützenden Kontakts. Nicht zuletzt deshalb, weil fast immer in der Vergangenheit bestimmte Beziehungserfahrungen das Vertrauen des/der Klient*in verletzt oder missbraucht haben. Das Erleben einzelner Gefühle ist für ihn/sie unerträglich geworden.

In der Begleitung muss daher ein Beziehungsraum zur Verfügung gestellt werden, der es dem/der Klient*in ermöglicht, sich auch jenen Gefühlen hinzugeben, die er/sie über sehr lange Zeit gemieden hat. »Es ist (vorübergehend) notwendig, auch sehr unangenehme Gefühle wie Einsamkeit, Ohnmacht, Versagen, innere Leere ertragen zu können, um aus diesen Gefühlen heraus, gleichsam im Hier und Jetzt der lebendigen Erfahrung, neue Ausdrucksmittel zu entwickeln« (Butollo 2003).

Um diesen schwierigen Prozess zu unterstützen, entwickelte Jeffrey Brantley, der auch mit der MBSR-Methode arbeitet, eine Haltung von Achtsamkeit und Meditation für den Umgang mit Angst. »Es ist ein wichtiger Teil Ihrer inneren Reise, in der Meditation zu lernen, voller

Mitgefühl sich selbst gegenüber präsent zu bleiben, während Sie den Schmerz von Angst, Furcht und Panik ertragen. Wenn Sie durch Meditation lernen, angesichts von Schmerz und Furcht weich und offenen Herzens zu bleiben, werden Sie auch erfahren, was es bedeutet, nicht von ihnen beherrscht zu werden« (Brantley 2006).

Doch Akzeptanz kann nicht einfach gelehrt oder vorgetäuscht werden. »In solchen Fällen ist es sehr wahrscheinlich, dass bei Ihnen und Ihren Klienten im Verlauf der Therapie Nicht-Akzeptanz in subtiler Form auftreten wird« (Eifert/Forsyth 2009). Nicht-Akzeptanz als eine Form der Abwehr verstärkt wiederum den Angstkreislauf und behindert eine konstruktive Entwicklung. Der/die Klient*in muss ausreichend Vertrauen und Sicherheit erleben, um Gefühle, Bedürfnisse und Gedanken, die er/sie als fremd empfindet, anzunehmen und zugleich die Funktion negativer Erwartungsgefühle zu erkennen.

Das sind wichtige Voraussetzungen, um die Mechanismen der Identifikation aufzudecken: »(…) durch das Durchbrechen der Identifikation mit den furchterregenden Gedanken unterstützt die Achtsamkeit die natürliche Fähigkeit der höheren kortikalen Zentren, die Situation im richtigen Zusammenhang zu sehen und richtig zu interpretieren« (Brantley 2006).

DRASHTA: ACHTSAMKEIT IM UMGANG MIT DEN EIGENEN GEFÜHLEN ENTWICKELN

Auch in der ACT geht es um »(…) Einüben von achtsamer Akzeptanz und Bereitschaft zum Durchleben unerwünschter Körperwahrnehmungen, Gedanken und Gefühle während Angst und sonstiger emotionaler Zustände. (…) Die Akzeptanz- und Achtsamkeitshaltung der ACT kann als ein Weg verstanden werden, die Verschmelzung von Ereignissen oder

Erfahrungen mit der Bewertung solcher Erfahrungen zu entschmelzen, zu lockern oder zu entwirren« (Eifert/Forsyth 2009). Je besser wir die Angst und ihre Symptome kennenlernen und verstehen, umso leichter wird es, gleichzeitig die gesunde Angst anzunehmen und wieder als Teil von uns zu erleben.

Aus der Perspektive der Yogapsychologie geht es also darum, die Erregungsmuster unserer Psyche *(Cittavrittis)* zu erkunden und zu verstehen. Die Praxis hat zum Ziel, dass der/die Übende bzw. der/die Klient*in erkennt, wann und wie er/sie die Realität verzerrt und sie nur einseitig oder falsch wahrnimmt.

DIE BEDEUTUNG DES KÖRPERS: LERNEN, SICH DER PULSATION HINZUGEBEN

Da die Kontrollmechanismen der Angst die Hingabe an Gefühle beeinträchtigen, haben sich bei der Behandlung von Angststörungen naheliegender Weise auch Entspannungsmethoden bewährt. »Personen mit Panikstörungen reagieren auf ihre eigenen intensiven und gutartigen Erregungsempfindungen (zum Beispiel Empfindungen des Herzschlags, Schwitzen), indem sie dagegen ankämpfen und sich ihnen wiedersetzen, als ob sie bedrohlich oder gefährlich wären und unter keinen Umständen auftreten dürften« (Eifert/Forsyth 2009).

Entspannungsmethoden können dabei unterstützend wirken, somatische Kontroll- und Angstreaktionen, die durch Bewertungen und Identifikationen entstanden sind, zu identifizieren und sie allmählich aufzugeben. Hier bietet das Yoga ein breites Anwendungsspektrum. Durch das Erleben des essenziellen Gehaltenseins, das wir erfahren, wenn wir uns der Entspannung und natürlichen Pulsation überlassen, entsteht neues Vertrauen in das Leben.

ANNEHMENDES GEWAHRSEIN: DAS SELBST

Ein derartiges entspanntes Vertrauen bedeutet gleichwohl nicht, passiv zu bleiben. Im Gegenteil: Es ist die notwendige Voraussetzung, um die eigenen Bedürfnisse in der Welt zu vertreten. Diese Aktivität, das Handeln und Behaupten ist Ausdruck gelebter Selbst-Annahme und die Rückkehr in ein integriertes, verbundenes Leben.

Wie jedes Leiden hebt auch die Angst die Wunden unserer Fragmentierung hervor. Sie konfrontiert uns mit Identifikationen, Wertungen und Kontrollen, die wir lernen müssen aufzugeben, damit sich unser Ich dem Selbst anvertrauen kann. Auf diese Weise betrachtet, ist Angst nicht länger etwas, was uns behindert: Sie ist das Tor, das wir durchschreiten müssen, wenn wir über uns selbst hinausgelangen wollen.

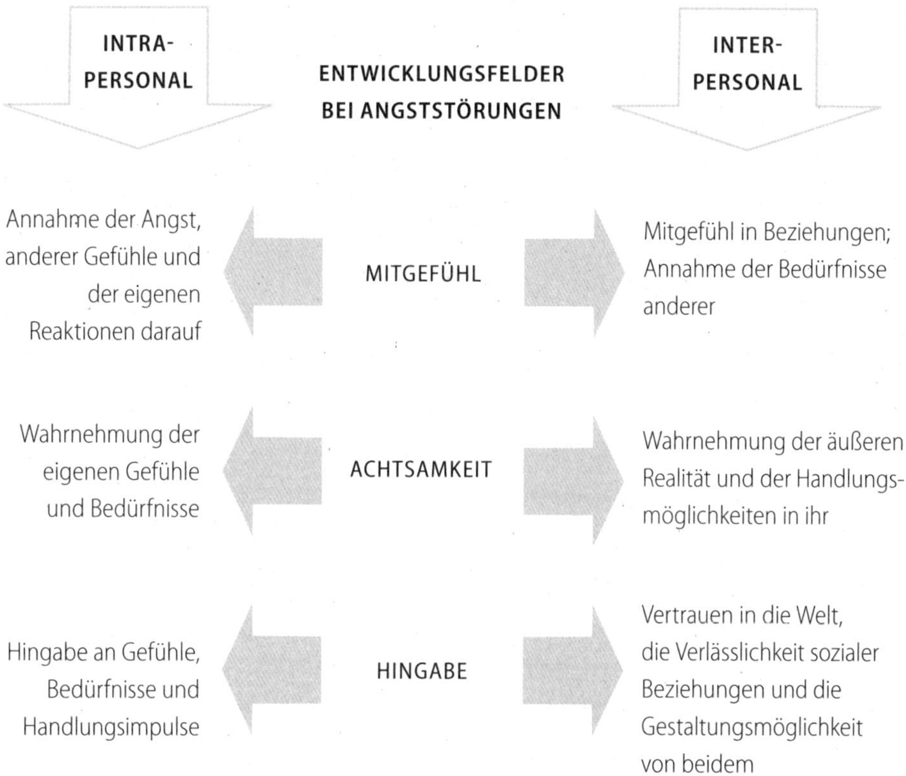

Abbildung 9: Entwicklungsfelder bei Angststörung

TEIL II

Integrative Yogapsychologie: Das Absolute und das Konkrete

What You Gonna Say to the Real Me?

1976 in West-Berlin änderte sich mein Leben tief und nachhaltig.

Als Kind wohnte ich mit meiner Familie am Rand von West-Berlin, Frontstadt des Kalten Krieges. Von meinem Fensterplatz in der Grundschule konnte ich weit über den Mauerstreifen blicken, wo die bewaffneten Soldaten der Nationalen Volksarmee patrouillierten. Die weltpolitische Lage war drückend. Der deutsche Herbst war am Heraufziehen. Ulrike Meinhof nahm sich in Stammheim das Leben und wurde auf einem Friedhof in Berlin, unweit unseres Hauses, beerdigt.

Mein Vater arbeitete als Regisseur beim Film, während meine Mutter bei meinem Bruder und mir zu Hause blieb. Damals war die Rolle der Hausfrau noch üblich und angesehen. Nach dem Tod meines Großvaters wohnte auch meine Großmutter bei uns. Die Zimmer des alten Hauses waren großzügig dimensioniert und die stets geöffneten Türen eine ernst gemeinte Einladung, der gerne gefolgt wurde. In meiner Erinnerung sind diese Räume erfüllt von den Stimmen spielender Kinder aus der Nachbarschaft, laut und ausgelassen. Am Wochenende fuhren wir an den Wannsee zum Baden oder gingen am Kudamm ins Kino, um *Bugsy Malone* zu sehen. Das Leben erschien mir geborgen und sorglos.

Ich erinnere mich an keinen konkreten Auslöser. Von einem Tag zum nächsten war es da. Nicht theoretisch, sondern ganz nah, real und unmissverständlich: »Ich werde sterben! Meine Eltern werden sterben! Alles vergeht!« Meine Angst war übermächtig und drängte alles andere in den Hintergrund. Mit neun Jahren hatte ich keine Ressourcen, um diese Erfahrung zu regulieren. Nächtelang lag ich weinend wach. Ich fühlte mich ohnmächtig und ausgeliefert. Auch meine Eltern waren hilflos. Alle Versuche, mich zu beruhigen, blieben erfolglos.

Der Blick hinter den Schleier der oft banalen, aber auch sicheren Alltagsoberfläche machte mich untröstlich. In der Katha-Upanischad, einem Kapitel der indischen Upanischaden, bittet der junge Nachiketa den Tod selbst, Yama, ihn als Schüler zu akzeptieren. Nach einer Prüfung hält Yama ihn für geeignet, und es folgt ein zentraler Dialog der vedischen Literatur. Doch ich war nicht Nachiketa!

Es war die Zeit, in der David Bowie im Château d'Hérouville nahe Paris die erste Hälfte seines Albums *Low* einspielte. Der Musikjournalist Simon Reynolds schrieb später, *Low* klinge wie »eine implodierende Aggression«. Bowie war am Ende und verbarg es nicht, sondern drückte es kreativ und stimmungsvoll aus. Erfüllt von verschiedensten Ängsten, wiederkehrenden psychotischen Episoden und körperlich völlig ausgezehrt, begab er sich nach West-Berlin. An seiner Seite Iggy Pop, dem es nicht besser ging.

Mit all seinen künstlerischen Häutungen war Bowie das eigene Selbst abhandengekommen. Unter der letzten Schicht schien nichts mehr zu kommen. »Ich hatte Angst um mein Leben«, wird er später über diese Zeit sagen. In Berlin wollte er sich nicht mehr neu erfinden, sondern finden. »Under the cool, under the cool and under the ball. What you gonna say to the real me, to the real me«, heißt es in *What in the World*. Die atmosphärische Dichte von *Low* würde mich später noch lange begleiten.

Erschrocken und verstört saß ich in einem dunklen, holzgetäfelten Institut für klinische Psychologie. Es gab Tests und Gespräche, aber weder Befund noch Therapie. Eine gemeinsame Sitzung mit beiden Eltern lehnte mein Vater ab. Der Tod und die Angst blieben bei mir. Sie überforderten und forderten heraus. Mich selbst zu finden, zu verstehen und anzunehmen, würde die Aufgabe der kommenden Jahrzehnte werden. Würde es mir möglich sein, mit Yama an meiner Seite diese abgründige Vernichtungsangst zu überwinden? Viele Jahre war es das nicht, und es galt noch in etliche Abgründe zu schauen.

Bowie wohnte mittlerweile ganz in der Nähe zusammen mit Iggy Pop und der Fotografin Esther Friedmann in der Berliner Hauptstraße 155. Beide Musiker waren in diesen Monaten außerordentlich produktiv. Beinahe zeitgleich mit der Produktion des Albums *Low* nahm Bowie mit James Osterberg, wie Iggy Pop im wahren Leben heißt, *The Idiot* und anschließend *Lust for Life* auf. Titel, Cover und Musik zeigten klar, in welche Richtung es nun ging. Was bei *The Idiot* noch wunderbar cool, abgegrenzt und dunkel gewesen war, wurde auf *Lust for Life* kraftvoll, erdig und lebendig. Der bleiche Iggy bekam ein wenig Farbe!

Das galt auch für Bowie. Direkt nach einer Tour mit Iggy Pop und dem Abschluss der Aufnahmen zu *Lust for Life* machte er sich an die Arbeit für sein Album *Heroes*. Charles Shaar Murray schreibt dazu: »Bei Heroes ging es um den Sieg über einen Geisteszustand« (Jones 2018). *Heroes* war die Aufrichtung aus *Low*. So heißt es im Song *Blackout*: »Get me to the doctor. Get me off the streets. (Get some protection). Get me on my feet. (Get some direction).« Aber wie sollte ich das machen? Wie mich in meinem Selbst aufrichten, auf die Beine kommen, meine Richtung finden?

Bowie verließ die Stadt zwei Jahre später als jemand, der sich gefunden hatte. Seine Zeit der andauernden Verwandlungen war vorbei. Meine Reise nahm eine gegenläufige Bewegung. Ich entwarf und verlor mich in verschiedenen Versionen meines Selbst; versuchte angestrengt, jemand zu sein, der ich nicht war, und vermied denjenigen, der ich war. Ich taumelte zwischen Selbstentwertung und Selbstüberschätzung. Niemals wich dabei die Angst von meiner Seite.

Was ich nicht begriff, war das Naheliegende: die Erkenntnis, wer ich war – und bin. Manche der langen und verschlungenen Wege, das Ausweichen, die Häutungen mögen im Nachhinein wie vertane Zeit wirken. Aber das waren sie nicht. Denn es geht im Leben nicht um den kürzesten Weg, sondern um den ganz eigenen: das Entdecken unseres Wesens, unseres Selbst *(Svabhava).* Und um die Hingabe an dieses Selbst, an seine Bestimmung, seine Bedürfnisse sowie unsere Treue zu ihm: *Svadharma.* Hier beginnt sich die Angst endlich zu verwandeln. Denn das sterbliche Ich verliert auf dem Weg an der Seite des wahren Selbst an Bedeutung.

Kleshas in der Entwicklungspsychologie

Es ist nicht leicht, das enge Ich, den Teil, mit dem wir uns in der Regel identifizieren, vom weiten Selbst zu unterscheiden. Worin besteht seine Aufgabe? Das Ich tritt auf die Bühne, wenn wir uns bedroht fühlen. Wenn etwas in körperlicher oder seelischer Hinsicht zu viel, zu wenig oder falsch ist. Im Ich verdichten wir die eigene Existenz. Aus dieser Kompression behaupten wir unsere Bedürfnisse gegenüber der konkreten Welt.

Das Selbst dagegen wird nicht durch Angst und Mängel generiert. Es ist der Zugang zum Da-Sein. In ihm fühlen wir unser Recht zu sein, ohne es beweisen oder bestätigen zu müssen, verbunden sowohl nach innen als auch nach außen, Selbst-verständlich und Selbst-sicher. Dieser Selbst-Wert geht nicht aus einem Vergleich hervor. Er muss sich nicht erhöhen oder andere erniedrigen. Das Ich wird durchlässig, wenn es mit dem Selbst verbunden wird. Es entsteht eine Öffnung in den transpersonalen Raum des Absoluten, jenseits von Angst.

Yogapsychologie ist die Verbindung zwischen dem Absoluten und dem Konkreten: Yoga befasst sich mit der Verwirklichung des Absoluten, während die Psychologie nach Lösungen von Problemen im Konkreten sucht. In der integrativen Yogapsychologie schafft das eine die Voraussetzung für das andere. Sie versucht, unsere Verstrickungen im Konkreten zu lösen, um uns dem Absoluten anvertrauen zu können.

Im Folgenden möchte ich Patanjalis Modell der *Kleshas* mit der Charakteranalyse nach Wilhelm Reich verbinden, um das eine im anderen sichtbar zu machen. Beginnen wir mit dem Modell der *Kleshas*.

Yoga: Das Absolute

DIE FÜNF *KLESHAS:* DIE TRENNUNG VOM SELBST

Die *Kleshas* stehen im Yogasutra des Patanjali für das, was uns vom Selbst *(Drashta, Atman oder Purusha)* trennt. In fünf einfachen Schritten skizziert Patanjali den Weg aus der Verbundenheit mit dem Ganzen bis zur Angst vor dem Tod:

1. **Avidya (Unwissenheit):** Im Yoga ist das Absolute die Wahrheit und damit die Quelle von Liebe und Freiheit. Der erste *Klesha* beschreibt die Verwechslung des Absoluten und des Konkreten. Er ist der Grund, warum wir in den Dingen Befreiung und Liebe suchen. Den destruktiven Auswirkungen dieses Missverständnis werden wir später nochmals begegnen, wenn es um die Ursachen von sexualisierter Gewalt im Kontext des Yoga geht. *Avidya* ist die grundlegende Ursache, aus der sich die gesamte Dynamik der folgenden *Kleshas* entwickelt.

2. **Asmita (Identifikation, Ich-heit):** Wenn die Wahrnehmung, das Erkennen der ungeteilten Einheit, endet, zerfällt die Welt vor unseren Augen in gegensätzliche Teile. Eben waren wir noch vollkommen und eingebunden, nun sind wir Fragment, getrennt und sterblich. In der Bibel entspricht das der Vertreibung aus dem Garten Eden. Mit dem Kosten der verbotenen Frucht werden wir uns selbst bewusst.

Dualität entsteht – und mit ihr fallen wir aus dem Paradies der Verbundenheit. Mit *Raga* und *Dvesha*, den beiden folgenden *Kleshas*, probieren wir nun verzweifelt Schlüssel um Schlüssel aus, doch keiner von ihnen passt. Die Tür zum Paradies bleibt uns verschlossen.

3. **Raga (blindes Verlangen):** Aus der Perspektive des begrenzten Ichs streben wir nach Gedanken, Gefühlen, Tätigkeiten und Dingen, die unser verlorenes Glück kompensieren sollen.

4. **Dvesha (blinde Abneigung):** Gleichzeitig vermeiden wir Gedanken, Gefühle, Tätigkeiten und Dinge, von denen wir fürchten, dass sie unseren Trennungsschmerz noch verstärken.

5. **Abhinivesha (Angst vor dem Tod):** Wenn wir uns als Teil oder Fragment des Ganzen sehen, leben wir mit dem Wissen um unsere Vergänglichkeit. Denn nur das Ganze ist unsterblich in beständiger Erneuerung, während seine Teile entstehen und vergehen. *Abhinivesha* ist die Angst vor dem Tod. Frei nach Heinrich von Kleist führt von hier kein Weg zurück. Doch das wäre auch regressiv. Der Cherubim, der göttliche Wächter des heiligen Gartens, liegt hinter uns. Nun müssen wir den Weg durch die Welt wagen, um zu sehen, ob das Paradies von der anderen Seite für uns offen steht.

Von Yogalehrer*innen und Schüler*innen werden die *Kleshas* häufig als Hinweise für das konkrete Leben missverstanden. Doch das sind sie nicht. Die Überwindung der *Kleshas* zielt immer auf die Verbindung mit dem Absoluten. In ihrer einfachen Klarheit können wir erkennen, auf welche Weise wir uns in Identifikationen verstricken und damit den Blick auf das Ganze verlieren. Als Orientierung für die Bewältigung von Problemen im Konkreten sind die *Kleshas* jedoch nicht immer geeignet. Hier braucht es auch unser starkes Ich: den Willen etwas zu erreichen, ein Ziel zu entwickeln sowie unsere Fähigkeit zur Abgrenzung.

Interessanterweise lässt sich das Modell der *Kleshas* gut mit dem entwicklungspsychologischen Modell Wilhelm Reichs kombinieren. In dieser yogapsychologischen Verbindung wird deutlich, welchen Einfluss die *Kleshas* auf die Entwicklung unserer Persönlichkeit haben. Wir können nachvollziehen, wie das Ego in der *Klesha*-Dynamik hervortritt, um wichtige Bedürfnisse zu vertreten. Aber auch, wie kritische Situationen dazu führen, dass sich das Ego anschließend nicht mehr entspannt und zurücktritt, sondern als ein bleibender Charakterzug erstarrt.

Wilhelm Reich nennt das, wie bereits erwähnt, den Charakterpanzer. Die Unbeweglichkeit eines solchen Panzers geht immer auf Kosten der Schwingungsfähigkeit unseres Selbst. Meinungen werden dann wichtiger als Verstehen, Sicherheit wichtiger als Beziehung, Status wichtiger als Entwicklung. Das Verständnis dieser Dynamik kann uns helfen zu erkennen, warum uns das Ich nicht immer angemessen in der Welt vertritt, sondern auch narzisstisch, egoistisch oder rigide agiert.

Bevor wir uns gleich der Verbindung des Absoluten und Konkreten zuwenden, möchte ich anhand des Modells der Charakteranalyse die Entstehung des Egos aus Sicht der Reichianischen Psychologie vorstellen.

Psychologie: Das Konkrete

DIE ENTSTEHUNG DER CHARAKTERPANZERUNG

Wilhelm Reich (1897–1957) gilt heute im Westen als Vater der somatischen Psychologie. Mit der Integration des Körpers in die psychotherapeutische Praxis entstand zugleich sein Modell der Charakteranalyse. Reich prägte den Begriff der Charakterpanzerung und definierte diesen als spezifisches Abwehr- bzw. Anpassungsmuster der Psyche. Solche Anpassungen werden notwendig, wenn uns in der Kindheit wichtige Bezugspersonen feindselig, zurückweisend oder unpassend behandelt haben bzw. sie nicht ausreichend zur Verfügung standen.

Die Bedürfnisse eines Kindes sind je nach Alter unterschiedlich. Die passende Versorgung jedes dieser Bedürfnisse ist eine wichtige Etappe bei der Entwicklung eines stabilen Selbst. Wenn die Befriedigung zentraler Bedürfnisse zurückgewiesen wird, entwickeln wir je nach Alter, Kompetenz und Umgebung verschiedene Strategien, um diesen Mangel zu kompensieren. Benötigen wir diese Kompensation über einen längeren Zeitraum, wird sie zu einem Teil unserer manifesten Persönlichkeitsstruktur, die Reich als Charakterpanzer bezeichnet.

Nach welchen Gesetzmäßigkeiten entstehen nun die verschiedenen Typen dieser Panzerung? Stephen M. Johnson, Psychotherapeut und Professor der Psychologie in Oregon, beschreibt eine einfache und zugleich überzeugende Grundstruktur der Charakterentstehung nach Reich (Johnson 1990). Dabei gliedert er die Entwicklung des Abwehr- bzw. Anpassungspanzers in fünf Stufen der Charakterbildung:

Selbst-Bestimmungsphase: Mit der Selbstbestimmungsphase beschreibt Johnson unsere unmittelbaren, spontanen und angemessenen Bedürfnisse: unser Recht auf freien Selbstausdruck und Beziehung sowie darauf, sich trennen zu können und durchsetzen zu dürfen, zu lieben und sexuell aktiv zu sein.

Negative Reaktion der Umwelt: In der zweiten Phase wird der Ausdruck unserer Lebenskraft und unserer Bedürfnisse wiederholt unangemessen zurückgewiesen oder unterdrückt. Bestrafung, Liebesentzug, Desinteresse etc. entkräften und entwerten den Ausdruck unseres Selbst.

Reaktion des Organismus: Wird der Ausdruck unserer Lebenskraft anhaltend verhindert, reagieren wir mit Wut, Trauer, Schmerz, Schrecken, Scham und anderem. Diese Gefühle wie auch ihre Äußerungen sind ein wichtiges Signal an die Umwelt, ihr Verhalten zu überprüfen und anzupassen. Wenn die Umwelt nicht einlenkt und Zurückweisung, Unterdrückung, Ignoranz oder anderes anhalten, lenkt das Kind seine Energie um und richtet sie gegen das eigene Selbst.

Selbstverneinung: Führt ein Selbst-Ausdruck wiederholt zu Schmerz, Frustration und Verlassenheit, werden wir diesen vermeiden. In der Folge drängen wir die Lebenskraft zurück und unterdrücken die eigenen Bedürfnisse. Entsprechende Wünsche nach Nähe und Liebe, nach Unabhängigkeit oder Ablösung werden wir verbergen: vor der Umwelt und schließlich auch vor uns selbst.

Anpassungsprozess: An die Stelle des eigenen, freien Selbst tritt nun ein angepasstes »Ich-Ideal«. Von nun an wird das Kind seine Umwelt genau beobachten, um zu verstehen, welches Verhalten am ehesten zur Befriedigung seiner Bedürfnisse führt. Innerhalb dieses Anpassungsprozesses identifiziert sich das Kind mit diesem »falschen Selbst«.

Yogapsychologie

DIE *KLESHAS* IN DER CHARAKTERBILDUNG

Im Folgenden verbinde ich das Modell der *Kleshas* aus dem Yoga (Y) mit dem Modell der charakteranalytischen Psychologie (P) nach Reich. Die dafür notwendigen Anpassungen sind erstaunlich gering, und ich glaube, dass sie das Anliegen ihres jeweiligen Ursprungs nicht verraten, sondern vielmehr verdeutlichen.

Die Verbindung beider Modelle liefert eine differenzierte Erklärung, warum wir uns, erstarrt in einem Charakter, nicht mehr als pulsierenden Teil des Ganzen erleben. Sie hilft uns zu verstehen, wie wir aufgrund der eigenen Biografie in leidvolle Identifikationen geraten und was wir heute brauchen, um uns von diesen wieder zu lösen. Eine solche Lösung ist die Voraussetzung, um uns wieder liebevoll mit dem eigenen Selbst zu verbinden. So endet Getrenntsein – und Heilsein beginnt. In der Erfahrung von »Ich bin gut, so wie ich bin«, kommen die Erregungswellen der Psyche *(Cittavrittis)* zur Ruhe, und unser eigentliches Wesen kann sich offenbaren.

Stellen wir die einzelnen Entwicklungsstufen bzw. störenden Kräfte gegenüber, ergibt sich folgendes Bild:

1. **Selbst-Bestimmungsphase (P):** Die Selbstbestimmungsphase geht den *Kleshas* voraus. Die Essenz des Kindes und die Essenz der Welt befinden sich in einem pulsierenden Gleichgewicht. Je nach Entwicklungsphase und Alter steht dabei ein anderes Bedürfnis im Vordergrund. Bedürfnisse äußern sich frei und spontan. Es geht dabei nicht nur um die Befriedigung von Bedürfnissen, sondern auch um den Umgang mit ihnen in gegenseitiger Wertschätzung und der Bereitschaft zur Kooperation.

2. **Avidya (Y) – Negative Reaktionen der Umwelt (P):** Zunächst wird das »gesunde« Bedürfnis des Kindes zurückgewiesen oder nicht angemessen beantwortet. Das Kind wird nicht gesehen, nicht erkannt. Als Folge kann sich auch das Kind selbst nicht mehr erkennen. Im Spiegel der gegenseitigen Beziehungen ergibt sich kein klares Bild. Bisher war die Welt Selbst-verständlich. Jetzt erscheint sie verwirrend, verstörend oder ängstigend. Innen und außen passen nicht zusammen. Es entsteht *Avidya*: Nicht-Wissen und Verwechslung.

3. **Asmita (Y) – Reaktion des Organismus (P):** Das dynamisch pulsierende Selbst des Kindes erstarrt und verdichtet sich zu einem erschrockenen Ich. Es entsteht *Asmita*: Ich-heit, das Ego. Dieses Ich reagiert nun

mit einer Gegenreaktion auf den entstandenen Mangel. Psychologisch betrachtet, ist die Fähigkeit zur Selbst-Behauptung eine wichtige Kompetenz. Entscheidend ist jedoch, ob das Ich etwas erreicht und Selbstwirksamkeit erleben kann oder wirkungslos bleibt. Wenn die Reaktion des Kindes verstanden und respektiert wird, kann sein Ich wieder in den Hintergrund treten und Platz für das dynamische, eingebundene Selbst machen.

4. **Dvesha (Y) – Selbst-Verneinung (P):** Chronische Frustration durch die Reaktionen der Umwelt lässt die unwirksam gebliebenen Gegenreaktionen des Ich verstummen. Jede dauerhafte Zurückweisung ist schmerzhaft. Zugleich möchte der Organismus die Ungleichheit von innerem Erleben und äußerer Reaktion wieder ausgleichen, um die entstandene Verwirrung zu beenden. Daher wird aus Gründen des Selbst-Schutzes nun der ursprünglich gesunde Selbst-Ausdruck als unpassend und falsch bewertet. *Svabhava*, das, was wir wirklich sind, unser eigentliches Wesen, wird verleugnet, muss verleugnet werden. Es entsteht die »blinde« Abneigung gegen das eigene Selbst: *Dvesha*.

5. **Raga (Y) – Anpassungsprozess (P):** Damit orientiert sich das Kind nicht länger an seinen eigenen Bedürfnissen. Es gilt nun, den Erwartungen der Umwelt bzw. der wichtigsten Bezugspersonen zu entsprechen. In der Hoffnung auf Liebe, Glück und Freiheit formt das Kind ein »falsches Selbst« und versucht, ihm zu entsprechen. Durch die Identifikation mit diesem Ich-Ideal entsteht eine kompensierende Stabilität. Der Selbst-Wert wird von der äußeren Welt scheinbar bestätigt; ein Fall von *Raga*, der blinden Zuneigung.

6. **Abhinivesha (Y):** Das Kind ist nun von der Stimme seines wahren Selbst getrennt. Die von außen kommende Bestätigung des Selbst-Wertes zielt nicht auf das eigentliche Selbst, sondern bestätigt lediglich das Ich-Ideal des Kindes und bleibt damit wirkungslos. Im Kern bleibt die Verwirrung bestehen. Auch spätere Beziehungen werden folglich vorwiegend durch Anpassung und Vermeidung geprägt. Hierdurch sind alle Verbindungskanäle nach innen und außen gestört oder gar unterbrochen. Es handelt sich um den Verlust des All-Einen, der Unsterblichkeit. Die Folge ist *Abhinivesha*, die Angst.

Grundmuster der Charakteranalyse:

Klesha-Reaktion auf Verletzungen in verschiedenen Entwicklungsstufen

Stephen M. Johnson beschreibt sechs Grundmuster von Charaktertypen, die sich abhängig von Alter und dem zurückgewiesenen Grundbedürfnis des jeweiligen Entwicklungsstands herausbilden können. Jedes Muster hat seinen Ursprung in einer anderen Entwicklungsstufe des Kindes, beginnend im frühen Säuglingsalter über die Kindheit bis zur Latenzphase vor Beginn der Pubertät. Auf eine genaue Eingrenzung des entsprechenden Alters sei an dieser Stelle verzichtet. Entscheidend ist, ob das in den jeweiligen Phasen auftretende Grundbedürfnis von der Umwelt gesehen, respektiert und unterstützt oder aber übersehen, zurückgewiesen und unterdrückt wurde.

In der Regel können wir einzelne Muster oder ihre Aspekte an uns selbst beobachten und verstehen ihre Entstehung aus der eigenen Biografie. Natürlich geht es nicht darum, uns oder andere zu kategorisieren und damit einzugrenzen. Vielmehr bieten die nachfolgenden Grundmuster eine Möglichkeit der Orientierung. Sie können Ausgangspunkt eines tiefen und annehmenden Verständnisses sein.

Die sechs Reaktionen

1. DIE SCHIZOIDE REAKTION

Ausdruck des Selbst

»Ich habe das Recht zu sein!« – hierbei handelt sich um unser absolutes, transpersonales Grundrecht. Es betrifft nicht nur unsere Person, sondern das Leben an sich. Das Recht zu existieren ist universell, Selbst-verständlich und essenziell. Spirituelle Erfahrungen können unser Bewusstsein in diesen reinen Raum des Seins öffnen.

Reaktion auf die Umwelt

Der schizoide Charakter erlebt seine Umgebung stattdessen zurückweisend, feindselig und kalt. Man nimmt an, dass diese Erfahrung aus der Zeit vor oder zumindest während oder kurz nach der Geburt stammt: Dem Kind gelingt es nicht, seine ersten, besonders wichtigen Bindungen angemessen aufzubauen.

1. **Asmita – Reaktion des Organismus:** Zunächst entsteht eine große Wut.
   Bleibt eine angemessene und korrigierende Reaktion der Umwelt aus, folgen *Dvesha* und *Raga*.

2. **Dvesha – Glaubenssatz der Selbst-Verneinung:** *»Ich habe kein Recht zu existieren.«*
   Das Kind unterdrückt seine Aggressionen. Gemeint ist damit nicht destruktive Wut. Der Begriff »Aggression« stammt von lat. *agreddi,* »sich zubewegen auf, heranschreiten, sich nähern«. Das Kind zieht die eigene Lebensenergie in Form seiner Emotionen von der Welt zu-

rück. Die emotionale Energie taucht erst in seiner Angst *(Abhinivesha)* wieder auf und wendet sich gegen das eigene Selbst.

3. **Raga – Glaubenssatz der Anpassung:** *»Ich kann ohne Gefühle leben.«*
   Der schizoide Charakter erfährt sich selbst nun vor allem über seine Ideen, Gedanken, Konzepte und Ideologien. Nicht selten ziehen ihn die geistigen Aspekte der Spiritualität stark an. Hier fühlt er sich sicher, hier kann er etwas Besonderes sein. Dabei neigt er dazu, seine Erfahrungen zu intellektualisieren und flieht auf diese Weise vor Gefühlen und Beziehungen.

4. **Abhinivesha – Glaubenssatz der Angst:** *»Ich werde vernichtet.«*
   Die emotionale, gesunde und vitale Kraft des schizoiden Charakters kann sich in der Welt nicht ausdrücken. »Das Recht zu leben« ist nicht ausreichend verankert. Das eigentliche Leben bleibt ungelebt. Stattdessen richtet er seine Kraft nach innen, wo sie sich entsprechend der frühsten Prägung in der Angst vor der eigenen Auslöschung entlädt.

2. DIE ORALE REAKTION

Ausdruck des Selbst

»Ich habe das Recht auf eigene Bedürfnisse.« Das Leben nach der Geburt ist von einer beständigen Abfolge sich rhythmisch wiederholender Bedürfnisse gekennzeichnet: Nahrung, Nähe, Wärme, Ruhe. Die kindlichen Bedürfnisse entstehen und vergehen dabei unmittelbar mit der eigenen Reaktion. Wir sind symbiotisch mit der Welt verbunden. Keine Identität, kein Gedanke, keine Wertung schiebt sich zwischen Innen und Außen: Alles ist eins.

Reaktion auf die Umwelt

Die Umwelt in Form der wichtigsten Bezugspersonen ist nicht ausreichend in der Lage, alle Bedürfnisse eines Kindes zu erkennen und/oder angemessen zu versorgen. Ist diesem Fall erlebt sich das Kind emotional verlassen: Seine Bedürfnisse bleiben unerfüllt, die symbiotische Einheit, der zirkulierende Kreislauf gerät in Mangel und Krise.

1. **Asmita – Reaktion des Organismus:** Die Reaktion des Kindes ist eine gierige, bedürftige und gefräßige Wut.

   Bleibt eine angemessene und korrigierende Reaktion der Umwelt aus, folgen *Dvesha* und *Raga*.

2. **Dvesha – Glaubenssatz der Selbst-Verneinung:** *»Ich brauche nichts.«*

   Da das Kind die äußere, umgebende Welt nicht erreicht, reguliert es seine innere Welt: »Wenn ich nichts brauche, existiert auch kein Mangel.« Auf diese Weise, erscheint ihm alles im Gleichgewicht. Doch eine solche Balance ist teuer erkauft. Wie kann das Kind seine Bedürfnisse nun wahrnehmen und kommunizieren? Wie kann es in Beziehung kommen, wenn es vor sich selbst behauptet, keine Beziehung zu brauchen?

3. **Raga – Glaubenssatz der Anpassung:** *»Ich habe Kontakt mit der Welt durch Geben und Warten. Ich bin liebevoll und unterstützend.«*

   Der orale Charakter fühlt kein Recht mehr auf seine eigenen Bedürfnisse. Daher versorgt er seinen Wunsch nach Nähe und Beziehung, indem er sich um andere kümmert. Darüber hinaus hat der orale Charakter gelernt, geduldig zu warten, bis seine Bedürfnisse erfüllt werden, ohne sie spüren oder vertreten zu müssen.

4. **Abhinivesha – Glaubenssatz der Angst:** *»Ich bin hilflos und ausgeliefert. Ich bleibe allein.«*

Dieser Charakterstruktur bleiben nur Werkzeuge, um zu geben, jedoch keine, um zu nehmen, sich zu vertreten oder zu behaupten. Ausgestattet mit geringer Aggression, erfährt sich das Individuum dabei als ohnmächtig gegenüber der Welt. Aufgrund seines geringen Selbst-Wertgefühls befürchtet es, verlassen zu werden, und verstärkt seine Bemühungen um andere.

3. DIE SYMBIOTISCHE REAKTION

Ausdruck des Selbst

»Ich habe das Recht, mich zu trennen und ich selbst zu sein.« In dieser nächsten Entwicklungsstufe erwacht im Kind das Bedürfnis, die symbiotische Einheit mit der Bezugsperson zu verlassen. Dazu braucht es die Sicherheit, jederzeit zu ihr zurückkehren zu dürfen. Es entdeckt das Selbst im eigenen Willen. Aus dem geborgenen *Wir* wird ein autonomes *Ich*, zunächst vorsichtig forschend, dann immer selbstständiger werdend.

Reaktion der Umwelt

Wenn das Kind sich seiner Bezugsperson nicht ausreichend sicher ist, wird es sein Bedürfnis nach Trennung zurückstellen. Vielleicht sind die Eltern überängstlich, ohne Vertrauen in die Fähigkeiten des Kindes und besorgt. Aber auch das Gegenteil ist möglich: Mit dem Weggehen bricht die Aufmerksamkeit der Eltern ab. Das Kind erlebt im Vordergrund nicht das eigene Selbst, sondern nur die Abwesenheit der so wichtigen Bezugspersonen.

1. **Asmita – Reaktion des Organismus:** Da die Umwelt panisch oder mit Rückzug reagiert, entsteht auch im Kind eine Angst vor Trennung. Bleibt eine angemessene, korrigierende Reaktion der Umwelt aus, folgen *Dvesha* und *Raga*.

2. **Dvesha – Glaubenssatz der Selbst-Verneinung:** *»Ich möchte mich nicht trennen.«*
   Das Leben des symbiotischen Charakters ist bestimmt von der Furcht vor Trennungen jeder Art. So fällt es ihm selbst in leidvollsten Beziehungen schwer, sein Bedürfnis nach Trennung wahrzunehmen. Er idealisiert Beziehungen auf Kosten des eigenen Selbst.

3. **Raga – Glaubenssatz der Anpassung:** *»Ich lebe durch den/die anderen. Ich bin treu. Ich bin sicher, wenn ich bei dir bleibe.«*
   Alle Charaktereigenschaften, die den Erhalt der Beziehung fördern, werden vom symbiotischen Charakter idealisiert. Dazu gehört das Pflegen von Beziehungsritualen, die beständige Bereitschaft zum Verzicht zugunsten einer stabilen Wirs und das Vermeiden von Konflikten. Dieser Charaktertyp erlebt und gibt sich als treu und loyal.

4. **Abhinivesha – Glaubenssatz der Angst:** *»Ich bin hilflos und werde verlassen.«*
   Hinter der Treue des symbiotischen Charakters steht ein Handel: »Ich bleibe dir, bedingungslos mit dir verbunden, wenn du mich nicht verlässt.« Wird diese Verabredung bedroht, bricht eine alte, panische Angst hervor. Die Autonomie des Selbst wurde nie ausreichend bestätigt und so wirkt jede spätere Gefahr einer Trennung als existenzielle Bedrohung.

4. DIE NARZISSTISCHE REAKTION

Ausdruck des Selbst

»*Ich habe das Recht, selbstständig zu sein.*« In dieser Phase stabilisiert sich das Ich des Kindes immer weiter. Es kehrt von den zunehmenden Ausflügen zu seinen Bezugspersonen zurück, um das Erlebte zu teilen. Dabei geht es auch um die angemessene Anerkennung seiner entwickelten Selbstständigkeit: »Schau, was ich kann.« Das Kind braucht jetzt ein liebevoll begleitendes, bestärkendes Gegenüber.

Reaktion der Umwelt

Hier gibt es zwei unterschiedliche Reaktionen, die dem Kind nicht gerecht werden. Entweder bemerken die Bezugspersonen die voranschreitende Selbstständigkeit des Kindes nicht. In diesem Fall bleibt eine angemessene, wichtige Würdigung aus – bzw. vielleicht schlimmer noch: Die Bezugspersonen fühlen sich von der entstehenden Unabhängigkeit bedroht und demütigen das Kind, versuchen es klein zu halten.

Oder das »besondere Kind« muss mit seinen Fähigkeiten die Eltern repräsentieren. Seine Leistungen, nicht sein Selbst, werden überhöht, und die Eltern bewahren sich selbst und das Kind vor den vorhandenen Schwächen. In beiden Fällen fehlt ihm ein angemessener Spiegel.

1. **Asmita – Reaktion des Organismus:** Aufgrund der fehlenden Wahrnehmung seitens der Eltern entsteht eine unfruchtbare Wut, die wirkungslos bleibt, weil sie nichts und niemanden erreicht.
   Bleibt eine angemessene, korrigierende Reaktion der Umwelt aus, folgen *Dvesha* und *Raga*.

2. **Dvesha – Glaubenssatz der Selbst-Verneinung:** *»Ich brauche keine Unterstützung.«*
   Da die narzisstische Persönlichkeit ihre eigenen Fähigkeiten und Grenzen nicht kennt, bläst sie sich immer weiter auf. Der Fokus richtet sich auf das eigene Ich. Das Bedürfnis nach einem Gegenüber wird ausgeblendet. Schwächen und Erwartungen werden geleugnet und/oder auf andere projiziert.

3. **Raga – Glaubenssatz der Anpassung:** *»Ich werde andere kontrollieren«.*
   Erfolg und Leistung ersetzen nun den nicht oder nur gering vorhandenen Selbstwert. Da eine wirkliche Anerkennung nie erfahren worden ist, muss die behauptete Großartigkeit immer wieder aufs Neue bestätigt werden. Aus diesem Grund treffen wir narzisstische Persönlichkeiten häufig in Führungspositionen an. Hier werden sie einerseits bewundert und können zugleich nicht mehr so leicht gedemütigt und manipuliert werden. Das unsichere Feld der zwischenmenschlichen Beziehungen wird durch Dominanz und Macht kontrolliert.

4. **Abhinivesha – Glaubenssatz der Angst:** *»Ich bin hilflos und werde missbraucht, manipuliert, gedemütigt.«*
   Da er mit seinem wirklichen Selbst nicht verbunden ist, blickt der Narzisst beim Versuch, in sich zu gehen, zunächst ins Nichts. Diese Leere, das Ausbleiben seiner eingebildeten Existenz, erfüllt ihn mit abgrundtiefem Grauen. Daher bleibt er lieber in der Identifikation mit dem falschen Selbst. Ist er aufgrund persönlicher Krisen gezwungen, von diesem omnipotenten Bild Abstand zu nehmen, fühlt er sich ohnmächtig, klein und unerträglich wertlos.

5. DIE MASOCHISTISCHE REAKTION

Ausdruck des Selbst

»*Ich habe das Recht, mich zu behaupten.*« Bisher ging es um ein erstes Erforschen der Umwelt, darum, weggehen zu können und zurückkehren zu dürfen. Die wohlwollende, beständige Beziehung zu den Eltern war Grundlage dieser frühen Abenteuer. Im nächsten Entwicklungsschritt lernt das Kind, sich von seinen Bezugspersonen abzugrenzen. Es ist jetzt groß genug, um ein Bedürfnis nach Selbstbestimmung zu erleben. Indem es »Nein« sagt, lernt es seine selbstbestimmte Kraft.

Reaktion der Umwelt

Wenn die bisher vorwiegend harmonische Beziehung mit dem Kind endet, stellt das für viele Eltern eine große Herausforderung dar. Wer bestimmt ab jetzt? Wie viele Grenzen sind richtig? Wann lässt man den Willen des Kindes gewähren? Zu dieser Unsicherheit gesellen sich sehr gegensätzliche Emotionen.

Zum einen fühlen sich Bezugspersonen nicht selten traurig, verlassen oder gekränkt, wenn die symbiotische Verbindung weiter abklingt. Zum anderen entsteht Ärger und Unverständnis über ein Kind, das plötzlich rücksichtslos und egoistisch nur den eigenen Willen vertritt. Die Antwort auf den drohenden Kontrollverlust ist häufig ein massiver, brechender Gegendruck.

1. **Asmita – Reaktion des Organismus:** Das Kind reagiert zunächst mit einer aufsässigen Wut.
   Bleibt eine angemessene, korrigierende Reaktion der Umwelt aus, folgen *Dvesha* und *Raga*.

2. **Dvesha – Glaubenssatz der Selbst-Verneinung:** *»Ich gehöre dir.«*
   Wird das Kind in dem Kampf um Willensstärke gebrochen, unterwirft es sich und opfert sein Bedürfnis nach Selbst-Bestimmung. Unter der Oberfläche, abgetrennt vom eigenen Bewusstsein, entsteht ein großer Zorn, den dieser Charakter nicht ausleben kann. Statt sich offen zu positionieren und seine Haltung zu vertreten, agiert er passiv-aggressiv.

3. **Raga – Glaubenssatz der Anpassung:** *»Ich werde geliebt, solange ich lieb bin.«*
   Mit der offenen Selbstbehauptung gescheitert, versucht der masochistische Charakter seine Bedürfnisse nun durch ein freundliches, angepasstes und unterwürfiges Verhalten zu vertreten. Beziehungen werden immer aus einer großen Zuwendung gestaltet. Sein Verhalten ist zuvorkommend und angepasst.

4. **Abhinivesha – Glaubenssatz der Angst:** *»Ich werde zerdrückt und gedemütigt.«*
   Die Angst des masochistischen Charakters ist die vor Vernichtung. Wenn er sich in seiner eigenen individuellen Kraft aufrichtet, fürchtet er, gedemütigt und unterworfen zu werden. Er hat erfahren müssen, dass offene Konfrontationen zu Niederlagen führen. Daher vermeidet er seine eigene Größe und jede selbstbehauptende Aggression.

6. DIE RIGIDE REAKTION

Ausdruck des Selbst

»Ich habe das Recht, (auch sexuell) zu lieben.« In diesem Schritt der Individuation erkennt sich das Kind in seinem eigenen Geschlecht. Dem Vorbild der Eltern folgend, wendet es sich dabei dem gegengeschlechtlichen Elternteil zu. Oft auch zärtlich und körperlich. Niemals aber geht es dabei um einen sexuellen Beziehungswunsch! Vielmehr braucht es ein anders seiendes Gegenüber, um sich in der eigenen Identität zu entdecken.

Reaktion der Umwelt

Für die Entstehung des rigiden Charakters gibt es zwei unterschiedliche Gründe. Entweder fühlt sich das entsprechende Elternteil verunsichert, überfordert und reagiert zurückweisend. Das Kind versteht: »Meine sexuelle Identität ist nicht erwünscht.« Oder das Elternteil verwechselt das Bedürfnis des Kindes, fühlt sich selbst gemeint und geschmeichelt. Das Kind versteht: »Ich werde wegen meiner Sexualität geliebt.«

Kommt es vor diesem Hintergrund zu sexuellem Missbrauch, egal ob genital oder auf andere Weise, führen die Folgen weit über eine rigide Charakterbildung hinaus zu schweren Traumatisierungen.

1. **Asmita – Reaktion des Organismus:** Beides führt zu tiefer Verletzung. Bleibt eine angemessene, korrigierende Reaktion der Umwelt aus, folgen *Dvesha* und *Raga*.

2. **Dvesha – Glaubenssatz der Selbst-Verneinung:** *»Ich kann nicht lieben.«* Der rigide Charakter hat in dieser Phase keine angemessene Erwiderung auf sein Bedürfnis nach Beziehung erhalten. Seine Liebe wurde entweder zurückgewiesen oder missbraucht. Diese Erfahrung war zutiefst

verletzend. So stellt er die eigene Sexualität und Liebesfähigkeit infrage. Im Laufe seines Erwachsenenlebens begehrt er Personen sexuell, kann sie aber nicht lieben, oder er fühlt sich verliebt, bleibt aber ohne sexuelles Verlangen. Die Liebe anderer kann er in beiden Fällen nur schwer annehmen. Glaubt er sie dann doch, verliert er meist das Interesse.

3. **Raga – Glaubenssatz der Anpassung:** *»Ich werde ohne Liebe leben. Ich muss attraktiv sein.«*
   Dem komplizierten Drama der Selbst-Verneinung entgeht dieser Charaktertyp, indem er ein Ich-Ideal entwickelt, das behauptet, ohne Liebe auszukommen. Beziehung und Anerkennung bekommt er stattdessen durch die Bestätigung seiner Attraktivität. Der rigide Charakter erscheint daher leistungsorientiert, selbstgenügsam und verführerisch.

4. **Abhinivesha – Glaubenssatz der Angst:** *»Ich werde zurückgewiesen, wenn ich mein Herz öffne.«*
   Der rigide Charakter hat Angst vor Zurückweisung und Missbrauch. Er denkt: »Wenn ich mich öffne, zeige und zuwende, werde ich nicht gesehen. Ich werde nicht um meiner selbst willen geliebt, sondern für das, was der/die andere braucht.«

Fazit: Den Panzer ablegen

Der Musikjournalist Charles Shaar Murray machte einmal die Frage publik, ob der echte David Bowie übrig bliebe, wenn man alle Charaktere von ihm abschälen würde. Als Bowie 1983 auf die Frage angesprochen wurde, antwortete er: »Stimmt, ja, und das hat mich auch beschäftigt. Darum bin ich zurück nach Europa gezogen.«

Alle Charaktere von uns abschälen – dann kommt unser Selbst zum Vorschein. Die yogapsychologische Verbindung der *Kleshas* mit dem Modell der Charakteranalyse gibt uns eine gute Orientierung. Mit ihr entsteht Verständnis über die Entstehung eines Charakters, seiner Denk-, Fühl- und Handlungsmuster *(Samskaras)* und die Möglichkeit, einem falschen, angepassten Selbst entgegenzuwirken.

Im Kontakt mit Schüler*innen und Klient*innen sollten wir uns immer davor hüten, in die Position der Wissenden zu geraten. Denn diese überhebliche Position ist für Schüler*innen und Klient*innen eine Wiederholung der kindlichen Ohnmachtserfahrung, des unwissenden, kleinen, unterlegenen Kindes. Unsere Aufgabe ist es, Hinweise zur Verfügung zu stellen, damit Bewusstsein entstehen kann. Dieses behutsame, achtsame und empathische Begleiten wirkt gleich einer Einladung an das Selbst, sich aus dem Schutzpanzer zu ent-wickeln.

Über das Verständnis der Entstehung unserer Denk-, Fühl- und Handlungsmuster vor dem Hintergrund der *Kleshas* erweitern wir die Möglichkeit, bewusst von diesen schmerzhaften Wiederholungen abzukehren. Das Loslassen von alten Anpassungsmustern und Ich-Idealen führt zum eigenen Selbst. Wie Ramana Maharaj sagte: »Treffen Sie Ihr eigenes Selbst. Seien Sie mit Ihrem eigenen Selbst, hören Sie ihm zu, unterwerfen Sie sich ihm, ehren Sie es, behalten Sie es ununterbrochen in Ihrem Gedächtnis. Sie brauchen keinen anderen Führer« (Maharaj 1996).

Wir alle sind einzigartig. Das bedeutet nicht, dass wir etwas Besonderes sind. Es ist wichtig zu verstehen, wer wir sind. Doch wenn wir es erkannt und angenommen haben, wäre es eine Falle, dort einfach zu verweilen. Im Erkennen unseres Wesens können wir unsere Fixierung von ihm aufgeben. So wird sich jede starre Begrenzung einer Identifikation in spontaner, verbundener Handlung auflösen. Wir alle sind eingebunden in die Ganzheit des Seins.

ÜBUNG

Klesha-Dynamik

Dauer: ca. 15 Minuten

Material: Stift und Zettel/Tagebuch

Die folgende Übung kann uns dabei helfen, ein klareres Bewusstsein über unseren Charakterpanzer zu schaffen. So können wir seine Verhärtungen durchlässiger werden lassen.

Rufen wir uns zunächst die verschiedenen Bedürfnisse in der Reihenfolge ihres Erscheinens in Erinnerung:

1. Ich habe das Recht, zu sein!
2. Ich habe das Recht, Bedürfnisse zu haben!
3. Ich habe das Recht, mich zu trennen und ich selbst zu sein!
4. Ich habe das Recht, selbstständig zu sein!
5. Ich habe das Recht, mich zu behaupten!
6. Ich habe das Recht, (auch sexuell) zu lieben!

TEIL 1: Das Ressourcen-Gefühl finden

Nimm dir nun etwas Zeit, in die folgenden Fragen hineinzuspüren. Notiere die Antworten.

1. Frage: »In welchem Bereich liegt meine Schwäche? Welches Bedürfnis kann ich in meinem Leben nicht gut vertreten?«
   - Häufig zieht sich dieses Thema wie ein roter Faden durch unser Leben.

2. Frage: »Was kann ich gut? Welches Bedürfnis kann ich gut vertreten? Was habe ich ausreichend gelernt?«
   - Auch unsere Stärken nehmen wir häufig nicht bewusst wahr. Würdige deine Fähigkeit.

3. Frage: »Welche Qualität, welches Gefühl nehme ich in mir wahr, wenn ich mir diese Stärke bewusst mache? Wo in meinem Körper erlebe ich dieses Gefühl am intensivsten? Kann ich es sich über den Atem in meinem Körper ausbreiten lassen?«
   - Nimm dir dafür einen Augenblick Zeit und spüre in dich hinein.

4. Frage: »In welchem Bereich liegt meine Schwäche? Welches Bedürfnis kann ich in meinem Leben nicht gut vertreten?«
   - Nun kommen wir nochmals zur ersten Frage zurück. Dazu verbinden wir uns zuerst mit dem Gefühl aus Frage 3. Lass es sich erneut ein wenig ausbreiten. Nimm dir dafür so lange Zeit, bis du es erneut spürst.
   - Kannst du dein Bedürfnis aus Frage 1 besser vertreten, wenn du dich mit diesem Gefühl verbunden fühlst?

Mithilfe dieser Übung können wir lernen, unseren natürlichen Selbst-Ausdruck und seine Bedürfnisse in uns besser zu vertreten. Das gilt besonders für jene Bedürfnisse, für die wir das Recht nicht deutlich genug in uns wahrnehmen. Wir können spüren, wie unterstützend es ist, wenn wir uns in den entsprechenden Situationen mit dem Ressourcen-Gefühl verbinden.

Teil 2: Übetragung in den Alltag

- Werde dir bewusst, in welchen Alltagssituationen es dir nicht gelingt, dich gut zu vertreten; beispielsweise wo dich das fehlende »Ich habe das Recht, zu …« beeinflusst oder gar blockiert. Das äußert sich besonders häufig in Vermeidungsverhalten *(samskāra)* mit dem Ziel, aktiv schmerzhaften Konfrontationen aus dem Weg zu gehen.
- Auch der zweite Schritt ist noch eine »Trockenübung«. Stelle dir vor, wie du in dieser für dich schwierigen Situationen agierst. Visualisiere dabei möglichst genau und detailreich. Frage dich: »Was ist hier mein Bedürfnis? Was ist es, was ich möchte?« Verbinde dich nun mit deinem Ressourcen-Gefühl aus Frage 3.

Verknüpfe die Ressource mit deinem Atem. Stelle dir vor, wie du dich mit Unterstützung deiner Ressource in der entsprechenden Situation vertrittst, dir selbst bestätigend: »Ich habe das Recht, zu …!«

- Im letzten Schritt geht es um den konkreten Alltagstransfer. Bleibe dir bewusst, was du möchtest. Erinnere dich kurz vor und in der jeweiligen Situation an deine Ressource. Verbinde sie mit deinem Atem und verankere diese Qualität in deinem Körper. Dann vertrete dich und dein Selbst, ohne dabei dein Gegenüber zu übergehen und/oder zu verletzen.
- Zu Beginn kann es sein, dass du leicht in deine alten Prägungen zurückfällst und alte Gefühle der Unsicherheit, Wertlosigkeit, Angst, Unterlegenheit etc. auftauchen. Mit der Zeit aber stabilisiert sich deine Ressource auch in herausfordernden Situationen, und die Wunde der frühen Kindheit beginnt sich zu schließen.

FALLBEISPIEL

Klesha-Dynamik

Katja lebte in einer spirituellen Gemeinschaft und fühlte sich der Philosophie des Yoga eng verbunden. Zehn Jahre zuvor war sie kaum volljährig aus dem Elternhaus zu ihrem Freund gezogen. Nicht weil es Konflikte gab, sondern aus Lust an der Freiheit. Erfolgreich beendete sie die Schule und begann eine Ausbildung zur Physiotherapeutin. Ihren Unterhalt verdiente sie mit Gelegenheitsjobs. Über eine Freundin kam sie zum Yoga. Die Lebenspartner wechselten, das Yoga blieb. Mit dem Abschluss einer Yogalehrer*innen-Ausbildung zog sie in das dazugehörige Zentrum. Hier fühlte sie sich angekommen.

Mit dem Einzug eines neuen Bewohners änderte sich die Situation. Katja erlebte die Stabilität als bedroht. Zunächst erschien ihr der Neuzugang noch sympathisch, aufmerksam und freundlich. Bald aber fühlte sie sich in seiner Gegenwart unsicher und klein. Gelegentlich wurde sie ärgerlich, reizbar und wütend. Vor allem die aggressiven Gefühle machten Katja Angst. So begann sie, sich von dem neuen Bewohner und der restlichen Gemeinschaft zurückzuziehen.

In regelmäßigen Abständen konnten alle Bewohner um Einzelgespräche mit der Leitung des Zentrums bitten. Hier gab es die Möglichkeit, persönliche Themen anzusprechen oder Fragen zur spirituellen Praxis zu stellen. Nach einigem Zögern nahm Katja die Gelegenheit wahr. Sie berichtete von ihren Schwierigkeiten, vom wachsenden Gefühl der Enge, ihrer Unsicherheit und Wut. Aber da sie niemandem ein Fehlverhalten vorwerfen konnte, wurde ihr empfohlen, sich mit den *Kleshas Asmita*, der Selbstbezogenheit, und *Dvesha*, der blinden Abneigung, dem Zorn und Hass, zu beschäftigen. Hier gäbe es die Chance, einen großen Entwicklungsschritt zu machen. Dennoch entstand keine entlastende Veränderung.

Besuch in meiner Praxis

Über eine Freundin hörte sie von meiner yogapsychologischen Arbeit und kam zu mir in die Praxis – wild entschlossen, die negative Energie ihrer *Dvesha*-Aggression zu überwinden.

Nachdem sie ihre Situation geschildert hatte, machte ich ihr einen Vorschlag: »Wie wäre es, uns deinen Gefühlen zunächst interessiert, freundlich, achtsam und verständnisvoll zu nähern, anstatt sie zurückweisen und beherrschen zu wollen?« Katja war überrascht, aber einverstanden. »Welche Bewegung möchte deine Wut machen?«, fragte ich etwas später. »Vertraue der Reaktion deines Körpers.«

Sofort streckte sie ihren rechten Arm mit einer abwehrenden Bewegung nach vorne. Ich bat sie, diesen Impuls zu wiederholen. »Was tust du da?«, fragte ich. »Ich zeige, wo meine Grenzen sind.« Dann erzählte sie erneut von ihrem Mitbewohner, diesmal aber mit mehr Leidenschaft und Emotion. »Immer ist er hilfsbereit und freundlich. Aber er gibt unentwegt Ratschläge, zeigt beim Küchendienst, wie man das Messer hält, empfiehlt mir eine bessere Übersetzung meines Buches etc.« Dann streckte sie ihren Arm erneut nach vorne und sagte, etwas überrascht über die eigene Spontaneität: »Aber ich will das nicht!«

Für die Zeit bis zum nächsten Treffen empfahl ich ihr eine einfache Übung, die sie zu Hause ausführen konnte. Wenn der Körper, wie in diesem Fall, eine so klare Aussage macht, ist es oft hilfreich, genau diese Bewegung in eine Praxis zu integrieren. Meiner Klientin gab ich folgende Anleitung.

KÖRPER- UND ATEMÜBUNG FÜR KATJA

Ausgangsposition ist ein stabiler, hüftbreiter Stand. Die Hände liegen auf der Ebene des Herzens.

Ausatmung: Löse die Hände und lasse sie nach unten sinken, links und rechts neben den Körper.

Einatmung: Hebe die Arme gestreckt, aber nicht durchgedrückt, seitlich über den Kopf an. Die Arme bilden jetzt ein leicht geöffnetes »V«.

Ausatmung: Lass die Hände, Handflächen aneinander, vor dem Körper bis auf die Höhe des Herzens sinken. Lege mit dem Ende der Ausatmung die Handflächen vorsichtig auf die Brust.

Einatmung: Verweile für den Zeitraum der Einatmung bei und mit dir.

Ausatmung: Strecke anschließend beide Arme vom Körper weg nach vorne und sage dabei: »Ich grenze mich ab, von dem, was ich nicht brauchen kann.«

Einatmung: Jetzt wende die Handflächen deinem Körper zu und lege sie auf der Ebene des Herzens ab. Sage dir: »Ich nehme zu mir, was mich nährt.«

Katja integrierte diese kleine Sequenz in ihre Yogapraxis und fühlte sich damit täglich an die kraftvolle Kompetenz ihres Körpers erinnert.

Während der folgenden Treffen erforschten wir ihre Erfahrungen mit Grenzen. Bald kamen wir auf ihren Vater zu sprechen. Er war ein äußerst pflichtbewusster Mann mit nur geringer emotionaler Schwingungsfähigkeit und schwach ausgebildetem Selbstwertgefühl. Vor allem Ohnmachtsgefühle hielt er schlecht aus, auf Hilflosigkeit reagiert er mit Wut, Disziplin war ihm wichtig. Ein Nein akzeptierte er nicht, es war schlicht undenkbar.

Um einer drohenden Aggression zu entgehen, lernte Katja sich anzupassen. Sie wurde sein »liebes Kind«: *Raga*. Ihr Bedürfnis nach Selbstbehauptung und Abgrenzung musste sie dagegen unterdrücken: *Dvesha*. Woher sollte sie die Kraft für ihre Eigenständigkeit nehmen? Die Vorstellung, andere zurückzuweisen, machte ihr Angst: *Abhinivesha*.

Wir untersuchten alle Gefühle, die Katja in ihrer kleinen Übungssequenz wahrnehmen konnte. Den Teil, in dem sie ihren Arm abgrenzend vorschob, mochte sie besonders gerne. Hier erlebte sie sich selbstbewusst, klar und stark. Ich bat sie, die Bewegung bewusst mit genau diesen Gefühlen zu verbinden. Nach einigen Wiederholungen fragte ich: »Haben diese Gefühle einen Ursprung in deinem Körper und falls ja, kannst du diesen Ort in dir wahrnehmen?« Sofort legte sie beide Hände auf die Brust. »Hier ist meine Kraft zu Hause!« betonte sie glücklich. »Hier fühle ich mich sicher und unabhängig.«

Die indische Tradition kennt eine Meditationspraxis, in der sich die Übenden auf einzelne Emotionen ausrichten. Die Technik wird *Bhavana* genannt (»meditieren, vorstellen, manifestieren«; *Bhava,* »Gefühl, Stimmung, Zustand, Wesen«). Ich schlug Katja vor, sich in ihrer täglichen Meditation mit der Erfahrung von Kraft, Sicherheit und Unabhängigkeit zu verbinden. Sie stimmte freudig zu. Während einer kleinen Einführung bestätigte sich, wie sehr ihr die Verbindung mit dem Herz-Raum eine Unterstützung war. Das japanische Wort *Kokoro* bedeutet Herz, aber zugleich steht es auch für Seele, Gefühl, Gemüt und Sinn. Nachdem ich Katja davon erzählte, nannte sie ihre Meditation *Kokoro-Bhavana*.

Alle Bewohner ihrer Lebensgemeinschaft trafen sich morgens und abends zu einer 30-minütigen Meditation. Diese Praxis konnte Katja leicht anpassen, um mit der Ausrichtung auf ihren *Bhava* zu beginnen. Anschließend löste sie sich von den einzelnen Gefühlen und deren gemeinsamer Stimmung, um sich für die verbleibende Zeit mit dem Atem, ihrer gewohnten Meditation, zu verbinden. Eine schöne

Entdeckung für sie war, wie leicht und organisch es sich anfühlte, vom stabilisierenden *Bhava* in die dynamische Stille des Atems zu wechseln.

In einem der folgenden Treffen verbanden wir die Bhavana-Meditation mit der Bewegungssequenz aus unserer ersten Stunde. Das fiel ihr leicht. Bewegung und Gefühl verschmolzen zu einer natürlichen Einheit. Nach einigen Durchgängen fragte ich: »Wenn du vollständig in deiner Kraft bist, selbstbewusst und unabhängig, gibt es etwas, das du deinem Mitbewohner sagen möchtest?« Katja reagiert nicht. Konzentriert wiederholte sie die Bewegung. Plötzlich sah sie mich an: »Lass mich mein Leben leben.« Und darauf: »Ich entscheide für mich!« Dann setzte sie sich. »Ich glaube, damit habe ich meinen Vater gemeint.«

Während der verbleibenden Stunde verstand sie ihre Gefühle gegenüber dem Mitbewohner. Im Angesicht seines freundlichen, aber auch dominanten Auftretens fühlte sie sich klein und unterlegen wie noch heute gegenüber ihrem Vater. Es machte sie ärgerlich, dass sich jemand in ihr Leben einmischte. Doch anstatt sich zu wehren, fühlte sie sich nur kraftlos und leer. Denn sie hatte gelernt, dass es gefährlich ist, sich aufzulehnen, zu widersprechen und Grenzen zu setzen. So wendete sie die Energie ihrer Abgrenzung nach innen, gegen sich selbst: die Ursache für ihre Gefühle von Enge und Angst.

ÜBERTRAGUNG IN DEN ALLTAG

Katja nahm sich noch einige Termine, in denen wir ihre Praxis anpassten und weiterentwickelten. Mittlerweile hatte sie das Gespräch mit dem Bewohner gesucht. Er zeigte sich verständnisvoll, sogar beschämt und entschuldigte sich dafür, ihr Unbehagen übersehen zu haben. Diese Erfahrung war für Katja sehr wichtig. Sie erkannte die *Klesha*-Dynamik ihrer Situation und wie wenig ihre objektive Wahrnehmung *(draṣṭṛ)* in der Lage gewesen war, die Wirklichkeit zu erkennen. Je besser sie lernte, ihre Bedürfnisse zu vertreten, umso mehr verschwanden Enge und Angst. Bald darauf fühlte sie sich frei, und wir konnten die gemeinsamen Stunden beenden.

Ein Mann Besatzung

Die Schule und ich – wir waren von Beginn an kein gutes Team. Die Lehrerin meiner ersten Klasse hatte bereits 1933 ihr Lehramtsstudium abgeschlossen und stand nun kurz vor ihrer Pensionierung. Während sie damals zu unterrichten begann, »reformierte« man die Schule, vorangetrieben durch das Reichserziehungsministerium, gerade zur einer Vorstufe des Wehrdienstes. Keine gute Zeit für den Erwerb einer einfühlsamen und ressourcenorientierten Pädagogik.

Frau Schmidt, auch später nur wenig beeindruckt von den Errungenschaften der 68er-Bewegung, setzte bis zum Schluss auf Disziplin und Leistung. Beides gehörte nicht zu meinen herausragenden Qualitäten. Frustriert wendete ich mich ab, verlor den Anschluss und galt für lange Zeit als einzelgängerischer Außenseiter. Regelmäßig wurden meine Eltern in das Rektorat der Schule bestellt. Zu Hause gab es deshalb keinen Ärger, aber ich wusste: Zufriedene Eltern sehen anders aus.

Nachmittags ging ich auf ihren Wunsch einer Reihe von Freizeitaktivitäten nach. »Vielleicht findest du hier Freunde«, versuchten sie mich zu ermutigen. »Wenn es dir nicht gefällt, darfst du jederzeit aufhören.« So spielte ich jeweils ein halbes Jahr Hockey, machte Judo, hatte Gitarrenunterricht, ging sechs Monate schwimmen, tanzen und segeln. Segeln sogar zwei Jahre. Aber nicht, weil ich so begeistert war. Im sonst eher langweiligen Nachmittagsprogramm des Fernsehens war ich auf eine Sendung gestoßen, die sofort mein Interesse geweckt hatte. In dem Film reiste eine

Gruppe von Kindern mit einem Segelschiff über das offene Meer. Zur Besatzung gehörte auch ein Erwachsener, aber der störte nicht. Gemeinsam erlebten sie verschiedene Abenteuer, steuerten geheimnisvolle Inseln an, lernten die Stärke des Windes zu lesen, Knoten zu binden und versehentlich über Bord Gegangene wieder aufs Schiff zu holen. Niemand wurde zurückgelassen, alle freundeten sich an und gehörten zusammen. Das wollte ich auch!

Mein Vater, Sprössling einer alten hanseatischen Familie, war ganz begeistert vom neu erwachten Interesse seines Sohnes. Wahrscheinlich sah er mich schon bei der Marine und meinte es gut, als er mir umgehend einen passenden Verein suchte, mich anmeldete und ein Boot kaufte. Ich war entsetzt! Das Boot hatte mit 2 m x 1,40 m offensichtlich nur einen Mann Besatzung. Und natürlich ging es auch sonst nicht um Gemeinschaft. Im Gegenteil: Jeden Sonntag fuhr ich von nun an mit dem Bus zum Wannsee. Ängstlich beobachtete ich vom Obergeschoss des Doppeldeckers den Wind in den Bäumen. Die Bootsklasse meines Seglers hieß Optimist und war Programm. Bei jedem Wetter fuhren wir raus, übten für Regatten – also Wettkämpfe! –, wendeten, halsten, kenterten. Aber nie kamen wir zusammen. Diesmal brauchte es zwei Jahre, bis ich meinen Eltern gestand, dass ich auch beim Segeln nicht bleiben wollte.

Erst mit dem Beginn des Konfirmationsunterrichts wurde ich Teil einer Gemeinschaft, der ich mich wirklich zugehörig fühlte. Dabei ging es weniger um den sonntäglichen vom Pfarrer geleiteten Unterricht. Das gesamte Umfeld der hier angesiedelten Jugendarbeit wurde für mich zum Tor in eine neue Welt. Unerwartet und wild! Bereits am zweiten Wochenende beschlossen die Sozialarbeiter der Gemeinde, ein lange leer stehendes Haus zu besetzen. Dort wollten sie ab jetzt zusammen leben. »Nie mehr allein!« sprühten sie auf die Fasade der großzügigen Vorstadtvilla.

1980 gab es in Berlin nur zwölf besetzte Häuser. 1981 waren es schon 165. Genau in dieser Zeit erwachte mein pubertierendes Ich und wurde sich seiner selbst bewusst. Getragen von einem stabilen Freundeskreis, bewegte ich mich zwischen Hausfesten, Versammlungen, Demonstrationen und Konzerten. Im Hintergrund sang Rio Reiser: »Weißt du jetzt, dass du frei bist? Weißt du jetzt, wer du bist? Weißt du jetzt, was du tun willst? Ich bin nicht unter dir, ich bin nicht über dir. Ich bin neben dir!« Ich fühlte mich endlich zu Hause und frei. Auch wenn ich noch nicht verstand, wer ich war und was ich tun wollte.

Die Schulzeit ging vorbei, ohne dass ich mich wesentlich mit ihr befasst hätte. Nach dem Abschluss verdiente ich meinen Lebensunterhalt mit Performancetheater und Musik. Wenn man geringe Ansprüche hatte, brauchte man Ende der 80er-Jahre auch nur wenig Geld.

Ich schrieb mich an einer Schule für interdisziplinäre Kunst ein und belegte das Fach Malerei. Seit Jahren malte und zeichnete ich intensiv, aber fühlte mich durch das Theater auch allen anderen Ausdrucksformen verbunden. Neben bildender Kunst wurden hier auch Schauspiel, Tanz, Akrobatik, Physical Theater und Pantomime unterrichtet. Der gegenseitige Austausch und die Kooperation waren eng, was ich sehr genoss.

Die Zeit glich der Reise auf dem Schiff, die ich mir so sehnlich gewünscht hatte. Ich malte, bildhauerte, erstellte Bühnenbilder, Kostüme und Requisiten in Zusammenarbeit mit den anderen Bereichen. Ich lernte, den Wind zu lesen und Knoten zu binden. Mal waren wir gemeinsam an Deck, mal stand ich allein auf den alten, farbverkrusteten Planken der Fabriketage. Die notwendige Disziplin aber wurde immer von der Lust getragen.

Auch wenn ich es noch nicht Yoga nannte, ging es hier immer um eine Anbindung, ein Loslassen und Ankommen. Dieser Weg führte zu Menschen, die ich liebte und in deren Gegenwart ich mich erkennen und annehmen konnte, so wie diese sich in mir erkennen und annehmen konnten.

Wenn wir uns finden wollen, brauchen wir den anderen. Denn unser Selbst-Vertrauen, unsere Selbst-Annahme, unsere Selbst-Liebe beginnt im Zusammensein. In der Gemeinschaft kommen wir zu uns, lernen allein zu sein, ohne uns einsam zu fühlen. Es ist dieses »All-ein-Sein«, in dem wir über die Dualität hinausgehen und endgültig ankommen. Das ist der Ruf, dem wir beständig folgen. Und das ist zugleich der Grund, warum wir uns in Beziehungen so verletzlich fühlen.

Ein Yoga, das sich nur nach innen wendet, bestärkt die Dualität so sehr wie ein ganz nach außen gewandtes Leben. Heilung findet dann statt, wenn wir das eine im anderen erkennen.

Wir sind einander: Yoga und Beziehung

»Die allererste und wichtigste Aufgabe des Gehirns ist (und bleibt zeitlebens) nicht das Denken, sondern das Herstellen, Aufrechterhalten und Gestalten von Beziehung.«

GERALD HÜTHER, Prof. für Neurobiologie

Die unruhigen, verzerrenden und leidbringen Wellen unser Psyche *(Cittavrittis)* werden maßgeblich von der Art unserer Beziehungserfahrungen geprägt. Gleichzeitig haben Beziehungen das Potenzial, Vertrauen, inneren Frieden, Liebe und Annahme maßgeblich zu fördern. Beziehungen schaffen Verbindung, stellen einen Bezug her – zu uns selbst und den anderen.

Eine der grundlegendsten und verheerendsten Täuschungen ist es, uns als von der Welt getrennt zu erfahren. Der Jesuitenpater und Zen-Meister Ama Samy schreibt dazu: »Die Welt/der Andere ist das Selbst, das Selbst ist die Welt/der Andere. Es gibt kein Selbst getrennt vom Anderen. Gleichzeitig gilt es, den Anderen anders sein zu lassen, die Welt, die Welt sein zu lassen. Es ist die ursprüngliche Liebe, die den Anderen bestätigt: Es ist gut, dass du bist« (Samy 2007).

Die Bedeutung von Beziehung ist auf dem Weg des Yoga kaum zu überschätzen. Daraus erwächst eine besondere Verantwortung für eine heilsame, sensible Verbindung zwischen Yoga-Lehrer*innen und Yoga-Schüler*innen.

Im Folgenden möchte ich besonders prägende und zugleich allgegenwärtige Aspekte zwischenmenschlicher Beziehung beleuchten. Dazu führe ich in die von Winnicott geprägten Begriffe »falsches Selbst« und »wahres Selbst« ein und verknüpfe sie anschließend mit zwei Sutras von Patanjali. Zuletzt stelle ich eine Verbindung mit dem Tridentitätsmodell der kreativen Leibtherapie her.

Yogalehrer*innen wirken, ob es ihnen bewusst ist oder nicht, immer auch auf der psychologischen Ebene. Per Definition ist Psychologie die Lehre vom Fühlen, Denken und Verhalten. Eine besondere Qualität des Yoga ist es, dass es jede dieser drei Ebenen berührt, miteinander verbindet und potenziell harmonisieren kann. Im Zentrum dieser drei Qualitäten können wir uns vollständig und heil fühlen.

Autoritäre Yogalehrer*innen, die hierarchische Strukturen pflegen und/oder grundsätzlich das eigene Wissen über die Erfahrung der Schüler*innen stellen, mögen vielleicht gut für eine perfekte körperliche Ausrichtung sein, vor allem aber fördern sie unser falsches Selbst und die Wiederholung von alten Anpassungsmustern.

Die Tradition des Yoga wurzelt zum Teil in hierarchischen und patriarchalen Strukturen. Häufig wurden diese aus Ergebenheit für den entsprechenden Guru einer Linie bis heute nicht hinterfragt und stattdessen sogar idealisiert. Wenn wir als Yogalehrende dieses Modell verinnerlichen, entsteht eine ungewollte Anfälligkeit für die Übertragung von limitierenden Beziehungsmodellen, die dem inneren Anliegen des Yoga – Verbindung und Heilung – entgegenwirken.

Das falsche Selbst

Das Drama der Kindheit besteht darin, dass ein freier, lebendiger und gesunder Selbst-Ausdruck wiederholt zurückgewiesen wird. Bei manchen Menschen geschieht dies nur selten und in geringem Ausmaß, bei anderen aber häufig, gewaltsam, manipulativ oder sogar traumatisierend. Das bedeutet nicht, dass alle Menschen psychisch beeinträchtigt, neurotisch oder krank wären. Hier geht es auch um »normale«, notwendige Anpassungsprozesse, mit denen ein Kind auf die jeweiligen Erfordernisse seiner (sozialen und kulturellen) Umwelt reagiert. Aber beinahe jede*r von uns trägt noch heute spürbare Auswirkungen dieser frühen Ablehnung in sich.

Die unmittelbare Folge von Zurückweisung ist, dass ein Kind sein ursprünglich geäußertes Bedürfnis – wie zum Beispiel nach Nähe, Selbstständigkeit, sich zu behaupten und durchzusetzen, nach Liebe oder danach, geliebt zu werden – verbirgt oder mit der Zeit sogar ganz aufgibt. Stattdessen kreiert es ein falsches, angepasstes Selbst oder Ich-Ideal (Winnicott 1988). Dieses falsche Selbst hat lernen müssen zu erfüllen, was von ihm erwartet wurde. Anstatt selbstbestimmt, spontan, unabhängig und kooperativ zu leben, wurde es bemüht und liebenswert, zuvorkommend und freundlich, unkompliziert, angepasst und genügsam.

In meiner Praxis begegnen mir häufig Yogaschüler*innen, die ihre Lehrenden (wie auch die Lehre selbst) stark idealisieren. Werden in einer Beziehung jedoch hierarchische Strukturen betont, entsteht die Tendenz, dass sich in der Kindheit gelernte Anpassungsprozesse wiederholen. Anstatt die Möglichkeit zu nutzen, sich selbst wertfrei wahrzunehmen, liebevoll anzunehmen und zu akzeptieren, erwacht das zurückgewiesene innere Kind und versucht »richtig« zu sein, dem jeweiligen Lehrenden zu gefallen und den vermuteten Erwartungen zu entsprechen.

Autoritäre und narzisstische Anteile von Yogalehrer*innen begünstigen dies. Ein unbewusst ausagiertes Bedürfnis nach Anerkennung,

Wertschätzung und Größe sorgt dafür, dass sich Schüler*innen im Verhältnis kleiner fühlen und ihre regressiven Muster getriggert werden. Autorität wirkt bewundernswert, aber auch einschüchternd. Aufgesetzte Freundlichkeit wirkt manipulativ. Alexander Lowen schreibt dazu in seinem Buch *Körperausdruck und Persönlichkeit*: »Wir beurteilen diejenigen nicht, die wir lieben, und jene, die wir beurteilen müssen, lieben wir nicht. Es ist demütigend für ein Lebewesen, wenn es spürt, dass seine Sicherheit und sein Angenommensein von der Unterwürfigkeit abhängen« (Lowen 1981). All das unterstützt letztlich die Identifikation mit dem falschen Selbst und blockiert den freien Ausdruck des wirklichen oder wahren Selbst der Schüler*innen.

Häufig drückt sich das auch in der Überzeugung aus, dass es notwendig sei, das »Ego« loszuwerden. Schüler*innen werden dazu aufgefordert, ihr Ego zu überwinden, da es spirituelles Wachstum verhindere. Paradoxerweise zieht die hier geforderte Anpassung lediglich eine Wiederholung einer bereits gelernten Unterwerfung nach sich, die auf direktem Weg von einem freien, wahrhaftigen Selbst-Ausdruck wegführt.

Der Begriff »falsches Selbst« beschreibt nach Winnicott unsere Anpassungsmuster, die zwischen den eigenen, authentischen, persönlichen Bedürfnissen und einer sie zurückweisenden Umwelt entstehen. Das falsche Selbst verkörpert eine Kompromissidentität. Mit ihrer Hilfe können wir uns von unseren tieferliegenden Bedürfnissen abspalten, sie leugnen und/oder verdrängen. Das falsche Selbst bildet so einen Schutz gegen den Schmerz erneuter Zurückweisung (Winnicott 1988).

Aus der Perspektive der integrativen Yogapsychologie führt der Weg, sich vom Ego zu befreien, immer darüber, sich vom falschen Selbst zu lösen. Damit gehört es zur Aufgabe und Verantwortung von uns Yogalehrer*innen, das falsche Selbst nicht zu unterstützen. Ganz im Gegenteil: Wir sollten versuchen, einen Raum anzubieten, in dem sich das wirkliche oder wahre Selbst willkommen fühlt und entfalten kann. Schüler*innen, die sich im Unterricht gesehen, ermutigt und angenommen fühlen, können lernen, sich selbst zu erkennen, mutiger zu werden und sich anzunehmen.

Das wahre Selbst

Yoga bedeutet übersetzt »sich verbinden«. Erst in der Verbundenheit erleben wir Tiefe und Sinn. Wenn wir mit anderen in Beziehung gehen, ist das eine Möglichkeit für uns, dieses Verbinden zu lernen.

In zwei wichtigen Sutras fasst Patanjali die Bedingungen für die Ent-Wicklung vom falschen Selbst prägnant zusammen. So formuliert er gleich im ersten Kapitel:

> *»**Citta** (das meinende Selbst) wird allmählich klar, wenn wir uns aus innerer Überzeugung jeweils freundlich, hilfsbereit, begeisterungsfähig und verzeihend gegenüber Menschen verhalten, die sich in Situationen des Glücks, des Unglücks, des Lobenswerten oder des Ächtenswerten befinden« (Sriram 2006).*
>
> YOGASUTRA 1.33

Die vier himmlischen Verweilzustände *(Brahmaviharas)* unterstützen uns sowohl bei der Annäherung an das Absolute als auch bei der Lösung von Verstrickungen im Konkreten. Wie eine Pendeltür verbinden sie beide Bereiche. Die Beziehungsqualitäten der *Brahmaviharas* wirken nach außen in den zwischenmenschlichen Bereich wie auch nach innen zu uns selbst. Wie wir sehen werden, handelt es sich nicht um vier einzelne Zustände, sondern um vier Aspekte des Mitgefühls. Betrachten wir hier nun ihre Eigenschaften im Einzelnen.

Die vier *Brahmaviharas*

1. MAITRI

Maitri steht für Wohlwollen, Freundlichkeit, Güte, aktives Interesse an anderen, Freundschaft, Liebe und Sympathie. Es geht bei *Maitri* um Liebe jenseits von persönlichen Neigungen. Ist eine Beziehung von dieser Qualität geprägt, spielt es keine entscheidende Rolle, was wir an einer Person mögen oder ablehnen. Das Wohlwollen von *Maitri* ermöglicht die freundliche und liebevolle Annahme jenseits von Wertungsmustern. Wir sind an den Eigenfarben eines Menschen interessiert, an seinen Erfahrungen, Gefühlen, Perspektiven. Wer bist du? Wie geht es dir? Schön, dass es dich gibt! In *Maitri* ist mir mein Gegenüber willkommen – und ich auch mir selbst.

Maitri als Begleitungsqualität

Die wohlwollende Wertschätzung und Anerkennung von *Maitri* ist eine unbedingte Voraussetzung jeder begleitenden und unterstützenden Arbeit. Bleiben wir in einem wertenden Blick, sind wir vor allem mit uns selbst, der eigenen Meinung und unseren Vorlieben beschäftigt. So lassen wir unser Gegenüber allein und bestätigen Glaubenssätze wie »Ich bin nicht gut genug!« oder »So wie ich bin, bin ich es nicht wert!«.

Klient*innen und Schüler*innen beobachten uns sehr genau. Oft reicht schon ein ungewollter Blick, ein ungünstiges Abwenden oder ein unbedachtes Wort, um alte, schmerzhafte Erfahrungen von Unzulänglichkeit zu wecken. In der Haltung von *Maitri* kann unser Gegenüber etwas Neues und Heilsames erleben: »Ich bin es wert, dass man sich für mich interessiert! So wie ich bin, bin ich gut! Ich bin liebenswert!« Diese Erfahrung führt uns zurück in das eigene Selbst.

2. KARUNA

Karuna steht für Mitgefühl, Mitempfinden und Hilfsbereitschaft im Sinne von tätigem Mitgefühl. Damit geht sie über reine Empathie hinaus. Empathie beschreibt unsere Fähigkeit der Einfühlung; es ist die Kompetenz, Gefühle zu erkennen und ihre Bedeutung zu spüren, unsere emotionale Wahrnehmungsfähigkeit. Karuna hingegen ist eng mit *Maitri* verbunden; wir können sie als aktive Empathie bezeichnen.

Im tibetischen Buddhismus verkörpert die Grüne Tara das Mitgefühl. Wie alle anderen Bodhisattwas wird auch sie in der klassischen Meditationshaltung, dem Lotossitz, abgebildet. Doch bei ihr ist das rechte Bein leicht aufgestellt. Diese besondere Haltung symbolisiert ihre Bereitschaft, sich jederzeit zu erheben, um den Leidenden dieser Welt zur Hilfe zu kommen.

Wie *Maitri* ist *Karuna* frei von dualistischen Vorlieben und Abneigungen. Sie besteht in unserer bedingungslosen Bereitschaft, mitzufühlen und allen Wesen Glück, Frieden, Gesundheit und Gelingen zu wünschen.

Karuna als Begleitungsqualität

Ohne unsere Fähigkeit zu mitfühlender Anteilnahme bleiben wir emotional blind. Wir brauchen Empathie und Mitgefühl, um unser Gegenüber in der Tiefe seines oder ihres Wesens zu erkennen. Jede*r von uns kennt das essenzielle Bedürfnis, gesehen und erkannt zu werden, aber auch die schmerzhaften Verletzungen, die entstehen, wenn wir uns nicht wahrgenommen fühlen.

Mitgefühl ist der Ausdruck unserer absoluten Verbundenheit, nach innen wie nach außen. Aber wo sind »wir,« wenn wir mit-fühlen? Im Mitgefühl verlieren wir uns nicht in der Identifikation mit der jeweiligen Emotion, sondern verweilen in *Drashta*, dem »berührten Beobachter«. Diese unabhängige Qualität ermöglicht es, unsere Schüler*innen oder

Klient*innen auch in ihren dunklen Tälern zu begleiten, ohne Gefahr zu laufen, mit ihnen verloren zu gehen.

Es kann vorkommen, dass Klient*innen in scheinbar ausweglose, lebensbedrohliche oder andere überfordernde Krisen geraten, sei es durch schwere Erkrankungen oder andere Schicksalsschläge. Wenn es uns gelingt, sie verständnisvoll, annehmend, berührt und in Liebe zu begleiten, sind wir im Mitgefühl. Dabei bleibt *Drashta* frei von jeder Identifikation.

3. MUDITA

Mudita steht für Mitfreude, Würdigung und Anerkennung. Wenn wir Mitgefühl beschreiben, neigen wir häufig dazu, uns nur auf die Seite des Leidens auszurichten. Tatsächlich ist der Begriff aber neutral. Er beinhaltet sowohl unsere Bereitschaft, schwere, leidvolle und herausfordernde Gefühle wahr- und anzunehmen, als auch die Fähigkeit, sich »mitfreuen« zu können.

Mudita ist die helle Seite des Mitgefühls. Hier geht es um das Würdigen und Anerkennen des Schönen: in der Welt und bei uns selbst. Häufig tun wir uns schwer mit Letzterem, denn unser innerer Kritiker besitzt eine starke Autorität. Dann halten wir die Freude über etwas Erreichtes klein, schämen uns, sie zu zeigen, und haben Angst vor dem Vorwurf der Überheblichkeit. *Mudita* lädt uns dazu ein, uns aus ganzem Herzen mitzufreuen. Offene Freude ist frei, gelöst, spontan, verbunden und geht über das Ich hinaus. Indem wir sie teilen, bestätigen wir unsere Liebe.

Mudita als Begleitungsqualität

Leid entsteht zunächst aus einer Erfahrung. Aber oft ist es eine Gewohnheit, durch die wir es aufrechterhalten: Wir kennen uns aus in unserem

Leid. Mitfreude ist ein zentraler Aspekt zwischenmenschlicher Anteilnahme. Sie ist die Einladung, aus dem Leid heraustreten zu dürfen, in die Kraft zu kommen und die Scham vor der eigenen Größe zu überwinden. Manchmal kommen Klient*innen in meine Praxis und berichten: »Mir geht es heute so gut. Ich wollte den Termin schon absagen.« Tatsächlich sind das oft kostbare Stunden: »Schau, was du schon gelernt hast.« Diese gemeinsame Freude ist eine tiefe Bestätigung und ermöglicht die Integration der Entwicklung.

4. UPEKSHA

Upeksha steht für Geduld, Nachsicht, Fehlerfreundlichkeit, Loslassen und Gleichmut. Ungeduld trägt eine hohe Ladung an Energie, die wir nicht in Bewegung umsetzen können. All unser Pläne und Erwartungen stehen in einem Widerspruch zur äußeren oder inneren Realität. Bleibt diese Handlungsenergie ungenutzt, entlädt sie sich häufig in Ärger über uns selbst oder andere.

Geraten Kinder in den Fokus von Ungeduld, erleben sie das als Entwertung: Was sie können, was sie tun, ihr Bemühen, ihr So-Sein ist ungenügend. Aus ihrer Perspektive sind sie die Ursache für die Unzufriedenheit der Erwachsenen. Hält die äußere Ungeduld zu lange an, ist sie zu stark oder wiederholt sich zu oft, verinnerlichen Kinder sie als Wertlosigkeit.

Upeksha beschreibt die Fähigkeit, uns von Erwartungen zu lösen, von der Idee, wie etwas sein soll. Dadurch wird es möglich, dass wir uns in die Realität »hinein entspannen«, zurück in das Hier und Jetzt. Das bedeutet jedoch nicht, gleichgültig zu sein. *Upeksha* beinhaltet das Interesse, das Verständnis und die Herzenswärme von *Maitri*. »Es ist, was es ist, sagt die Liebe« heißt es bei Erich Fried (Fried 1998).

Eine derartige Annahme öffnet unseren Herz-Geist, und unsere aufgewühlte Psyche *(Cittavritti)* kommt zur Ruhe. Wir können unsere Bedürfnisse kooperativ vertreten, ohne die Welt als Feind zu erleben. Die Quelle unseres Wachstums kommt nun von innen, und wir entfalten uns in das eigene Selbst – nicht in die Erwartungen der äußeren Welt.

Upeksha als Begleitungsqualität

Wenn wir unseren Schüler*innen und Klient*innen wirkliche Geduld entgegenbringen, können sie erkennen, dass wir ihr eigentliches Wesen wahrnehmen. Sie müssen sich nicht anstrengen und nicht perfekt sein, um uns zu gefallen. Sie müssen überhaupt nicht gefallen. Auch bei Fehlern bleiben wir freundlich, annehmend und an ihnen interessiert. Es geht um sie, nicht um unsere Idee von ihnen. Für viele ist das eine neue Erfahrung.

Umgekehrt haben Schüler*innen und Klient*innen meist ein früh erlerntes und damit sehr feines Gespür für unsere Ungeduld. Jedes Mal, wenn wir aus einer Spannung heraus agieren oder unaufmerksam einer eigenen Vorstellung folgen, entsteht die Gefahr, dass wir ihre alten Entwertungen bestätigen.

Geduld ist ein Ausdruck unserer Liebe. Ihre Haltung ist eine wichtige Voraussetzung und Einladung, uns, das eigene Wesen, unseren individuellen Ausdruck anzunehmen.

Die mit den Bramavihara*s* verbundenen Haltungen sind alle geeignet, unser wahres Selbst zum Ausdruck zu bringen. Verweilen wir in ihnen, können wir uns frei fühlen von der demütigenden Angst, beurteilt und gewertet zu werden. Stattdessen erleben wir uns gesehen und verbunden, willkommen mit all unseren Eigenheiten. Die Wellen unserer ängstlich erregten Psyche *(Cittavrittis)* kommen endlich zur Ruhe.

Die von Patanjali empfohlenen Qualitäten bedeuten aber nicht, dass wir nun schutzlos und ohnmächtig der Willkür der äußeren Welt ausgeliefert sind. Dazu schreibt Ama Samy: »Sei sanft und demütig im Herzen! Das bedeutet nicht, dass du nicht ›nein‹ sagen darfst, nicht fest und bestimmt sein darfst. In der Freiheit, ›ja‹ und ›nein‹ zu sagen, wie immer es den Umständen entspricht, in dieser Freiheit lebst du ein erleuchtetes Leben. Dein Selbst ist Offenheit für andere und für die Welt, was aber nicht bedeutet, keine Grenzen zu kennen. Du musst wissen, wo deine Grenzen sind und sie hüten. Wichtig ist nur, dass das Ja und Nein aus der inneren Stärke des Selbst und aus erleuchtetem Mitgefühl entspringt« (Samy 2002). So wird es möglich, spontan zu handeln, von Augenblick zu Augenblick, verbunden mit unseren eigenen Bedürfnissen bei gleichzeitiger Verbindung mit der Umwelt, nicht länger entweder oder, gespalten und fragmentiert, sondern sowohl als auch und in Beziehung.

In einer solchen Beziehung kann es niemals um Unterwerfung gehen, um oben oder unten, groß oder klein, richtig oder falsch. Solange wir uns mit diesen Attributen identifizieren, werden wir uns selbst und/oder andere immer weiter verletzen, weil wir das falsche Selbst in der Welt bestätigen. Vielmehr brauchen wir uns als Gegenüber. Ohne den liebevollen Spiegel einer Beziehung auf Augenhöhe bleiben wir in der eigenen Perspektive gefangen.

Der Philosoph Rudolf Bahro erweitert das Prinzip bis in den spirituellen Raum: »Nicht entbehren kann der Mensch, der seine eigene Mitte finden will, den anderen Menschen: als Spiegel, mehr: als Freund, mehr: als Geliebten, mehr: als Gehilfen zur Gottheit. Hier ein Gleichgewicht zwischen Abhängigkeit und Freiheit, Bedürftigkeit und Selbstgenügsamkeit zu finden, ist die endlich unentrinnbar gewordene Aufgabe der Kultur (…)« (Bahro nach Hosang 2008). Worum es also geht, ist die lebendige, freie und spontane Pulsation in Achtsamkeit und Mitgefühl (Witthöft 2010).

Beziehung im Yoga

Beziehung im Geist des Yoga beutet, wie bereits betont, das wahre Selbst unseres Gegenübers willkommen zu heißen und ihm einen Raum anzubieten, in dem es sich erkennen, annehmen und vertreten kann. Für eine solche Selbst-Erkenntnis braucht es im Wesentlichen drei Beziehungsangebote. Udo Baer und Gabriele Frick-Baer, Begründer der kreativen Leibtherapie, sprechen in ihrer Arbeit von »Tridentität« (Baer 2012, Frick-Baer 2013). Damit wird ein entwicklungspsychologisches Modell beschrieben, das die Interaktion des Individuums mit seinen Bezugspersonen als prägend für die Entwicklung einer gesunden, unabhängigen und selbstbewussten Identität definiert.

Entscheidende Beziehungsqualitäten sind dabei:

1. ein Spiegel sein / gespiegelt werden
2. ein Gegenüber sein / ein Gegenüber haben
3. Nähren und Teilen / genährt, versorgt werden

Der Aspekt des Teilens ist ursprünglich nicht Bestandteil des Tridentitätsmodells. Er ergänzt es jedoch aus meiner Perspektive stimmig, wobei er für ein nährendes Beziehungsangebot auf Augenhöhe steht, wie wir es vom »Sharing« kennen: Wir stellen unsere Resonanz oder Befindlichkeit zur Verfügung und gestalten so einen transparenten gemeinsamen Erlebensraum.

Wie wir gesehen haben, sind insbesondere hierarchische Beziehungen anfällig für Manipulation, Grenzübertretungen, Ausbeutung etc. Patanjali wusste dies wohl, denn er ergänzte die *Brahmaviharas* (Yogasutra 1.33) in einem weiteren Sutra um die *Yamas*, zwischenmenschliche Verhaltensregeln:

»Yama (die Disziplin im zwischenmenschlichen Verhalten) umfasst Gewaltlosigkeit, Wahrhaftigkeit, Nicht-Stehlen, Handeln im Bewusstsein des Brahma (der Allseele) und Anspruchslosigkeit« (Sriram 2006).

YOGASUTRA 2.29

Damit beschreibt Patanjali insgesamt neun Qualitäten, die es dem Selbst ermöglichen, sich in der zwischenmenschlichen Beziehung zu offenbaren:

Maitri: Freundlichkeit, Liebe
Karuna: Mitgefühl, Hilfsbereitschaft
Mudita: Bestärkende Zuwendung, Enthusiasmus, Begeisterungsfähigkeit, Ermutigung
Upeksha: Verständnisvolles Abstandhalten, vergebungsvolles Hinwegschauen
Ahimsa: Nichtverletzen (in Gedanke, Wort und Tat)
Satya: Die-Wahrheit-Sagen, Wahrhaftigkeit
Aparigraha: Nichtnehmen, Nichthorten, Nichtergreifen, Besitzlosigkeit, Freiheit von Habgier, Anspruchslosigkeit
Asteya: Nichtstehlen
Brahmacarya: Im Bewusstsein des Brahma (der Allseele) handeln; in Brahman wandeln

Wenn wir lernen, diese Qualitäten bewusst und wahrhaftig auszudrücken, wird die Trinität von (1) ein Spiegel sein, (2) ein Gegenüber sein und (3) Nähren und Teilen zu einem Feld der Heilung.

DIE TRINITÄT DER BEZIEHUNGSQUALITÄTEN

1. Ein Spiegel sein

Spiegeln bedeutet, dass wir unserem Gegenüber rückmelden, was wir sehen und wahrnehmen. Zu den yogapsychologischen Qualitäten des Spiegelns gehören: *Satya* (Wahrhaftigkeit), *Maitri* (Freundlichkeit), *Ahimsa* (Nichtverletzen) und *Karuna* (Mitgefühl).

Durch diese Qualitäten bleibt der zwischenmenschliche Spiegel frei von schmerzhaften Verzerrungen durch Beurteilung, Wertung oder Analyse. Das ermöglicht, inneres Erleben und seine äußere Wirkung zueinander in Beziehung zu setzen. So können wir uns in der gegenseitigen Wahrnehmung erden und mit der Realität verbinden.

2. Ein Gegenüber sein

Beim Gegenübersein stellen wir die jeweils eigenen Positionen einander zur Verfügung. Hier geht es darum, bereit zu sein, die eigenen Ideen, Werte und Gedanken miteinander zu teilen: wofür wir offen sind und was unsere Grenzen überschreitet, was uns gut tut, uns freut und unterstützt, aber auch was uns ärgert, traurig macht und blockiert.

Wir spüren den eigenen Raum und seine Grenzen durch den Raum und die Grenzen des anderen. Ein Gegenüber sein bedeutet auch dazubleiben, nicht wegzubrechen, wenn uns eine Beziehung fordert.

Yogapsychologische Qualitäten des Gegenüberseins sind: *Ahimsa* (Nichtverletzen), *Karuna* (Mitgefühl), *Satya* (Wahrhaftigkeit), *Maitri* (Freundlichkeit) und *Upeksha* (Nachsicht, Geduld).

Mit dem Spiegeln werden wir uns selber sichtbar, im Gegenüber erkennen wir den anderen. Beide Erfahrungen sind notwendig für die Entstehung von Vertrauen, Stabilität und Halt.

3. Nähren und Teilen

Beim Nähren und Teilen geht es um die Bereitschaft, für die Bedürfnisse unseres Gegenüber offen zu sein, und darum zu überprüfen, ob wir bereit und in der Lage sind, sie zu erfüllen. Bedürfnisse betreffen dabei nicht nur materielle, sondern auch geistige, emotionale und soziale Wünsche. Wir teilen uns mit, lassen andere Anteil nehmen, begleiten ohne eigene Erwartung, schaffen einen gemeinsamen Raum des Erlebens, wobei wir Augenhöhe, Transparenz und Gemeinschaft anbieten.

Qualitäten des Nährens und Teilens umfassen: *Aparigraha* (Freiheit von Habgier, Anspruchslosigkeit), *Asteya* (Nichtstehlen), *Satya* (Wahrhaftigkeit), *Maitri* (Freundlichkeit), *Upeksha* (Geduld), *Karuna* (Mitgefühl) und *Mudita* (Begeisterungsfähigkeit, Ermutigung).

Fazit

Wenn wir den Weg des Yoga gehen, entsteht in unseren Beziehungen ein wichtiger Raum für Selbst-Erkenntnis, Selbst-Erfahrung und Selbst-Verwirklichung. Als Yogalehrer*innen tragen wir eine besondere Verantwortung für seine bewusste Gestaltung.

Wir werden aus dem All-Einen, ursächlichen Ganzen in die Einheit der Vielheit geboren. Erst *Avidya* verursacht die schmerzhafte Isolation, das Leiden *(Duhkha)* über die Identifikation mit dem falschen, entfremdeten Selbst. Unsere Geburt ist eine Einladung zur Annahme, zu Respekt, Toleranz, Wahrhaftigkeit und Liebe, nach innen wie nach außen. Wonach wir suchen und wer wir in Wahrheit sind, können wir überall in Verbundenheit finden: Yoga.

ÜBUNG

Die *Brahmaviharas* kennenlernen

Dauer: ca. 15 Minuten

Material: Stift und Zettel/Tagebuch

Die folgenden Fragen können dir helfen, ein feineres Bewusstsein über deine Beziehung zu den *Brahmaviharas* zu entwickeln. Versuche, dich bei dieser kleinen Forschungsreise nicht zu bewerten, und achte auf eine interessierte, einfühlsame, spielerisch freudige und geduldige Haltung beim Erspüren der Antworten. Nimm dir Zeit für die einzelnen Fragen und schreibe deine Antworten auf.

1. Den schwersten Zugang ermitteln

- Zu welcher Qualität der *Brahmaviharas* hast du in Bezug auf dich selbst den schwersten Zugang?
    - *Maitri:* Dich selbst mögen, ein Interesse an dir selbst haben, die Freundschaft mit dir, die Liebe zu dir.
    - *Karuna:* Das Selbst-Mitgefühl, die Bereitschaft, in dich zu gehen und nachzuspüren, begleitet von dem aufrichtigen Wunsch, dass es dir gut geht.
    - *Mudita:* Die Würdigung und das Anerkennung von dem, was du bist und kannst. Die Freude über dich.
    - *Upeksha:* Die Geduld mit dir und Nachsicht, die Fehlerfreundlichkeit gegenüber dem, was dir nicht gelingt, deine Fähigkeit, Ansprüche an dich loszulassen.

- Wie war oder ist in deiner Familie der Umgang mit der von dir ausgewählten Qualität? Welche Geschichte verbindest du mit ihr? Wie wurde mit dir umgegangen?
- In welcher Situation fällt es dir am leichtesten, mit dieser Qualität in Kontakt zu kommen?

- Gibt es einen Ort in deinem Körper, wo du zu dieser schwierigen Qualität einen Zugang findest, wo du sie am leichtesten wahrnehmen kannst? Zum Beispiel verbinden sich einige mit *Maitri* auf der Ebene ihres Herzens, finden die Geduld von *Upeksha* im tiefen Raum der Atmung, die Freude von *Mudita* in einem sanften Lächeln oder das Mitgefühl von *Karuna* in den gefalteten Händen vor ihrer Brust. Probiere aus und nutze die Ressource deines Körpers, um dich mit der Qualität zu verbinden, wann immer du möchtest.

2. Verbindung mit dem Körper herstellen

- Gibt es einen Teil deines Körpers, den du gerne magst oder am schönsten findest?
- Gibt es einen Teil deines Körpers, den du nicht magst, der dir fremd ist, für den du dich vielleicht sogar schämst?
- Wähle eine der Qualitäten der *Brahmaviharas* und bringe sie mit dem Teil des Körpers zusammen, der dir fremd oder unangenehm ist. Dabei ist es wichtig, nichts zu erzwingen. Wenn möglich frage dich, ohne Erwartungen zu haben: »Was würde sich ändern, wenn ich mich mit dieser Qualität begleiten und sehen könnte? Wie würde ich mich fühlen? Hätte das Auswirkungen auf andere Bereiche in meinem Leben? Möchte ich mir diese Verbindung ermöglichen?«
- Erforsche deine unterschiedlichen Reaktionen.

3. Verbindung mit einer schwierigen Eigenschaft herstellen

- Gibt es eine Eigenschaft, ein emotionales Muster oder ein Verhaltensmuster an dir, welche/s du nicht magst und/oder sogar ablehnst? Ziehst du dich zum Beispiel bei Auseinandersetzungen schnell zurück oder kommst dir manchmal zu laut und angeberisch vor? Kennst du eine solche Eigenschaft, ein entsprechendes Verhalten bei dir?
- Versuche zu erforschen, ob diese Eigenschaft früher eine bestimmte Funktion hatte. Die Neigung, sich zurückzuziehen, kann uns früher etwa vor den cholerischen Ausbrüchen des Vaters geschützt haben. In lautem Auftreten kann wiederum das Bedürfnis enthalten sein, endlich gesehen und gehört zu werden.

- Liegt hinter der ungeliebten Eigenschaft eine alte Verletzung? Welche ist das? Erforsche und benenne sie.
- Wenn du eine Antwort auf die letzte Frage gefunden hast: Ist es möglich, diese Verletzung mit den Qualitäten der *Brahmaviharas* in Kontakt zu bringen? Welche der Qualitäten empfindest du hier für dich am heilsamsten?

Die behutsame Beschäftigung mit diesen oder auch ähnlichen Fragen kann unsere Beziehung zu den vier Qualitäten der *Brahmaviharas* öffnen und erweitern. Wir schärfen unser Bewusstsein dafür, wie wir mit uns selbst – und mit anderen – umgehen. Wenn wir unseren Schüler*innen und Klient*innen dabei helfen wollen sich anzunehmen, Geduld mich sich selbst zu haben und sich mit Selbstliebe zu begegnen, müssen wir ihnen diesen Schritt vorausgehen.

ÜBUNG

Die *Brahmaviharas* in der Welt manifestieren

Dauer: ca. 5 Minuten (Innehalten am Morgen)
Material: Stift und Zettel/Tagebuch

Die *Brahmaviharas* in Bezug auf uns selbst anzuwenden, ist nur eine Seite ihrer heilsamen Kraft. Mit dem Blick nach außen, in die Welt und auf unsere Beziehungen vervollständigen wir ihre transformative Kraft.

Dabei geht es nicht darum, dass wir uns für das eine oder das andere entscheiden müssen, nicht entweder innen oder außen, gut zu mir oder gut zu dir. Mit einer solchen Einstellung würden wir die Dynamik einer trennenden, sich widersprechenden Dualität aufrechterhalten. Die *Brahmaviharas* laden uns vielmehr dazu ein, nach dem Gemeinsamen, dem Dialog, der Kooperation und einer Verbindung zu suchen, auch wenn uns das nicht immer leichtfällt.

Diese Übung beginnt mit einem morgendlichen Innehalten. Wer eine regelmäßige Asana-, Pranayama- oder Meditationspraxis pflegt, kann das beispielsweise im Anschluss an die gewohnten Übungen tun.

- Gehe in dich und stelle dir die folgende Frage: »Welche der vier Qualitäten möchte ich am heutigen Tag in meinem Bewusstsein halten und mit anderen teilen?« Entscheide dich und notiere deine Antwort kurz.
- Nun versuche, dich über den Tag immer wieder an die Haltung deiner gewählten Qualität zu erinnern. Bringe sie so oft wie möglich in deine Beziehungen ein: zu Hause, auf der Straße, bei der Arbeit, bei Schüler*innen und Klient*innen oder anderen Gelegenheiten.
- Übergehe dich dabei nicht selbst, sondern überprüfe unvoreingenommen, ob es sich für dich richtig anfühlt.

Die *Brahmaviharas* kreieren einen freundlichen Raum des kooperativen Gebens und Teilens jenseits der Prinzipien von Schuld und Pflicht. Die Übung mag einfach erscheinen, aber ihre Wirkung ist kraftvoll. Denn in ihrem Zentrum befindet sich die Voraussetzung für die Entstehung eines lebendigen Selbst im pulsierenden Eingebundensein des Ganzen.

FALLBEISPIEL

Upeksha – die offenen Schuhe beim Gehen

Im Anschluss an die wöchentlich stattfindende Meditationsgruppe fragte mich Anja, eine langjährige Teilnehmerin, ob es möglich wäre, ein Beratungsgespräch zu vereinbaren. Anlass waren die immer wieder auftretenden Krisen mit ihrem Lebenspartner. Da dieser kein Interesse an einer Paararbeit hatte, schlug ich vor, uns ganz auf Anjas Wahrnehmung einzulassen. So liefen wir nicht Gefahr, ihrem Mann eine Perspektive zu unterstellen, die er nicht korrigieren konnte.

Häufig wünschen sich Klient*innen die Beteiligung ihres Partners bzw. ihrer Partnerin bei Beratungen. Sie hoffen, dass er oder sie das Verhalten ändert, sich einsichtig zeigt oder zumindest an einer gemeinsamen Lösung mitarbeitet. Anja aber wollte selbst die Verantwortung für ihre Entwicklung übernehmen, und so war sie mit der Einzelarbeit einverstanden. Hier sollte es ganz um sie gehen; die Aussicht auf ungeteilte Zuwendung tat ihr gut.

Anja war Ende zwanzig, arbeitete in einem großen Architekturbüro und hatte mit ihrem ebenfalls berufstätigen Partner eine dreijährige Tochter. Die Gefühle in der Partnerschaft beschrieb sie als grundsätzlich zugewandt und liebevoll. Dennoch kam es in regelmäßigen Abständen zu heftigem Streit. Die Anlässe schienen unterschiedlich zu sein. Ein Muster konnte sie nicht erkennen. Was sich immer wiederholte, war, dass sie sich von ihm in diesen Auseinandersetzungen nicht gesehen und unverstanden fühlte.

Anja war intelligent, wach und in der Lage, einem Thema konzentriert zu folgen. Ihre Sprache war klar und direkt, aber ungewöhnlich schnell, fast atemlos. Diese Beobachtung teilte ich mit ihr. Sie wusste von ihrer Geschwindigkeit und erzählte, dass sie sich im Alltag oft getrieben fühle. Meiner Einladung, ihr Tempo versuchsweise zu verlangsamen, konnte sie kaum folgen. Entweder verlor sie den Faden oder fiel in die alte Geschwindigkeit zurück. Ich fragte, ob sie Interesse an einer kleine Übung hätte; sie willigte ein.

ATEMÜBUNGEN

Eine sehr gute Möglichkeit, innere Erregung zu abzubauen und sich zu beruhigen, führt über den Atem. Dazu gab ich Anja die einfache, *Ujjayi* genannte Praxis aus dem Yoga mit nach Hause. Diese sollte sie nach Möglichkeit jeden Morgen für zehn Minuten praktizieren. Ziel war es, die Erfahrung von gleichmäßiger Länge und Stärke von Ein- und Ausatmung zu machen.

Bei Anjas Atem lag der Schwerpunkt auf der Einatmung. In Pausen neigte sie dazu, den Atem anzuhalten und zu pressen. *Ujjayi* unterstützt die bewusste Wahrnehmung des eigenen Atems und etabliert seinen gleichbleibenden Rhythmus. Über das Zusammenspiel von Symphatikus und Parasymphatikus überträgt sich diese Ausgeglichenheit auf unser Erleben.

Mithilfe der Übung wurde Anja bewusst, wie sehr ihr hohes Tempo dazu führte, dass sie sich im Grunde kaum wahrnahm. So konnte sie im Alltag zwar effizient und zuverlässig funktionieren, hatte aber nur wenig Kontakt zu ihren Bedürfnissen.

Als wir begannen, nach ihren Emotionen zu forschen, wurde sie rasch ungeduldig. Ich sprach sie auf diese Gereiztheit an, worauf sie antwortete, dass sie dieses Muster gut kenne. Mit dem Ärger und seiner Energie versuche sie, sich aus einer entstehenden Enge zu befreien. Ich lud sie ein, die Wut einen Augenblick zuzulassen. Als sie dem Gefühl Raum gab, wich der Ärger einer tieferen, darunterliegenden Trauer.

Anja begann, von ihrer Kindheit zu erzählen. Auch ihre Eltern waren wie sie und ihr Partner heute berufstätig gewesen. Für liebevolle Aufmerksamkeit blieb nur wenig Zeit. Als Älteste von vier Geschwistern musste sie im Alltag funktionieren. Die allmorgendliche Situation kam ihr in den Sinn: das hastige Zusammensuchen der Sachen, der Ruf »Anja, beeil dich!« aus dem Flur, der flüchtige Kuss zum Abschied, die offenen Schuhe beim Gehen. Sie erkannte, dass diese frühe Forderung nach Effizienz sich in ihr als eine treibende und beständige Ungeduld etabliert hat: Alles muss schnell gehen!

ATEMÜBUNG UND ASANASEQUENZ

Um die Ruhe des Atems auf Muskulatur und Bewegung zu übertragen, ergänzte ich Anjas Übung mit einer kurzen, einfachen *Asana*-Sequenz, die sie leicht lernen konnte. Diese Erweiterung zielte darauf ab, den kontrollierten und beruhigten Atem in den Bewegungsfluss zu integrieren.

Wenn Anja in unseren Sitzungen versuchte, langsamer zu sprechen und dabei auf sich selbst zu achten, erlebte sie, wie ein Gefühl der Sorge entstand. Vor allem erwartete sie, das ich ungeduldig und ärgerlich werden würde. Ich versicherte ihr freundlich *(Maitri),* dass ich ihre Angst verstehen könne *(Karuna)* und keinerlei Ungeduld empfände, wenn sie sich Zeit ließe *(Upeksha).*

Die Verbindung von Freundlichkeit, Mitgefühl und Geduld ergibt eine kraftvolle Einheit. Wenn wir sie in ihrer Gesamtheit erleben, können wir den einzelnen Aspekten glauben. Dennoch war es in den folgenden Treffen wichtig, die Einladung, sich Zeit nehmen zu dürfen, beständig zu wiederholen.

Im Verlauf der Sitzungen verstand sie ihre Ungeduld mit sich selbst und auch die dahinter liegende Trauer darüber, nicht genügend gesehen worden zu sein. Ihr wurde bewusst, wie sie den eigenen Druck auf ihren Partner projizierte, um sich dann wiederum von außen gedrängt zu fühlen. Wenn er sich gegen ihren Vorwurf verteidigte, fühlte sie sich missverstanden und nicht gesehen.

Dieses Drama wiederholte sich stetig. Doch nun konnte sie lernen, es zu beenden. Diese Erkenntnis erlebte sie wie eine Befreiung. Ich freute mich mit ihr und ermutigte sie, diese Einsicht zu vertiefen *(Mudita).*

In einer weiteren Übung entdeckte Anja, wie sehr ihre Ungeduld nachließ, wenn sie sich selbst einfach zulächelte. Dabei schaute sie auch auf ihren kindlichen Teil, das ungesehene, innere Kind. Auf diese Weise entstand Nähe. Zugleich öffnete sich ein freundlicher, annehmender Raum, in dem auch für andere Gefühle Platz war. Anja fasste den Entschluss, diesem Weg folgen zu wollen.

MEDITATION

Anja besuchte die wöchentliche Meditationsgruppe schon länger. So gelang es ihr leicht, fokussiert zu verweilen. Auch auf die Vorstellung des »inneren Lächelns« konnte sie sich gut ausrichten. Wenn ihr Geist auf diese Weise zur Ruhe kam, blieb sie in der annehmenden, offenen Weite.

Für die Praxis, die nun aus Atem, Körperübung und Meditation bestand, benötigte sie jeden Morgen ca. 20 Minuten. Dafür stand sie gerne etwas früher auf. Es war eine Zeit, die nur ihr selbst gewidmet war.

An diesem Punkt der Entwicklung beschlossen wir, die gemeinsame Einzelarbeit zu beenden. Über die Meditationsgruppe waren wir weiter in Kontakt. Gelegentlich nahm sie eine Coachingstunde, um ihre Meditationspraxis an den entstandenen Prozess anzupassen. Immer wenn ihr hier etwas nicht gleich gelang oder sie eine weitere Erklärung brauchte, schaute sie mich an und sagte lächelnd: »Upeksha.«

Folgen von *Avidya*:

Eine yogapsychologische Perspektive zum Verständnis sexualisierter Gewalt im Yoga-Umfeld

Wenn wir über Yoga und Beziehung sprechen, kommen wir leider nicht umhin, uns auch den Schattenseiten zuzuwenden. Wir haben bereits einen Blick auf die Beziehung zwischen Lehrer*innen und Schüler*innen geworfen, auf die Herausforderung, diesen Beziehungsraum als Wachstumsraum zu gestalten. Die Ausrichtung an Idealen wie den Qualitäten der *Brahmaviharas* sollte in diesem Zusammenhang nahelegen, dass Yoga einen sicheren Raum für Übende bieten sollte.

Dennoch wissen wir von zahlreichen Übergriffen, die oft auch strukturell in den jeweiligen Gemeinschaften geduldet oder ignoriert wurden – und werden. Neben den Vorkommnissen, die es ans Licht der Öffentlichkeit geschafft haben, muss man von einer hohen Dunkelziffer ausgehen, die weit über den bekannten Vorfällen liegt.

Die Frage drängt sich auf: Wie kann es überhaupt geschehen, dass es gerade im Yoga-Kontext immer wieder zu den verschiedensten Formen sexualisierter Gewalt kommt? Die oben genannten Begleitungsqualitäten müssen dabei offensichtlich radikal übergangen werden, denn sonst wären Gewalt und Grenzverletzungen nicht möglich.

Anhand des Beispiels von Julie Salter, langjährige persönliche Assistentin von Swami Vishnudevananda, dem Gründer der internationalen Sivananda Yoga Vedanta Zentren und Ashrams, möchte ich versuchen, dieser wichtigen Frage nachzugehen.

Einige Monate nach dem Tod von Vishnudevananda Mitte der 90er-Jahre trennte sich Julie Salter nach 21 Jahren von der weltweit aktiven Sivananda-Gemeinschaft, gab alle Ämter auf und legte ihren spirituellen Namen ab. 2007, mehr als zehn Jahre später, bat sie die Leitung der Organisation um eine Anhörung. Vor einem eigens eingerichteten Gremium berichtete sie hier erstmals von ihrer mehrjährigen sexuellen Beziehung mit Vishnudevananda. Sie beschrieb, dass sie diesen Kontakt nicht als freiwillig erlebt hatte, ohne sich jedoch in der Lage zu fühlen, ihn aus eigener Kraft zu beenden. Die Schilderungen von Julie Salter wurden von dem Rat zunächst als unglaubwürdig eingestuft und schließlich von der Organisation zurückgewiesen.

Wenn wir über sexualisierte Gewalt sprechen, ist es wichtig, zuerst an die betroffene Person zu denken: mitfühlend, verständnisvoll, würdigend und unterstützend. Beschäftigen wir uns sofort mit den Tätern, dem Umgang mit der Tat oder möglichen Maßnahmen, bleiben die Opfer erneut allein.

Dass Julie Salter mit ihrer Geschichte Ende 2019, mehr als zehn Jahre später, erneut an die Öffentlichkeit ging, erforderte enormen Mut. Ihre Bereitschaft zu diesem Schritt ist eine Aufforderung an uns, die eigene Akzeptanz und Toleranz für Strukturen zu überprüfen, die Machtmissbrauch begünstigen. Denn sexuell grenzverletzende Handlungen finden immer in einem Kontext der Machtungleichheit statt.

Wie kommt es dazu, dass wir in Gemeinschaften, deren zentrales Anliegen die Entwicklung von Gewaltlosigkeit *(Ahimsa),* Wahrhaftigkeit

(Satya) und Mitgefühl *(Karuna)* ist, eine große Anfälligkeit für sexuelle Gewalt und Missbrauch beobachten?

Patanjali gibt uns einen hilfreichen Hinweis:

> *»Unbeständiges für Beständiges, Unreines für Reines, Unglückbringendes für Glückbringendes und Unwesentliches für Wesentliches zu halten ist* ***avidyā****« (Sriram 2006).*
>
> YOGASUTRA 2.2.5

Avidya, die Verwechslung oder Unwissenheit, wird als die erste Bedingung für die *Kleshas*, die Ursachen des Leidens, genannt. Betrachten wir sie im Folgenden im Zusammenhang mit der Dynamik von sexualisierter Gewalt.

Die fünf Verwechslungen

VERWECHSLUNG 1: SINNLICHKEIT UND SEXUALITÄT

Eine Anfälligkeit für sexuelle Übergriffe im Yoga-Kontext entsteht sicherlich aus der Körperlichkeit, die in der modernen Yogapraxis meist im Vordergrund steht. Die körperliche Ebene braucht immer ein besonderes Bewusstsein, eine klare Ethik und gewachsene Reife im Umgang mit Grenzen. Nicht umsonst gibt es einen differenzierten Diskurs über *hands on*, die Art und Weise sowie die Notwendigkeit von Berührungen im Unterricht, um Schüler*innen vor Grenzverletzungen zu schützen.

Patanjali weist auf die Gefahr äußerer Reize hin (Yogasutra 4.11). Das gilt nicht zuletzt für die Ebene unserer triebhaften Instinkte. Die körperliche Ebene des Yogaunterrichts öffnet uns immer auch in eine sinnliche Erfahrung. Das ist wichtig und heilsam, denn Sinnlichkeit ist eine Verbindung zu unserem Kontakt mit dem Selbst.

Wenn aber Lehrer*innen den sinnlichen Raum mit Sexualität verwechseln oder zulassen, dass beide sich vermischen, kommt es unweigerlich zu Grenzverletzungen. In diesem Fall fehlen Bewusstsein, Ethik und Reife, um eigene sexuelle Bedürfnisse und Impulse klar zu erkennen, zu regulieren und aus der Beziehung zu Schüler*innen herauszuhalten. Liegt diese Art der Verwechslung vor, wird der Unterricht zu einer Art »Gelegenheitsraum« – analog zum Begriff der Gelegenheitskultur im Kontext institutionellen Missbrauchs. Mit dieser Unklarheit verschwimmen elementare Grenzen und die Schwelle für Übergriffe sinkt.

VERWECHSLUNG 2: VERGANGENHEIT UND GEGENWART

Übertragung und Gegenübertragung sind Begriffe aus der Tiefenpsychologie, die unser weiteres Verständnis der Beziehungsdynamik zwischen Lehrer*innen und Schüler*innen unterstützen können.

Zu einer Übertragung kommt es, wenn wir unbewusst eigene Gefühle, Erwartungen oder Wünsche aus der Vergangenheit, insbesondere aus der Kindheit, auf aktuelle Beziehungen projizieren. Übertragungsgefühle werden leicht ausgelöst, wenn der Kontakt dazu neigt, alte Eltern-Kind-Muster zu aktivieren. Dazu gehört auch die Beziehung zwischen Lehrenden und Schüler*innen. In dieser oft »positiven Übertragung« wird dem idealisierten Lehrer beispielsweise die Rolle des wissenden, verständnisvollen oder gütigen Erlösers zugeschrieben.

Die empfundenen Gefühle stammen aus unbefriedigten Beziehungsbedürfnissen der Vergangenheit und werden nun stellvertretend an die Person des Lehrenden gerichtet. Dieser Vorgang der Übertragung ist zunächst vollkommen normal und geschieht meist unbewusst. Bedürfnisse wenden sich immer wieder an ein Gegenüber, suchen nach Erfüllung.

Der Prozess der Gegenübertragung findet statt, wenn wir auf Übertragungsgefühle reagieren, anstatt sie als solche zu erkennen. Der/die Lehrende spürt die Wünsche des Gegenüber, fühlt sich, ebenfalls unbewusst, als Erlöser*in gemeint und reagiert aus dieser vielleicht sehr schmeichelhaften Identifikation heraus. Es beginnt eine Beziehungsdynamik, bei der die Augenhöhe verloren geht.

In privaten Beziehungen ist das Gegenüber immer auch ein Spiegel, in dem wir uns selbst erkennen und überprüfen können (Witthöft 2019b). Schüler*innen sehen in uns oft das, was sie brauchen und suchen, nicht das, was wir tatsächlich sind. Es ist diese Verwechslung, die meist eine Erhöhung (des Selbstwerts) der Lehrenden bewirkt.

Daher braucht es aufseiten der Lehrenden ein klares Bewusstsein über ihre Rolle und Funktion. Nimmt der/die Lehrende positive Übertragungsgefühle von Schüler*innen persönlich und beginnt eine sexuelle Beziehung, können Schüler*innen diese Verwechslung aufgrund ihrer eigenen Übertragungsgefühle nur schwer erkennen. Dieser Beziehungsdynamik liegt letztlich (Macht-)Missbrauch zugrunde. Psychotherapeut*innen sind verpflichtet, ihre eigene Rolle regelmäßig in der Supervision zu reflektieren, um solche und andere Vermischungen zu verhindern.

Ich kenne international bekannte tantrische Lehrer, die sexuelle Beziehungen mit ihren Schülerinnen pflegen und diese mit der Besonderheit ihrer Tradition rechtfertigen. Aber der Glaube, die Gefühle von Schüler*innen ausreichend beurteilen zu können, impliziert eine massive Gefahr für psychische Verletzungen.

Besonders Menschen, die in ihrem Leben bereits Missbrauch erlebt haben oder in autoritären Familienstrukturen aufgewachsen sind, haben es oft schwer, sich von Beziehungsangeboten abzugrenzen, die das Risiko erneuter Grenzverletzungen beinhalten. So neigen sie eher dazu, sich in hierarchisch angelegten Systemen unterzuordnen und schlechte Behandlung, Demütigung oder sexuelle Handlungen zu akzeptieren. Vor dem

Hintergrund ihrer Biografie ist das nicht immer Ausdruck einer reifen und freien Entscheidung, sondern Folge der eigenen Verletztheit, der Gewöhnung an Grenzverletzung und der Entwertung der eigenen Wahrnehmung.

VERWECHSLUNG 3: HINGABE UND UNTERWERFUNG

Yogaklassen und -schulen ermöglichen häufig die Erfahrung von Zugehörigkeit und Gemeinschaft. Damit stellen sie ein wichtiges Angebot für unser Bedürfnis nach Beziehung dar. Wenn Menschen sich auf eine Gemeinschaft einlassen, deren Bedingungen ihre Bedürfnisse nach Beziehung stillen, sind sie leichter dazu bereit, Unstimmigkeiten zu übergehen und hinzunehmen. Bei entstehenden Grenzverletzungen oder anderen Konflikten stellen sie sich eher selbst infrage als ein System, das sie mit Förderung und Zugehörigkeit verbinden.

Viele Schulen des Yoga pflegen mit den Gründern ihrer jeweiligen Tradition einen besonderen Umgang. Darin äußert sich der Wunsch, das empfangene Erbe in Liebe und Dankbarkeit zu würdigen. Bilder der Lehrer*innen stehen auf Altären, eingerahmt von Blumen, Schmuck und Kerzen. Die »bedingungslose« Hingabe an den Guru, der das Göttliche verkörpert, wird in der Bhagawadgita als kraftvoller Weg der Befreiung empfohlen, auf dem das Ich in dem so immer tiefer werdenden Vertrauen überwunden werden kann.

Stellt eine Gemeinschaft aber ihre Lehrenden und Lehren über die Wirklichkeit der Mitglieder, erstarren die ursprünglichen Inhalte zu dogmatischen, rigiden Glaubenssätzen. Ihre Bedeutungen werden nicht mehr aktualisiert, erforscht, hinterfragt und lebendig gehalten *(Anusasana),* sondern nur noch überliefert und gelehrt.

Das wird besonders problematisch, wenn ein*e Gründer*in von seinen/ihren Schüler*innen quasi heiliggesprochen und damit für unfehlbar erklärt wird. Immer wenn wir das Göttliche über die Nächstenliebe stellen, haben wir den Kontakt zum Göttlichen verloren *(Avidya)!*

Befreiung *(Moksha),* die wir als eine Lösung von unseren Identifikationen *(Samyoga)* verstehen, bedeutet nicht, unfehlbar zu werden. Das Gefühl eigener Unfehlbarkeit ist immer ein Hinweis auf Überheblichkeit und Allmachtsfantasie. Unser Bedürfnis nach der Unfehlbarkeit anderer erwächst wiederum aus dem regressiven Wunsch, erlöst zu werden.

Zugleich ist die Behauptung von Unfehlbarkeit immer auch ein Ausdruck passiver oder aktiver Macht: »Ich weiß etwas, was du nicht weißt. Wenn du mir nicht glaubst, bist du nur zu unreif, um meine Wahrheit zu erkennen.« Diese Haltung erzeugt eine hohe Gefahr für Anpassungsverhalten. Hinzu kommt, dass die vertikale Struktur von Macht die Entstehung von regressivem Empfinden und Verhalten fördert: »Die sind groß, ich bin klein. Die wissen viel, ich weiß wenig. Die sind reif, ich bin unreif«.

So geraten wir in die Perspektive des Kindes. Ein zentrales Bedürfnis des Kindes ist es, geliebt und anerkannt zu werden. Deshalb versucht es zu gefallen. Wenn das Erleben des Kindes nicht gefragt ist oder als unpassend zurückgewiesen wird, gewöhnt es sich daran, sich an die Erwartungen der Umgebung anzupassen (Witthöft 2019a).

Diese Selbst-Aufgabe und die damit verbundene Unterwerfung machen extrem anfällig für Machtmissbrauch, auch in Form sexueller Ausbeutung. Donna Fahri, neuseeländische Yogalehrerin und Aktivistin für »MeToo-Yoga«, bezeichnet die ausgesprochen autoritären Lehrweisen mancher Traditionen als eine Pädagogik des Missbrauchs *(pedagogy of abuse).*

Machtstrukturen gibt es in fast allen Bereichen des Lebens. Die behauptete Unfehlbarkeit einer Tradition verstärkt ihre Entstehung enorm.

VERWECHSLUNG 4: DAS ABSOLUTE UND DAS KONKRETE

Auf dem spirituellen Weg wird häufig von der Überwindung des Egos gesprochen. Im Yoga sind damit die Ich-Verhaftung *(Asmita)* und die Neigung zur Identifikation *(Samyoga)* gemeint. Aus psychologischer Perspektive gibt es jedoch auch wesentliche, unverzichtbare Ich-Funktionen, wie wir im Kapitel über die Dynamik der *Kleshas* bereits gesehen haben. Dazu gehören unter anderem die eigenständige und kritische Wahrnehmung der Realität, die Wahrnehmung unserer Bedürfnisse (auch in Bezug auf Grenzen), die Fähigkeit zu Selbst-Schutz und Selbst-Behauptung.

Fordern Lehrende, eine Schule oder Tradition die undifferenzierte Aufgabe des Egos und damit der entsprechenden Ich-Funktionen, entsteht ein hohes Risiko für alle erdenklichen Formen von Grenzverletzungen. Denn Schüler*innen können Selbst-Verleugnung und Unterwerfung (das Konkrete) mit spiritueller Entwicklung (das Absolute) verwechseln. Auch das ist eine naheliegende Ursache für das gehäufte Vorkommen sexuellen Missbrauchs in spirituellen Gemeinschaften.

Ein einfacher Schlüssel für das differenzierte Verständnis des Egos ist: In Kontakt mit dem Konkreten, mit der Welt, unseren Beziehungen brauchen wir ein achtsames, mitfühlendes Ich, das in der Lage ist, uns zu vertreten. Im Kontakt mit dem Absoluten stellt das Ich ein Hindernis dar, denn es bildet einen Pol der trennenden Dualität (Witthöft 2019a).

VERWECHSLUNG 5: TÄTER UND OPFER

Opfer sexueller Übergriffe geraten leicht in eine lähmende Dynamik von Schuld- und Schamgefühlen. Das wird noch verstärkt, wenn sich eine Tradition, Gemeinschaft, Person oder Lehre als allwissend, überlegen oder unfehlbar gibt. So stellen Opfer sich selbst oft infrage, werfen sich vor, an den entstandenen Grenzverletzungen selbst schuld zu sein und das eigene Ego wie auch empfundenes Leid zu wichtig zu nehmen.

Oft schützen sich Tätersysteme, indem sie die Schuldgefühle der Betroffenen bestätigen. Julie Salter wurde bei ihrer Anhörung 2007 entgegnet: »Mary Magdalene was the wife of Jesus but only talked of the teachings.« Dieses subtile Schweigegebot sowie die Dynamik des *victim blaming*, der »Täter-Opfer-Umkehr«, führt zur erneuten Verletzung der betroffenen Person und erschwert auch in der Folge den Prozess der Verarbeitung.

Missbrauch öffentlich zu machen und eine Person oder Organisation mit ihrem Verhalten zu konfrontieren, wird Opfern oft als Verrat vorgeworfen. So als wären sie es, die das Heilige, Helle und Reine beschmutzen. Sich dieser Täuschung und Verdrehung bewusst zu werden, ihr zu widersprechen und sich zu behaupten, ist eine gewaltige Aufgabe. Sie erfordert Mut und soziale Unterstützung.

Fazit

Um zu verstehen, wie es im Yoga zu sexualisierter Gewalt kommen kann, ist es hilfreich, die verschiedenen Ebenen der Verwechslung *(Avidya)* zu erkennen. Darüber hinaus spielen noch weitere Faktoren eine wichtige Rolle, wie zum Beispiel ein tabuisierender oder unklarer Umgang mit Sexualität, mangelnde Kenntnis über die Zusammenhänge zwischen Macht und (sexualisierter) Gewalt und damit fehlende Schutzstrukturen in Organisationen und Schulen (zu letzteren siehe Rulofs 2016).

Organisationen, die von Missbrauchsfällen betroffen sind, stehen vor einer großen Herausforderung. *Satya*, die Wahrhaftigkeit, ist nicht nur eine Tugend und Verhaltensregel. *Satya* ist auch ein kraftvoller Weg der Befreiung. Die Erfahrung zeigt, wie wichtig es ist, nicht nur auf das Vergehen Einzelner zu schauen, sondern zu versuchen, die offenen und verdeckten Mechanismen zu verstehen, die die Entstehung von sexuellem Missbrauch begünstigen.

Sich der Aufarbeitung von Vorfällen zu stellen, heißt, Veränderungen willkommen zu heißen, die in Richtung einer Demokratisierung von Strukturen gehen. Und wir sollten auch bereit sein, uns selbst immer wieder zu hinterfragen: »Wie bewusst gehe ich mit meiner Rolle und Verantwortung um?«

Ich habe Julie Salter 1994 in Indien kennengelernt. Sie gehörte für mich zu den prägenden Begegnungen dieser Reise. Vielen Dank Julie, dass du diesen mutigen Schritt gegangen bist: für dich und für uns.

Purushartha

»Es ist ein großer Fehler, zu glauben, dass der beste Weg,
euch selbst zum Ausdruck zu bringen, darin besteht, zu tun,
was immer ihr wollt, euch zu verhalten, wie es euch gefällt.
Das bedeutet nicht, euch selbst zum Ausdruck zu bringen.
Wenn ihr genau wisst, was es zu tun gilt, und es dann tut,
dann könnt ihr euch selbst ganz zum Ausdruck bringen.«

SHUNRYU SUZUKI

Was sind Bedürfnisse?

Wie wir im Kapitel über die *Klesha*-Dynamik gesehen haben, ist die Entstehung von Blockaden eng mit der Frage verbunden, ob unsere individuellen Bedürfnisse in der Welt einen Platz finden. Gelingt das nicht oder zu selten, wird der Fluss zwischen Selbst und Welt eingeschränkt oder ganz blockiert.

In vielen spirituellen Traditionen haben Bedürfnisse einen schlechten Ruf. Und auch im Yoga wird immer wieder empfohlen, aufkommende Bedürfnisse als einen Ausdruck des Egos zu verstehen und sie folglich zu ignorieren.

Die psychologische Forschung ist sich weitgehend einig, dass die Entstehung einfacher Blockaden bis hin zu größeren, pathologischen Störungsmustern in Zusammenhang mit der Fähigkeit steht, eigene Bedürfnisse wahrzunehmen, anzunehmen und gegenüber der Umwelt zu behaupten.

Dieser Umstand führt uns nochmals zu der eingangs vorgestellten Perspektive von Mitgefühl, Achtsamkeit und Pulsation (MAP) zurück. Denn auch hier geht es um unsere Hingabe an den freien Ausdruck unseres Selbst und um die Fähigkeit, die Bedürfnis-Impulse als Ausdruck des Selbst zu verstehen, sie wahr- und anzunehmen.

Auf den ersten Blick scheint es, als lege uns vor allem das vedantisch geprägte Yoga einen asketischen Lebensstil nahe, der weg von der vergänglichen, bedürfnisorientierten Welt und hin zur wahrhaftigen Erfahrung des ewigen, nondualen und losgelösten Brahman weist. Die Frage ist also: Lässt sich dieser scheinbare Widerspruch auflösen? Und wenn es gelingt, in welchem Zusammenhang stehen die Bedürfnisse zum ursprünglichen Dreiklang von Körper, Emotionen und Geist?

PRIMÄRE BEDÜRFNISSE UND KOMPENSATION

Um die grundsätzliche Bedeutung von Bedürfnissen zu verstehen, betrachten wir zunächst den Unterschied zwischen »wollen« und »brauchen«. Im Englischen fällt dieser durch die divergierenden Begriffe *wants* (Wünsche, Begehren) und *needs* (Bedürfnisse) noch eindeutiger aus als im Deutschen.

Dinge, die wir »brauchen«, sind wichtig, um zurück in eine ausgewogene Balance zu finden. Wenn wir Hunger haben, weil unsere letzte Mahlzeit länger zurückliegt, »brauchen« wir Nahrung. Wenn wir uns einsam fühlen, »brauchen« wir die Nähe von anderen Menschen.

Wenn wir aber essen, weil wir uns einsam fühlen und die fehlende Nähe einer Beziehung mit Nahrung kompensieren, »wollen« wir essen.

Etwas zu »wollen« bedeutet also immer, ein tieferliegendes, eigentliches, primäres Bedürfnis zu kompensieren.

Hier kommen wir auf die drei menschlichen Seins-Ebenen zurück: Körper, Emotion und Geist. Jede der Ebenen hat ihre spezifischen Bedürfnisse und einen entsprechenden Ausdruck. Zugleich stehen sie auch in einer wechselseitigen Verbindung miteinander. Wenn wir verstehen, wo ein Bedürfnis seinen Ursprung hat, können wir verhindern, es auf einer anderen Ebene zu kompensieren. Bedürfnisse lassen sich nur auf ihrer eigenen Ebene befriedigen.

Betrachten wir nun die drei Bedürfnisebenen genauer.

1. Empfindungen: Bedürfnisse des Körpers

Körperliche Bedürfnisse können wir meist unmittelbar verstehen: Wenn wir müde sind, braucht der Körper Erholung. Wenn wir uns steif fühlen, braucht der Körper Bewegung. Wenn wir hungrig sind, fehlt dem Körper Energie in Form von Kohlenhydraten, Proteinen, Fett etc. Dabei stehen die Empfindungen des Körpers immer für ein Bedürfnis, das das Überleben des Organismus sichern soll.

2. Gefühle: Bedürfnisse in Beziehungen

Auf der Ebene der Gefühle fällt es etwas schwerer, das dahinterstehende Bedürfnis zu identifizieren. Nehmen wir beispielsweise das Gefühl der Wut. Auch wenn die Auslöser unterschiedlich sind, werden wir bei genauer Betrachtung feststellen, dass Wut in der Regel etwas mit Grenzverletzungen zu tun hat. Dabei spielt es keine Rolle, ob es sich um körperliche, emotionale oder geistige Grenzen handelt.

Wenn wir beispielsweise wütend werden, weil uns jemand an der Supermarktkasse mit dem Einkaufswagen von hinten anrempelt, ist das Bedürfnis hinter dem aufkommenden Ärger, unsere körperlichen territorialen Grenzen zu verteidigen. Wenn sich jemand über uns lustig macht, während wir traurig sind, steht hinter der Wut das Bedürfnis, den Raum unserer Würde zu schützen. Werden unsere Ideale oder Werte infrage gestellt, entsteht das Bedürfnis, die Grenzen unserer Integrität zu behaupten.

Dass die Wut zu einer sehr hohen Ladung neigt, hängt damit zusammen, dass wir – evolutionsbiologisch betrachtet – möglichst viel Energie brauchten, um die eigenen Territorien erfolgreich gegen fremde Aggressoren verteidigen zu können. So steht uns heute mitunter mehr Energie zur Verfügung, als nötig ist, um jemanden freundlich zu bitten, mit seinem Einkaufswagen etwas Abstand zu halten.

Neben der Wut und ihren Geschwistern Zorn, Ärger, Aggression und Hass hat auch jedes andere Gefühl sein ureigenes Motiv. So reguliert eine nach außen sichtbare Scham das Bedürfnis, nach einer empfundenen oder tatsächlichen Schuld von anderen nicht ausgestoßen, verbannt und geächtet zu werden. Das Gefühl des Verliebtseins weckt das Bedürfnis, sich mit jemandem emotional, geistig und körperlich zu verbinden. Enttäuschung wiederum löst uns von ungerechtfertigten Erwartungen.

Jedes Gefühl hat demnach eine eigene Funktion. Während es bei den Empfindungen noch um die Regulation unseres körperlichen Wohlbefindens ging, regeln die Gefühle vor allem unsere Bedürfnisse im Kontext von Beziehungen zu unseren Mitmenschen.

3. Geist: Kognitive Bedürfnisse

Wie können wir Bedürfnisse, die hinter den mentalen Verfassungen stehen, erkennen? Unser Bewusstsein in Gestalt des Neocortex ist evolutionär betrachtet das jüngste Mitglied unseres zentralen Nervensystems. Daher sind seine Aufgaben komplex, vielseitig und subtil.

Zunächst hat das Bewusstsein die Funktion, die Bedürfnisse des Körpers und der Emotionen kompetent gegenüber der Welt zu vertreten. Bewusstsein ist notwendig, um Situationen abzuschätzen, Ziele zu formulieren und Erfolg versprechende Strategien zu entwickeln und dabei über längere Zeiträume zu planen. Diese Fähigkeit hat uns in der Evolution einen enormen Vorteil verschafft.

Aber der Geist hat auch auf sich selbst bezogene Bedürfnisse, die die Pflege und Entwicklung seiner eigenen Fähigkeiten betreffen. Wenn ein gesunder Geist nicht ausreichend mit inspirierenden Aufgaben, Informationen und Kommunikation versorgt wird, stumpft er ab, wird trüb, umnebelt und verschließt sich.

Unser Geist ist zudem auch das Zentrum der meisten psychologischen Abwehr- und Vermeidungsstrategien. So kann es sein, dass unser Geisteszustand unruhig und sprunghaft ist, weil wir uns auf ein entstehendes Gefühl nicht einlassen wollen, oder wir werden geistig leer und taub, weil wir uns auf diese Weise vor scheinbar unpassenden Empfindungen schützen wollen.

Manchmal offenbaren sich unsere körperlichen, emotionalen und geistigen Bedürfnisse einfach und direkt. Nicht selten aber braucht es unsere mitfühlende Achtsamkeit, damit wir aus einer kognitiven Blockade von Wertung und Identifikation zurück in die freie Pulsation des Lebens finden. Am schwierigsten ist das, wenn wir dabei von den eigenen Gefühlen getäuscht werden. Dann ist die Wahrnehmung von *Citta*, dem meinenden Selbst, verzerrt und *Drashta*, der innere Zeuge, bleibt von der Realität getrennt.

Die Bedürfnisse in den Veden

Das Thema der Bedürfnisse taucht schon in den frühen Veden auf. Der hier verwendete Begriff *Purushartha* setzt sich zusammen aus *Purusha* (»Mensch«) und *Artha* (»Ziel«). Er bedeutet also wörtlich »Ziele des Menschen«. Hinter diesem Begriff steht die Einsicht, dass der Mensch durchgängig von einigen Grundbedürfnissen geleitet wird. Diese sind weder gut noch schlecht, sondern eine feststehende Realität der menschlichen Natur. Somit ist ihre Befriedigung ein Ziel *(Artha).*

In den Veden werden insgesamt vier Bedürfnisse hervorgehoben. Ihre Reihenfolge ist hierarchisch gegliedert:

1. **Dharma:** Das Bedürfnis nach Gerechtigkeit und Ordnung.
2. **Artha:** Das Bedürfnis nach Wohlstand, Reichtum und Sicherheit.
3. **Kama:** Das Bedürfnis nach Sinnesbefriedigung, Freude und Vergnügen.
4. **Moksha:** Das Bedürfnis nach Freiheit und Selbstverwirklichung.

Moksha, das vierte Bedürfnis, kam übrigens erst im letzten, mystischen Buch der Veden, den Upanischaden, die zwischen 700 und 200 v. Chr. entstanden, hinzu.

Im letzten Vers des Yogasutra heißt es:

> *»Wenn wir die Lebensziele,* ***puruṣārtha****, erreicht haben, richtet sich unser Geist von der äußeren Welt hin zum Selbst und erreicht die Befreiung« (Sriram 2006).*
>
> YOGASUTRA 4.34

B. K. S. Iyengar schreibt dazu in seinem Kommentar: »Mir scheint deshalb, dass die Yoga-Sutras diese vier Ziele und Haupttätigkeiten des Lebens allgemein zum Hintergrund haben« (Iyengar 1995).

Der Weg zur Befreiung führt durch die Welt und bleibt über unser Selbst tief mit ihr verbunden. In der integrativen Yogapsychologie geht es daher nicht darum, sich von der Welt abzuwenden, sondern uns den Bedürfnissen des Lebens hinzugeben. Erst wenn diese ausreichend befriedigt sind, können wir die Identifikation mit ihnen aufgeben, um über sie hinauszugehen. Auf diese Weise ist das Wahrnehmen, Annehmen und Zulassen unserer Bedürfnisse kein Hindernis, sondern integraler Bestandteil des spirituellen Weges.

Bedürfnistheorie nach Maslow

Eine der wohl bekanntesten Bedürfnistheorien stammt von dem amerikanischen Psychologen Abraham Maslow (Maslow 1977). Sie bietet uns ein hilfreiches Bindeglied zwischen den gesellschaftlich, sozial und später auch spirituell orientierten Bedürfnissen, die in den Veden beschrieben werden, und dem neuropsychologischen Bedürfnismodell nach Klaus Grawe, auf das wir anschließend zu sprechen kommen werden.

Maslow beobachtete, dass wir der Befriedigung einzelner Bedürfnisse den Vorzug gegenüber anderen geben. So behandeln wir, wenn wir zugleich hungrig und durstig sind, das Bedürfnis zu trinken vorrangig. Die naheliegende Begründung ist, dass wir schneller verdursten, als an Hunger zu sterben. Wenn wir aber durstig sind und etwas hindert uns daran, Luft zu holen, werden wir als Erstes versuchen, unser Bedürfnis nach Sauerstoff zu befriedigen. In diesem Fall können wir unser Verlangen nach Flüssigkeit weitaus länger aufschieben als das Bedürfnis nach Sauerstoff.

Vor dem Hintergrund dieser Einsicht untersuchte Maslow die Frage, ob womöglich eine fundamentale Bedürfnishierarchie existiert, die auch emotionale und geistige Bedürfnisse einschließt. Er fand diese Annahme in seiner Forschung bestätigt. Dabei konnte er zunächst fünf Bedürfniskategorien ausmachen, die denen der Veden und jenen aus Grawes Arbeit, die im Anschluss vorgestellt werden, außerordentlich ähnlich sind.

Maslow arbeitete zunächst mit diesen fünf Bedürfnissen:

Physiologische Bedürfnisse: Hier geht es um unser körperliches Überleben. Dafür brauchen wir qualitativ und quantitativ angemessene Nahrung und eine Umgebung, die unsere Körpertemperatur aufrechterhält.

Bedürfnisse nach Sicherheit: Als Nächstes kommt unser Bedürfnis nach Struktur, Ordnung, Stabilität, Sicherheit und Schutz hinzu.

Bedürfnisse nach Zugehörigkeit: Sind die ersten beiden Bedürfnisse ausreichend befriedigt, entsteht der Wunsch nach Beziehung, Freundschaft, Gemeinschaft und Familie, einschließlich der körperlichen Dimension von Zärtlichkeit und Sexualität.

Bedürfnisse nach Wertschätzung: Auf der nächsten Ebene entsteht der Wunsch nach äußerer Anerkennung in Form von Respekt und Aufmerksamkeit für Erfolg und Kompetenz. Unser Bedürfnis nach Selbstwert äußert sich in Qualitäten wie Selbstachtung oder Selbstvertrauen.

Das Bedürfnis nach Selbstverwirklichung: Wenn die ersten vier Ebenen ausreichend befriedigt sind, entsteht das Bedürfnis, unser individuelles Potenzial zu entfalten und unsere körperlichen, sozialen und kognitiven Qualitäten zum Ausdruck zu bringen.

Ein Jahr vor seinem Tod führte Maslow drei weitere Kategorien ein. Mit der Einteilung in nunmehr acht Grundbedürfnisse ist seine Ordnung deutlich komplexer als die der *Purushartha* oder jene von Klaus Grawe. Zugleich fügte er seinem Modell mit dem Bedürfnis nach Transzendenz einen Aspekt hinzu, der sich mit dem Bedürfnis nach Befreiung *(Moksha)* aus den Upanischaden deckt. Damit knüpfte Maslow an eine 3500 Jahre alte Tradition an.

Bei den ergänzten Bedürfnissen handelte es sich um:

1. **Kognitive Bedürfnisse:** Hier wird unser Bedürfnis nach Wissen, Erkenntnis, nach Neuem und Fortschritt beschrieben.
2. **Ästhetische Bedürfnisse:** Auf dieser Ebene geht es um unser Bedürfnis nach ästhetischer Ordnung, subjektiver Schönheit und objektiver Sauberkeit.
3. **Transzendenz:** Mit diesem Begriff trug Maslow unserem Bedürfnis nach Religion und Spiritualität Rechnung.

Um zu verdeutlichen, dass die Befriedigung jedes einzelnen Bedürfnisses die Voraussetzung für das Erscheinen des nächsthöheren ist, stellte Maslow sein Modell in Form einer Pyramide dar.

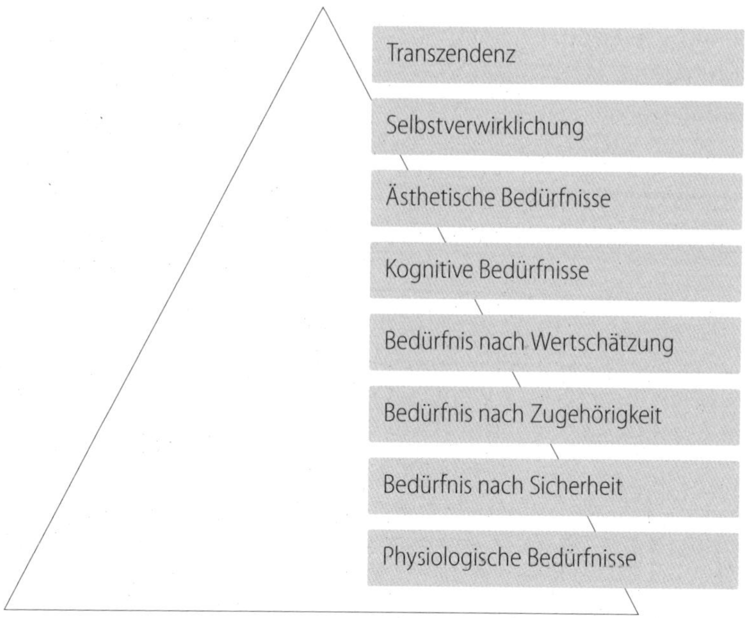

ABBILDUNG 10: Bedürfnispyramide nach Maslow

In dieser hierarchischen Ordnung bilden sich elementare Bedürfnisprioritäten ab, wobei der Körper Fundament und Basis ist. Seine Gesundheit und Sicherheit sind die Voraussetzungen für alle weiteren Felder. Es folgt die emotionale Ebene mit der Frage nach Zugehörigkeit und Wertschätzung: »Wie bin ich sozial integriert, fühle ich mich ausreichend gesehen, verbunden und gewürdigt?« Anschließend finden wir das geistige Feld mit seinen ganz eigenen und höher entwickelten Bedürfnissen. Jede Ebene baut auf der jeweils unter ihr liegenden auf. Dieses Prinzip wird uns später im Kapitel über die Chakren in der Yogapsychologie erneut begegnen.

Die Prioritäten unserer Bedürfnisse sind stark biologisch und evolutionsgeschichtlich geprägt. Viele Jahrtausende lang zog der Mensch in kleinen Gruppen nomadisch über das offene Land und war großen Gefahren wie Hunger, Kälte, wilden Tieren und feindlichen, räuberischen Clans ausgesetzt. Körperliches Wohlergehen und Sicherheit hingen hier noch eng mit der sozialen Zugehörigkeit zusammen. Wer vom Clan verstoßen wurde, hatte kaum eine Chance, auf sich allein gestellt zu überleben.

Zugleich vereinfachte die Ebene der Zugehörigkeit auch die biologische Reproduktion und gewährte Sicherheit für den Nachwuchs. Erst wenn all diese Bedingungen ausreichend erfüllt waren, entstanden Ressourcen für Selbstverwirklichung, Kultur und Transzendenz der einzelnen Mitglieder oder einer ganzen Gruppe.

Diese basalen Prioritäten sind aber keine konstruierte Ordnung, die einzuhalten Mühe kosten würde. Unser Selbst reguliert die Reihenfolge, in der wir unsere Bedürfnisse befriedigen, von allein.

So ist es offensichtlich sehr mühsam, ausreichend Energien für die liebevolle Pflege einer Freundschaft aufzubringen, wenn wir durch starke Zahnschmerzen an unsere körperliche Ebene erinnert werden. Und ebenso schwer ist es, gelassen und konzentriert in der Meditation zu sitzen, nachdem uns der/die Lebenspartner*in mitgeteilt hat, dass er/sie uns wegen eines/einer anderen verlassen wird.

Körperliche Bedürfnisse haben eine höhere Priorität als emotionale Bedürfnisse und soziale Bedürfnisse eine höhere als geistige. Erst wenn das auf der niedrigeren Ebene stehende Bedürfnis befriedigt ist, gibt das Selbst die an diesem Ort gebundene Energie für die höheren Ebenen frei. Dieses Prinzip können wir kaum beeinflussen, da sich unsere Energie bei zwei gleichzeitig vorhandenen Herausforderungen automatisch auf die jeweils tieferliegende Ebene fokussiert.

Natürlich geht es nicht darum, während einer Beziehungskrise die Meditationsübungen einzustellen oder sich bei körperlichen Erkrankungen aus den sozialen Kontakten zurückzuziehen. Im Gegenteil: Hier können wichtige Ressourcen zur Bewältigung eines Problems entstehen. Aber die Überwindung der Krise und ihrer Ursachen kann nur auf der Ebene ihrer Entstehung gelingen.

Wenn sich unser/unsere Partner*in entschlossen hat, unsere Beziehung wegen eines/einer anderen zu beenden, werden wir ihn/sie sie durch eine intensive, tiefe Meditation nicht dazu bewegen können, bei uns zu bleiben. Möglicherweise lernen wir, unterstützende Qualitäten wie Achtsamkeit und Akzeptanz im Fokus zu behalten. Aber um unsere Beziehung zu retten, müssen wir uns auf die Beziehungsebene wagen, mit unserem/unserer Partner*in sprechen und gemeinsam nach Lösungen suchen.

Leider sind es nicht selten die Religionen und spirituellen Schulen der höchsten Bedürfnisebene, die mit Erlösungsversprechen zu großen Verwechslungen einladen. So lehren einzelne Linien und ihre Vertreter*innen, dass uns die Nähe zu Gott von jeglichen weltlichen Problemen heilen und erlösen wird, gleich ob es sich dabei um finanzielle, gesundheitliche oder soziale handelt.

Das ist in mehrfacher Hinsicht tragisch. Erstens, weil sich die weltlichen Probleme, wie oben gesehen, auf der spirituellen Ebene nicht angehen lassen, damit ungelöst bleiben und sich mit der Zeit eher noch vertiefen werden. Zweitens, weil wir auf diese Weise weiterhin, wenn auch weniger bewusst, fest an die problematische Ebene gebunden, nur geringe Fortschritte auf unserem spirituellen Weg machen können. Immer wieder haben spirituelle Traditionen diese Dynamik zusätzlich ausgenutzt und von ihren verzweifelten Anhänger*innen intensivere Hingabe gefordert, bedingungslosere Unterwerfung oder größere finanzielle Opferbereitschaft.

Auch wenn die Bedürfnispyramide eine hierarchische Ordnung vorgibt, ist sie ihrem Wesen nach ein integratives Modell. Denn jede Stufe beinhaltet immer die ihr vorausgegangene Ebene und nimmt sie in sich auf. So kann auch unsere Verbindung zum Absoluten niemals vollständig sein, wenn wir die Verbindung auf der sozialen Ebene nicht wertschätzen und pflegen. Spirituelle Entwicklung transzendiert Wertesysteme und baut nicht auf ihnen auf.

Das neuropsychologische Bedürfnismodell nach Grawe

Klaus Grawe, leider früh verstorbener Inhaber des Lehrstuhls für klinische Psychologie und Leiter der psychotherapeutischen Praxisstelle der Universität Bern, beschäftigt sich in seinem Buch *Neuropsychotherapie* mit den Erkenntnissen der neurologischen Forschung und ihrer Bedeutung für die Psychotherapie.

Auch Klaus Grawe gliedert Bedürfnisse in vier Gruppen und kommt damit 3500 Jahre nach den Veden zu einer ihr ähnlichen Ordnung. Ein besonderes Verdienst seiner Arbeit ist der Beleg, dass psychische Erkrankung vor allem dann auftritt, wenn wir nicht in der Lage sind, die von ihm definierten vier Grundbedürfnisse zu befriedigen. Sie lauten:

1. Bindungsbedürfnis
2. Bedürfnis nach Orientierung und Kontrolle
3. Bedürfnis nach Selbstwerterhöhung und Selbstwertschutz
4. Bedürfnis nach Lustgewinn und Unlustvermeidung

1. DAS BINDUNGSBEDÜRFNIS

Unser individuelles Beziehungsverhalten mit seinen flexiblen oder auch starren Mustern ergibt sich aus unseren Bindungserfahrungen in den ersten Lebensjahren. Die Erfahrungen, die wir in dieser Zeit mit unseren wichtigsten Bezugspersonen machen, formen sich zu einem Bindungsverhalten, das uns ein Leben lang, mehr oder weniger stabil, erhalten bleiben wird. Im Zentrum steht dabei, auf welche Weise unsere wichtigsten Bezugspersonen für uns verfügbar waren. Je weniger wir darauf vertrauen konnten, dass die Bezugsperson verfügbar war, umso stärker entwickelt sich unsere Neigung zu chronischer Furcht (Bowlby 1976). Das haben wir bereits bei der *Klesha*-Dynamik sehen können.

1978 entwickelte Mary Ainsworth ein standardisiertes Untersuchungsverfahren, um zu verstehen, wie Kinder im Alter zwischen 11 und 20 Monaten auf die Trennung von ihren primären Bezugspersonen reagieren. Dabei wurden vier fundamentale Bindungsmuster sichtbar, die sich gut auf die Beziehungsdynamik zwischen Bezugsperson und Kind zurückführen ließen.

Im Folgenden möchte ich die aus dieser Untersuchung hervorgegangenen Bindungsstile beschreiben, um zu verdeutlichen, wie elementar und zugleich verletzlich unser Bedürfnis nach Bindung ist. Zudem wird auch die vitale Dynamik zwischen Annäherungs- und Vermeidungsverhalten sichtbar, die für uns später noch eine wichtige Rolle spielen wird.

Kinder mit sicherem Bindungsverhalten: Der erste Bindungsstil basiert auf einem gut entwickelten Urvertrauen des Kindes. Kinder mit sicherem Bindungsverhalten reagieren zunächst beunruhigt auf die Trennung von ihrer wichtigsten Bezugsperson. Betritt diese den Raum dann erneut, suchen sie ihre Nähe und sind in der Lage, sich zu entspannen. In der Regel werden Kinder mit einem sicherem Bindungsstil die Fähigkeit entwickeln, ausreichend für die Befriedigung ihrer Bedürfnisse zu sorgen.

Kinder mit unsicherem Bindungsstil und vermeidendem Sozialverhalten: Diese Kinder reagieren nicht mit der angemessenen Beunruhigung auf die Trennung von einer wichtigen Bezugsperson. Verlässt die Mutter den Raum, reagieren diese Kinder kaum oder gar nicht, wirken eher unbeteiligt und vermeiden auch nach ihrer Rückkehr den Kontakt. Die Angst vor dem Schmerz einer erneuten Verletzung ist bereits ausgeprägt, und so lässt sich das Kind nicht ausreichend auf die Nähe der Bezugsperson ein. Sowohl beim Kind als auch im späteren Erwachsenenalter ist das Vermeidungsverhalten stärker ausgeprägt als das Annäherungsverhalten. Die Bindungsbedürfnisse können nicht mehr wirkungsvoll befriedigt werden.

Kinder mit unsicherem und ambivalentem Beziehungsstil: Werden diese Kinder von ihrer Bezugsperson getrennt, reagieren sie mit Verunsicherung und Unruhe bis hin zur Ängstlichkeit. Sie bleiben für den Zeitraum der Abwesenheit auf die Trennung fokussiert. Kehrt die Bezugsperson zurück, pendelt das Kind zwischen dem Bedürfnis nach beruhigender Nähe und einer ängstlich vermeidenden Ablehnung. Diese Dynamik führt einerseits in Verlustängste innerhalb von bestehenden Beziehungen und andererseits in die Angst vor dem Alleinsein bei fehlender Nähe.

Kinder mit unsicherer Bindung und desorganisiert/desorientiertem Beziehungsverhalten: Das vierte Beziehungsmuster ist die Folge einer starken Unterversorgung und/oder Ausbeutung des kindlichen Bindungsbedürfnisses. Mögliche Gründe sind körperlicher und/oder emotionaler Missbrauch, Vernachlässigung und/oder andere Verletzungen, die vom

Kind nicht reguliert und integriert werden konnten. Laut Grawe reagieren Kinder mit solchen traumatisierenden Erfahrungen auf die Trennung und Rückkehr ihrer Bezugsperson mit »bizarren und stereotypischen Verhaltensweisen« (Grawe 2004).

Auch wenn ehemals verletzende Beziehungen dazu geführt haben, dass wir uns in der Gegenwart vor neuen potenziell schmerzhaften und Angst auslösenden Erschütterungen des Urvertrauens zu schützen versuchen, bleiben wir weiterhin auf Nähe, Geborgenheit, Zärtlichkeit, Sicherheit, Beruhigung, Wertschätzung, Verständnis und Liebe durch andere Personen angewiesen. Wir können dieses Bedürfnis verdrängen, sublimieren oder entwerten, aber es bleibt vorhanden und wirksam.

Das Beziehungsbedürfnis gehört in unserer menschlichen Inkarnation zum zentralen Ausdruck des Selbst. Je stärker dieses Grundbedürfnis blockiert ist, umso gehemmter ist die Schwingungsfähigkeit unserer gesamten Persönlichkeit, da wir für seine Abwehr zugleich auch körperliche und geistige Bedürfnisse unterdrücken müssen. Das führt zu resignativen oder destruktiven Äußerungen und erklärt, »dass in Kulturen, in denen viel körperliche Nähe und Berührung zwischen Erwachsenen und Kindern und frühe voreheliche körperliche Intimität üblich ist, ein viel geringeres Maß an Aggressivität besteht als in Kulturen, die körperliche Nähe und frühen Sex eher unterdrücken und bestrafen« (Bowlby 1976).

2. DAS BEDÜRFNIS NACH ORIENTIERUNG UND KONTROLLE

Hier geht es um unser Bedürfnis, die Gegenwart zu gestalten und in der Lage zu sein, erreichte Ziele aufrechtzuerhalten. Der kognitive Bedürfnisaspekt von Kontrolle besteht in dem Wunsch, ausreichend Überblick und Orientierung zu haben. Situationen nicht richtig einordnen und bewerten zu können, erleben wir als verunsichernd und belastend.

Dabei bezieht sich das Kontrollbedürfnis nicht nur auf aktuelle Situationen. So kann zum Beispiel Sparsamkeit ein Bedürfnis nach zukünftigem Handlungsspielraum ausdrücken. Dem entgegen führt das positive Erleben von Kontrolle und Orientierung zu einer Verbesserung unseres Wohlbefindens und zu den Erfahrungen von Vertrauen und Geborgenheit sowie von Selbstwert und Selbstwirksamkeit.

Zu Beginn unseres Lebens ist das Kontrollbedürfnis noch eng mit unseren Beziehungserfahrungen verbunden. Wenn wir die Erfahrung machen, dass unsere frühkindlichen Äußerungen wie Schreien oder Weinen von der Umwelt nicht angemessen verstanden oder beantwortet werden, wird das in uns ein Gefühl von Bedrohung oder Verlorenheit hervorrufen.

Beim Neugeborenen existiert ein fundamentales Bedürfnis, die Umwelt mithilfe der eigenen Äußerungen regulieren zu können. Da es noch keinerlei Kontrolle über die eigene Bedürfnisbefriedigung hat, muss es diese an seine Bezugspersonen delegieren und zu verstehen geben, wann es hungrig oder müde ist oder ein Bedürfnis nach Zärtlichkeit und Zuwendung hat.

So ist es für das Kind überlebenswichtig, die Aufmerksamkeit seiner Bezugsperson erregen zu können. Zugleich ist es davon abhängig, dass diese Äußerungen auch passend interpretiert werden. Wenn sein Bedürfnis nach Schlaf immer mit Zärtlichkeit oder das Bedürfnis nach Nahrung mit Ruhe beantwortet wird, kann das zu nachhaltigen Verunsicherungen und Stress führen. Das gilt auch, wenn die Bedürfnisäußerungen des Kindes nur sporadisch oder verzögert befriedigt werden. Hier kann sich lediglich ein bruchstückhaftes Vertrauen in das Leben und die eigene Selbstwirksamkeit entwickeln.

Situationen von begrenztem Einfluss bis hin zu Kontrollverlust werden uns auch in späteren Lebensphasen wiederholt begegnen und diese ersten Erfahrungen adressieren. So entsteht eine vom Kontrollverlust begleitete Hilflosigkeit immer dann, wenn beispielsweise Eltern, Lehrer oder Mitschüler Machtpositionen missbrauchen und damit unsere körperlichen, emotionalen oder geistigen Grenzen verletzen. Dabei spielt es keine Rolle, ob diese Überschreitungen aus Unvermögen oder Absicht geschehen.

Wenn wir selbst die Zusammenhänge zwischen unserem Verhalten und der Reaktion unserer Umwelt nicht verstehen, erhöht sich der Stress noch erheblich. Hier beruhigt uns nicht einmal die Aussicht, ähnliche Situationen in Zukunft besser kontrollieren zu können.

Stellen wir uns vor, wie wir Jahre später mit 30 weiteren Interessent*innen eine Wohnung besichtigen. Der Wohnungsmarkt ist hart umkämpft, Lage und Preis der Unterkunft passen perfekt in unsere Lebenssituation, zugleich müssen wir unser bisheriges Apartment bis zum Monatsende räumen. Also bekunden wir mit Abgabe der Bewerbungsunterlagen unser starkes Interesse und warten von da an auf die Benachrichtigung durch die Immobilienverwaltung. Dass wir ab diesem Moment keinerlei Einfluss mehr auf den Ausgang der Situation haben, ist schwer auszuhalten und verursacht starken Stress.

Dies ist auch ein Grund, weshalb Korruption und Bestechung besonders schwer zu bekämpfen sind. Immer wenn kriminelle Energie im Dienst eines Grundbedürfnisses steht, haben Moral und Ethik einen starken, archaischen Gegenspieler. Zugleich kann die Orientierung an den eigenen Werten aber Kräfte mobilisieren und so ein Stück der verloren gegangenen Kontrolle zurückgeben.

Am Beispiel der Wohnungssuche wird deutlich, wie stark der Verlust unserer Einflussmöglichkeiten die Lebensqualität beeinträchtigen kann. Wenn wir uns vorstellen, dass ein solcher Zustand über Wochen, Monate oder sogar Jahre andauert, wird schnell spürbar, dass hier unsere körperlich-seelische Gesundheit in Gefahr wäre.

Noch deutlicher wir es, wenn wir uns vorstellen, dass es um die Basis der Bedürfnispyramide geht: unser körperliches Wohl. Vielleicht benötigen wir aufgrund einer Erkrankung eine Herzoperation. In dieser Situation sind wir gezwungen, die Kontrolle in die Hände der behandelnden Ärzte zu geben. Mit dem Verlust von Selbstbestimmung und Autonomie regredieren wir zudem häufig in frühkindliche Erfahrungen, was wiederum unser Bindungs- und Beziehungsbedürfnis aktiviert.

Für unsere psychische, aber auch körperliche Gesundheit ist es außerordentlich wichtig, dass sich der behandelnde Arzt die Zeit nimmt, eine Beziehung zu uns aufzubauen, uns über den Ablauf des Eingriffs orientiert und uns nach der Operation die Möglichkeit gibt, aktiv an der Genesung mitzuwirken.

Wie groß die Bedeutung von Beziehungs-, Kontroll- und Orientierungsbedürfnissen ist, kann man auch daran erkennen, dass ihre Berücksichtigung einen nachweislich positiven Einfluss auf den Heilungsverlauf hat (Grawe 2004).

3. DAS BEDÜRFNIS NACH SELBSTWERTERHÖHUNG UND SELBSTWERTSCHUTZ

Dass es ein gesundes und natürliches Bedürfnis gibt, unseren Selbstwert zu schützen, ist sicher unstrittig. Jeder Mensch kennt Situationen, in denen der Selbstwert und damit die Würde durch außenstehende Personen oder durch eigene innere Stimmen verletzt und gekränkt wurden. Gefühle der Erniedrigung, Demütigung und Scham sind die Folge. Sind wir dagegen mit unserem Selbstwert verbunden, werden wir von Gefühlen wie Freude, Glück, Selbstvertrauen, Optimismus, Größe und Stärke getragen.

Das Bedürfnis, unseren Selbstwert zu erhöhen, wird vor allem von spirituellen Schulen als problematisch eingeschätzt. In diesem Zusammenhang ist es hilfreich, eine genaue Unterscheidung vorzunehmen, denn wir sprechen hier von Selbst-Wert und nicht Ego-Wert. Eine Ego-Wert-Steigerung würde bedeuten, dass wir unseren gekränkten Selbstwert mit Egoanteilen kompensieren, was nie hilfreich ist. Dagegen beschreibt die Selbst-Wert-Steigerung – oder genauer: unsere Selbst-Wert-Entwicklung – durchaus einen zentralen Aspekt spiritueller Arbeit. Selbst-Wert ist immer auch ein Aspekt liebevoller Selbst-Annahme und Liebe.

Sicher können wir sagen, dass der Selbstwert eine wichtige Instanz unserer Psyche ist. Wenn er nicht ausreichend kultiviert, genährt und bestätigt wurde, fehlt uns das Vertrauen in die eigenen Qualitäten und Fähigkeiten, die wiederum die Grundlage für zielorientiertes, erfolgreiches Handeln sind. Wenn wir nicht daran arbeiten, unseren Selbstwert aus seinen Blockaden zu befreien und zu entwickeln – sprich: zu erhöhen –, werden wir unsere eigenen Potenziale nie vollständig entfalten.

Daraus ergeben sich zwei Fragen:

1. Wie kann ich meinen Selbstwert oder jenen von Klient*innen in der Praxis yogapsychologischer Begleitung realistisch bestimmen und von einem kompensierenden, überhöhten oder gar narzisstischen Selbst unterscheiden?
2. Wie kann ich einen verletzten, gekränkten oder nicht ausreichend entwickelten Selbstwert bei seiner Entfaltung unterstützen?

Der amerikanische Psychotherapeut Nathaniel Branden (1930–2014) hat ein Modell entwickelt, in dem unser Selbstwert von sechs elementaren Säulen getragen wird (Branden 2011). Einige dieser Säulen werden uns an die Grundbedürfnisse erinnern, die wir schon im Rahmen der *Klesha*-Dynamik kennengelernt haben.

Wenn nun eine oder mehrere der Säulen nicht angemessen verfügbar ist bzw. sind, muss unser Selbstwert von den verbleibenden getragen werden. Auf diese Weise ergibt sich ein Bild, an dem wir uns bei der Entwicklung des Selbstwerts orientieren können, ohne in die Gefahr einer narzisstisch kompensierenden Haltung zu geraten. Die sechs Säulen des Selbstwerts nach Branden sind:

1. **Bewusstes Leben:** Bewusst leben bedeutet zu wissen, warum wir so handeln, wie wir es tun.

2. **Selbstannahme:** Selbst-Annahme bedeutet die Bereitschaft und Fähigkeit, uns und unseren Ausdruck zu bejahen. Mangelnde Akzeptanz der eigenen Persönlichkeit mündet dagegen in gedanklicher Abwertung, Schuld- und Minderwertigkeitsgefühlen.

3. **Eigenverantwortliches Leben:** Aus einer kindlichen Angewohnheit heraus verorten wir die Verantwortung für die Versorgung unserer Bedürfnisse immer wieder bei anderen. Für die Entwicklung unseres Selbst-Werts ist es notwendig, die Verantwortung für unser Tun und Lassen selbst zu übernehmen. Damit entsteht die Möglichkeit für Wandel und Wachstum jenseits einer blockierenden Opferhaltung.

4. **Selbstsichere Behauptung der eigenen Person:** Hierzu gehört unter anderem die innere Erlaubnis, eine *Meinung* haben zu dürfen und sie in Auseinandersetzungen vertreten zu können. Es geht darum, offen in Konflikte und Konfrontationen zu gehen, um die eigene Ansicht und Haltung darzulegen. Auch für die Fähigkeit der selbstsicheren Behauptung braucht es ein Bewusstsein über unsere Bedürfnisse und inneren Grenzen wie auch die Bereitschaft, sie nach außen zu vertreten und gegebenenfalls zu verteidigen.

5. **Zielgerichtetes Leben:** Nur wenn wir wissen, wohin wir wollen, können wir unseren Weg gezielt suchen und finden. Erst dann können wir auch Maßnahmen planen und aufeinander abstimmen, relevante Informationen suchen und auswerten sowie unsere Motivation auch in schwierigen Zeiten aufrechterhalten. Auf diese Weise entsteht ein Filter für (ziel-)relevante Aktionen, kurz gesagt: Fokussierung. Ein

zielgerichtetes Leben fördert Kreativität zur Gestaltung und Umsetzung der eigenen Bedürfnisse.

6. **Persönliche Integrität:** Sie liegt vor, wenn das persönliche Wertesystems mit dem eigenen Handeln übereinstimmt. Ein integerer Mensch lebt in dem Bewusstsein, dass sich seine persönlichen Überzeugungen, Maßstäbe und Wertvorstellungen in seinem Verhalten ausdrücken.

Mit den sechs Selbstwertsäulen entwirft Branden eine hilfreiche Orientierung in diesem elementaren Bedürfnisfeld. Meiner Erfahrung nach sind die meisten Krisen, die Menschen in eine Psychotherapie oder Beratung führen, eng mit dem Thema des eigenen Selbstwerts verbunden. Wenn es uns nicht gelingt, dieses Bedürfnis angemessen zu befriedigen, werden wir auch die anderen Grundbedürfnisse nur ungenügend vertreten können. Das trifft nicht zuletzt auch auf das folgende vierte Feld nach Grawe zu: Lustgewinn und Unlustvermeidung.

4. DAS BEDÜRFNIS NACH LUSTGEWINN UND UNLUSTVERMEIDUNG

Es gibt zwei wesentliche Formen der Lust: (1) Lust, die sich auf die Zukunft richtet, also Lust auf etwas, und (2) gegenwärtige Lust, die während des Erlebens einer Handlung oder Situation erfahren wird.

Die Lust auf etwas ist ein Gefühl. Mit ihr entsteht die Orientierung zu lustbesetzten Tätigkeiten, Beziehungen oder Zuständen. Zugleich enthält sie die Energie, um die entsprechenden Ziele zu erreichen. Dabei können wir Lust auf körperliche, emotionale und geistige Bedürfnisse entwickeln.

Körperliche Lust sichert mit ihrer starken Ausrichtung auf sexuelle Erfahrungen den Erhalt unserer Art. Emotional erleben wir Lust auf

Geselligkeit, Beziehung und Nähe. Geistig können wir Lust auf Literatur, Musik, Konversation oder Aufgaben haben, die unsere Intelligenz herausfordern und uns inspirieren.

Die gegenwärtige Lust dagegen ist eine Empfindung. Sie besteht aus der Mischung von körperlicher Erregung und angenehmen Sinneserfahrungen. Da wir diese dynamische Kombination besonders signifikant in der Sexualität erleben, richtet uns das Gefühl der Lust stark auf erotisch besetzte Themen aus. Nicht zuletzt versucht die Werbeindustrie auf diese Weise Produkte zu verkaufen und bemüht sich daher, Konsumgüter mit sexueller Bedeutung aufzuladen.

Wenn wir jedoch ausreichend achtsam sind, können auch subtilere Ereignisse unser Lustempfinden auslösen, wie beispielsweise die warme Sonne auf unserer Haut, das frische Gras unter den nackten Füßen oder der Genuss einer hervorragend zubereiteten Speise.

Was all diese Erfahrungen auf der neurophysiologischen Ebene vereint, ist, dass sie in unserem Gehirn die Ausschüttung des Botenstoffs Dopamin, des sogenannten Glückshormons, auslösen. Beim Lustgefühl, also der Ausrichtung auf zukünftige Lusterfahrungen, führt Dopamin zu einer Antriebssteigerung und erhöht zugleich unsere Motivation. Bei der Lusterfahrung führt sie zu Ausgewogenheit, Wohlgefühl und Freude.

Das Bedürfnis der Unlustvermeidung versucht uns hingegen vor dem Erleben von Demütigungen, Scheitern, Anstrengungen, Schmerzen und Ängsten zu bewahren. Anstelle von Annäherungsverhalten wird hier Vermeidungsverhalten aktiviert. Wo das Annäherungsverhalten noch von positiver, optimistischer und erwartungsvoller Erregung begleitet war, ist das Vermeidungsverhalten von negativer, pessimistischer und ängstlicher Spannung dominiert. Dabei spielt es keine Rolle, ob sich zukünftige Ereignisse abzeichnen, die wir vermeiden wollen, oder ob eine gegenwärtige Erfahrung Stress auslöst, sodass wir sie als angstvoll erleben.

5. DIE VERBINDUNG DER BEDÜRFNISSE

Alle aufgeführten Grundbedürfnisse durchdringen und bedingen sich gegenseitig: Unser Lustbedürfnis ist eng mit dem Beziehungsbedürfnis verbunden, und wir fühlen uns wohler, wenn das Kontroll- und Sicherheitsbedürfnis ausreichend befriedigt ist etc. Dennoch hat jedes Bedürfnis ein eigenständiges Anliegen. Wird dieses Anliegen nicht ausreichend versorgt, sind körperliche und/oder psychische Krisen die Folge.

In meiner Biografie war es die Angst. Es hat lange gedauert, bis ich verstand, auf welche Weise ich mich auch in meiner Verletzlichkeit dem Leben anvertrauen konnte, selbst wenn die ursprüngliche Wunde bestehen blieb. Erst als ich diese Wunde liebevoll umfasste, konnte ich mich von ihr wieder abwenden, ohne zugleich den Kontakt zu mir selbst zu verlieren.

Auf der anderen Seite

Die existenzielle Angst – das intensive, schmerzhafte Bewusstsein unserer unausweichlichen Sterblichkeit –, die in meiner Kindheit aufkam, hat mich nie ganz verlassen. Dennoch empfinde ich sie heute anders: Früher *war* ich diese Angst. Sie traf meine Entscheidungen, gestaltete meinen Weg, bestimmte mein Verhalten. Ohne es zu wissen, identifzierte ich mich vollends mit ihr.

Als Erwachsener hatte ich gelernt, ihre Wirkung auf mich zu beobachten, ohne ihren Impulsen folgen zu müssen. Wenn sich die Angst unangenehm oder schmerzhaft anfühlte, übte ich mich in einer verständnisvollen, annehmenden Akzeptenz. Die britische Künstlerin Tracey Emin sagte einmal: »Ich stehe am Rande eines Abgrunds, doch die Aussicht von hier ist grandios.« So war ich der Beobachter *(Drashta)* und das Subjekt *(Purusha),* während mir der Gegenstand, das Objekt, die Angst *(Prakriti)* gegenüberstand. Auch dann, wenn sie in einer starken Welle über mich kam. Immer seltener vergaß ich, wer ich war.

Eines Tages aber, völlig unerwartet, trat die Angst mit einem entschiedenen Schritt zurück in mein Leben. Seit einiger Zeit hatte mich ein regelmäßig auftretender, zunehmend intensiver werdender Schmerz begleitet, sodass ich einen Termin bei meinem Arzt machte. Nachdem er mich untersucht und befragt hatte, drehte er sich um, trat hinter den breiten Schreibtisch und erklärte, dass ich nach seiner Ansicht – er sei sich recht sicher – an einer schweren und letztlich tödlich verlaufenden

Erkrankung des Nervensystems leide. Ungewöhnlich für mein Alter, aber nicht ausgeschlossen. Natürlich brauche es weitere Untersuchungen, um den Befund abzusichern. Es tue ihm leid.

Raum und Zeit zogen sich in diesem Augenblick in mir zusammen, bis ich mit ihnen verschwand. Über den Weg nach Hause fehlt mir bis heute fast jede Erinnerung. Glücklicherweise stellte sich heraus, dass seine Diagnose falsch war. Es handelte sich um etwas völlig Harmloses, das bald von selbst verschwand.

Die ausgelöste Angst, der Schreck, meine entstandene Ohnmacht aber blieben. Bald war ich nicht mehr in der Lage zu arbeiten. Mein Blick auf die Welt war wie in Trance, und die Gegenwart meines Todes blieb unmittelbar: »Ich werde sterben, alles verlieren! Das ist die letzte Realität.« Ich taumelte mehr durch den Tag, als dass ich ging.

Ich hörte mich um, und eine Kollegin empfahl mir Herrn M., einen Gestalt- und Körperpsychotherapeuten aus meiner Gegend. Sie hatte ihn als Ausbilder kennengelernt und schwärmte von seiner menschlichen und fachlichen Kompetenz. Etwas aufgeregt rief ich ihn an und bekam aufgrund meiner akuten Krise schon für die folgende Woche einen Termin.

Mit der Aussicht auf eine unterstützende Begleitung wuchsen in mir Neugier und Zuversicht. Was hatte ich übersehen, dass es meiner Angst möglich war, so kraftvoll zurückzukehren? Dass die Diagnose des Arztes zunächst Schrecken und Verzweiflung ausgelöste hatte, konnte ich verstehen und annehmen. Einen solchen Befund zu verarbeiten, ist eine gewaltige Herausforderung! Aber warum blieb die Angst bei mir, auch nachdem ich erfahren hatte, dass ich gesund war? Das wollte ich verstehen.

Am Morgen meines Termins machte ich mich auf den Weg in die Stadt. Der Himmel war klar und ich spürte die Sonne nach einigen Tagen des Regens angenehm warm auf der Haut. Meine Kollegin hatte nochmals begeistert von dem Therapeuten gesprochen. Ich fühlte mich bereit für einen neuen Abschnitt der Reise – fast euphorisch. Bald hatte ich die Praxis gefunden. Geduldig wartete ich nach dem Klingeln auf das Summen der sich öffnenden Tür. Nichts geschah. Auch beim zweiten Versuch keine Antwort. Dann bemerkte ich einen Zettel. »An die Klienten der Praxis«, stand darauf, »bitte melden Sie sich unter …« Dann eine Telefonnummer.

Während das Freizeichen ertönte, spürte ich eine seltsame Mischung aus Unsicherheit, Aufregung und Verwirrung. »Mit wem spreche ich?«, fragte eine Frauenstimme, ohne sich vorzustellen. Etwas umständlich erklärte ich meine Situation. »Oh, das tut mir leid!«, sagte sie hörbar betroffen. »Ich dachte, ich hätte alle Termine abgesagt.« Sie machte eine Pause und sagte dann leiser: »Herr M. ist gestern tödlich verunglückt … Soll ich Ihnen die Adresse eines Kollegen geben?« »Nein das ist nicht nötig, danke«, antwortete ich ruhig.

Der Wind trieb einige Blätter vor meinen Füßen im Kreis. Erstaunlich, was einem noch Jahre später in Erinnerung bleibt. Ich schaute zu und fragte dabei: »Wie geht es seiner Frau und den Kindern? Entschuldigen Sie bitte, das war sehr persönlich.« »Schon gut. Wir sind hier alle zusammen und füreinander da. Das ist gut!« Wir wechselten noch einige Worte, dann bedankte ich mich für die Auskunft und beendete das Gespräch.

Noch eine ganze Weile blieb ich so in dem Hauseingang stehen. Die Sonne verschwand, sofort wurde es kühl. Weitere Blätter trieben den Gehweg hinauf und sammelten sich vor der Tür. Was war gerade passiert? In den letzten zehn Tagen war der Tod beständig und nah bei mir geblieben. Und sogar jetzt, wo ich mich mit ihm und meiner Angst auseinandersetzen wollte, wich er mir nicht von der Seite, ganz real. Ich schaute hoch und blickte auf mein Spiegelbild in der gläsernen Eingangstür. Dahinter am Ende des Flurs, gut am Schild zu erkennen, die »ausgestorbene« Praxis. Einen Moment standen beide Bilder seltsam übereinander.

Die Sonne kehrte zurück, ihre Strahlen fielen mir auf den Rücken und legten sich um meine Schultern. Ich atmete aus. Mein Kopf war klar, kein Gedanke teilte den Augenblick. Dann drehte ich mich um. Die Sonne schien mir ins Gesicht, hell und warm. Für eine lange Weile tat ich nichts, ohne Angst. Aber da war kein Vergleich, keine Erleichterung darüber, der Überlebende zu sein, kein Aufstützen auf dem Schicksal des anderen. Vielmehr eine Einsicht, spontan und vollständig: »Ich bin da, jetzt und hier.«

Im Yogasutra benutzt Patanjali den Begriff *Pratipaksha Bhavana*, das Versenken in eine neue, entgegengesetzte Empfindung. Genau so fühlte es sich an. Jenseits der Angst stand ich mitten im Leben. Und ja, hier bin ich zu Hause, das wollte ich verstehen, lernen, beständig bei mir wissen. Einmal mehr wurde mir das Sein zum Weg. Die auslöschende Angst kehrte nicht mehr zurück.

Einige Zeit später erhielt ich die Einladung für die Beisetzung von Herrn M. Ein große Zahl von Schüler*innen und Klient*innen, sein Freundeskreis und seine Familie hatten die Feier für seinen Abschied gemeinsam gestaltet. Es wurde erzählt, gesungen und in Stille gesessen. Obwohl ich meinen Therapeuten nicht einmal getroffen hatte, habe ich an diesem Abend immer wieder und dankbar geweint.

Die Alte Gestalt: *Samskara* – das Blockademodell der Yogapsychologie

Warum kehren alte, schon überwunden geglaubten Muster wie eine Angst oder anderes immer wieder in unser Leben zurück? Selbst bei einer regelmäßigen Praxis von Achtsamkeit, Selbstannahme, *Asana*, *Pranayama* und Meditation? Was übersehen wir? Um auf der Karte von MAP unsere biografisch bedingten Blockaden – vor allem aber unsere Potenziale und Ressourcen – sichtbar werden zu lassen, arbeiten wir in der integrativen Yogapsychologie mit dem Modell der »Neuen Gestalt« und der »Alten Gestalt«.

Die Alte Gestalt

Jedes unserer Gefühle ist ein Impulsgeber für unser Verhalten. Zu 99 Prozent geschieht dies unbewusst. Dabei sind unsere Gefühle eine sehr effektive und kompetente Steuerung: Fühlen wir uns wohl, möchten wir bleiben. Sind wir traurig, müssen wir etwas loslassen. Sind wir wütend, kommt uns etwas zu nah. Natürlich ist es wichtig, dass wir diese Gefühle angemessen gegenüber unserer Umwelt vertreten, aber dem Impuls selbst dürfen wir lernen zu vertrauen.

> *»Wenn jedes Gefühl wüsste, wohin es gehört (…), behaupte ich, hätten sie folgende Eigenschaften: Sie lügen nie. Innerhalb der Erfahrung, die sie überblicken, irren sie sich weniger als jede andere menschliche Kraft.«*
>
> ALEXANDER KLUGE, *Die Macht der Gefühle*

Eine Ausnahme entsteht, wenn unsere Gefühle nicht auf die Situation im Hier und Jetzt reagieren, sondern auf eine frühere, beispielsweise in der Kindheit gemachte Erfahrung. Wurden wir in der Schule gemobbt, haben wir vielleicht heute noch Angst vor Verabredungen und sozialen Gruppen. Unser aktuelles Erleben antwortet dann auf die schmerzhaften Erfahrungen der Vergangenheit. Im Yogasutra wird diese Verwechslung *Avidya* genannt und ist die Grundlage aller weiteren Komplikationen:

> *»Unbeständiges für Beständiges, Unreines für Reines, Unglückbringendes für Glückbringendes und Unwesentliches für das Wesentliche zu halten ist* ***avidyā*** *(die Verwechslung)« (Sriram 2006).*
>
> YOGASUTRA 2.5

Es sind aber nicht nur unsere Gefühle, die wir auf diese Weise verwechseln. Solche »biografischen Gefühle« verschmelzen zusammen mit verschiedenen körperlichen Empfindungen und Geisteszuständen zu einem stabilen Komplex. Wenn ich vor Gruppen Angst habe, ist es nicht nur die Angst, die meine Reaktionen kennzeichnet. Zu ihr gehören auch die Empfindungen, mich klein zu fühlen, ein Erleben von Enge in der Brust und von Instabilität in Stimme und Beinen. Dazu gesellen sich weitere Gefühle wie Verlorenheit und Ohnmacht. Wir können nicht mehr klar denken. Unser Geist ist benebelt, wir erleben uns leer und benommen. Dieses Cluster wird dann mit jeder Wiederholung aktiviert, neuronal noch stärker gebahnt und damit immer leichter abrufbar. Ein Teufelskreis!

In der integrativen Yogapsychologie nennen wir unsere biografischen Blockademuster die »Alte Gestalt«. Mit der Wesenhaftigkeit des Ausdrucks »Gestalt« wird die Ganzheitlichkeit dieser Erfahrung beschrieben. All ihre Muster der Wahrnehmung, ihres Erlebens und Verhaltens erscheinen uns vollkommen real und angemessen. Und da wir uns mit der Alten Gestalt identifizieren, ist es sehr schwer, sie von authentischen, gegenwärtigen und verhältnismäßigen Reaktionen zu unterscheiden.

*»**Avidyā** (die Verwechslung) ist die Triebkraft hinter **saṃyoga** (der Anbindung des sehenden Selbst an das Objekt)« (Sriram 2006).*

YOGASUTRA 2.24

Jede Facette einer »Alten Gestalt« suggeriert: »Hier ist es gefährlich, vermeide die Situation, bringe dich in Sicherheit!« Das bedeutet umgekehrt aber auch: Je präziser wir uns der Alten Gestalt und ihrer verschiedenen Facetten bewusst sind, umso wirkungsvoller und schneller können wir ihre Muster aufgeben, um ein Verhalten zu entwickeln, das der realen Situation und unseren Fähigkeiten entspricht.

Wie ist die Alte Gestalt aufgebaut? In unserer Arbeit setzt sich die Alte Gestalt aus neun Eigenschaften zusammen. Zu ihrer Ordnung gehören drei körperliche Empfindungen, drei emotionale Zustände und drei Geisteshaltungen. So kann die gesamte Erfahrung auf all unseren Seins-Ebenen abgebildet und nachempfunden werden.

Beim Aufspüren, Entdecken und Benennen der Alten Gestalt und ihrer Anteile orientieren wir uns an den folgenden Fragen: »Wenn ich ein bestimmtes Bedürfnis XY vertreten möchte, welche Eigenschaften hindern mich daran? Wie erlebe ich mich dann auf den Ebenen Körper, Gefühl und Geist?« Die Antwort darauf könnte zum Beispiel aussehen wie in der folgenden Abbildung.

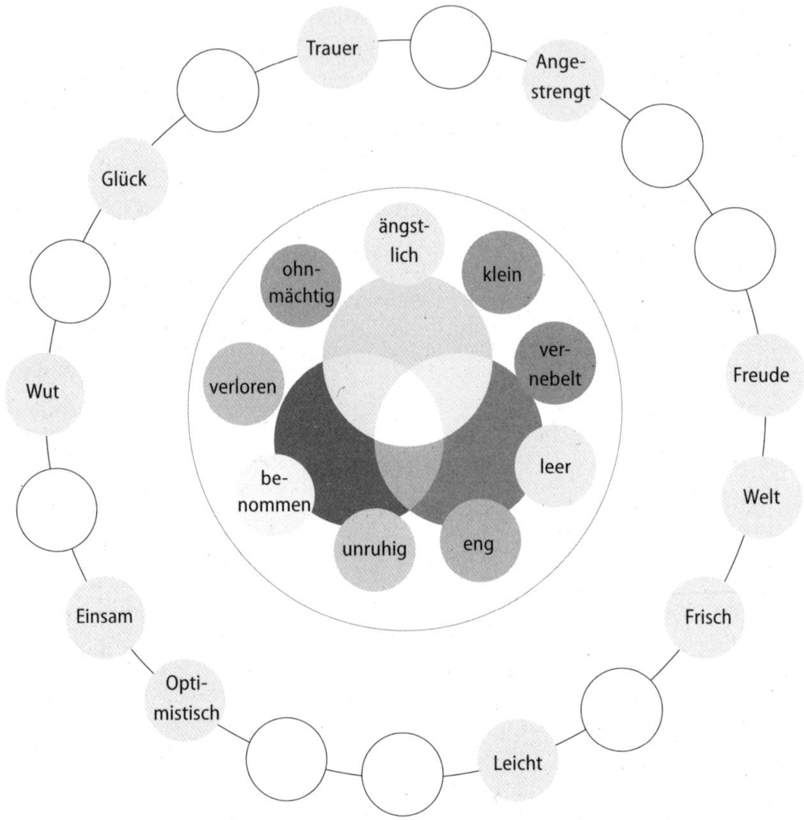

ABBILDUNG 11:

Alte Gestalt mit den Qualitäten:
körperlich: klein, eng, unruhig
emotional: verloren, ohnmächtig, ängstlich
geistig: benebelt, leer, benommen

Eine farbige Darstellung dieser Abbildung findest du auf der Umschlaginnenseite.

Wie »funktioniert« die Alte Gestalt?

Wie wir sowohl im entwicklungspsychologischen Modell der *Klesha*-Dynamik als auch bei Grawe, Bowlby oder Branden bereits gesehen haben, steht jedes Alter in Zusammenhang mit einem Entwicklungsauftrag und dem entsprechenden Grundbedürfnis. Mit der Bewältigung eines Abschnittes und seiner Herausforderungen erwerben wir die Fähigkeiten für den nächsten Entwicklungsschritt. Diese Dynamik setzt sich bis in das Erwachsenenalter fort.

Angenehme Emotionen führen zu Annäherungsverhalten. Erfährt sich ein Kind zum Beispiel als stark, mutig und kraftvoll, während es sich gegen andere behauptet, wird seine Entwicklungserfahrung mit der Situation und den hier erlebten Emotionen neuronal verknüpft. Treten später vergleichbare Konfliktsituationen auf, wird sich das Kind erneut mutig, stark und kraftvoll fühlen können, um sein Bedürfnis in den Auseinandersetzungen zu vertreten. Mit jeder weiteren Bestätigung der Erfahrung wird die neurologische Verbindung belastbarer.

Unangenehme Emotionen führen dagegen zu Vermeidungsverhalten. Auch die negativen Erfahrungen speichern wir zusammen mit ihrer Entstehungssituation und den dabei erlebten Gefühlen. Konnte sich das Kind in der Auseinandersetzung nicht behaupten, wurde es sogar gedemütigt, erfährt es vermutlich Gefühle wie Angst, Unsicherheit, Ohnmacht oder Scham. Der Bedürfnisimpuls und die Konfliktsituation werden nun mit den Gefühlen gekoppelt. Vor dem Hintergrund dieser neuronalen Manifestation wird es das Kind zukünftig eher vermeiden, seine Bedürfnisse zu behaupten.

Für den Prozess der neuronalen »Bahnung« von Annäherungs- oder Vermeidungs-Mustern ist der präfrontale Cortex (PFC) von besonderer Bedeutung. Auch wenn sie zuvor schon an anderen Orten des Zentralnervensystems messbar waren, können wir unsere Gefühle erst bewusst erleben, wenn sie diesen Teil des Gehirns erreichen. Der PFC ist ein Bereich der Großhirnrinde. Diese etwa 0,2 bis 0,5 mm dicke Oberfläche unseres Gehirns besteht aus der sogenannten »grauen Substanz«, während ihre Nerven- oder Leitungsfasern, die Neuronen, unter ihrer Oberfläche liegen und als »weiße Substanz« bezeichnet werden.

Die zur Großhirnrinde gehörenden Frontallappen – und damit auch der schon angesprochene PFC – befinden sich im vorderen Areal unseres Schädels. Da unser Gehirn in eine rechte und linke Hemisphäre geteilt ist, existiert folgerichtig ein rechter und linker PFC. Diesem Bereich des Gehirns wird der Sitz unserer Persönlichkeit zugeschrieben. In ihm werden die sensorischen Signale aus anderen Teilen des Gehirns empfangen und mit Gedächtnisinhalten und den für unsere Arbeit so wichtigen emotionalen Bewertungen verbunden.

Heute gilt als wissenschaftlich gut gesichert, dass die beiden Hälften des PFC auf äußerst unterschiedliche Funktionen spezialisiert sind (Grawe 2004). Dabei erscheinen die als erreichbar eingestuften Bedürfnisse zusammen mit den »positiven«, ermutigenden und unterstützenden Emotionen auf der linken Seite des PFC. Ist diese Region aktiviert, machen wir Pläne und führen Handlungen aus, die zur Befriedigung des jeweiligen Zieles führen.

Die rechte Seite des PFC wird hingegen aktiv, wenn wir die Befriedigung eines Bedürfnisses als unerreichbar oder gefährlich einstufen. Hier gelangen die »negativen« Emotionen wie Unsicherheit, Hilflosigkeit oder Angst in unser Bewusstsein. Unter ihrem Einfluss wird unser »Vermeidungsverhalten« ausgelöst: Wir beginnen nach Wegen zu suchen, wie wir einer bevorstehenden Herausforderung ausweichen können.

Das folgende Beispiel verdeutlicht den blockierenden Wirkmechanismus der Alten Gestalt:

1. **Bedürfnisebene:** Ein Gefühl von Einsamkeit signalisiert das Bedürfnis, sozial eingebunden zu sein.

2. **Neutrale Wahrnehmung:** Eine Gruppe von Personen, der man sich anschließen könnte, kommt in Sicht.

3. **Alte Gestalt (rechter PFC):** Aufgrund von Mobbingerfahrungen in der Kindheit entstehen neben Einsamkeit auch die Vermeidungsgefühle Ohnmacht, Angst und Verlorenheit der Alten Gestalt. Der Geist ist benommen, benebelt und leer; körperlich erlebt man sich als klein, eng und unruhig.

4. **Bewusstsein:** Auf Grundlage des inneren Erlebens beurteilt das rationale Bewusstsein, ob es Erfolg versprechend ist, sich der Gruppe anzuschließen.

5. **Vermeidungsverhalten:** Es wird auf die Kontaktaufnahme verzichtet, weil die biografischen Vermeidungsgefühle der Alten Gestalt suggerieren, erneut verletzt zu werden.

6. **Vermeidungslernen:** Das Kontrollbedürfnis wird befriedigt, während das Bedürfnis nach sozialem Eingebundensein unterdrückt wird. Zugleich sorgt das unbefriedigte Bedürfnis weiterhin für ein erhöhtes Stressniveau, die *Cittavrittis* bleiben in Erregung.

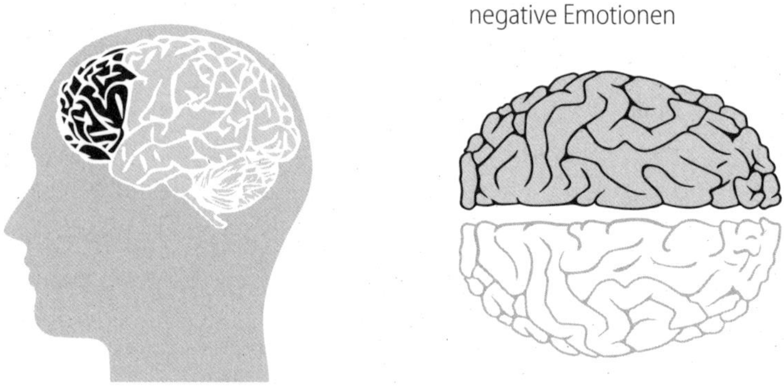

ABBILDUNG 12: Aktivierung des Vermeidungsverhaltens im PFC

Wenn wir kein ausreichendes Bewusstsein über die Mechanismen unserer Alten Gestalt besitzen, werden wir immer wieder aus ihrer Vermeidungshaltung heraus entscheiden und verhindern, unsere Bedürfnisse angemessen zu befriedigen – unabhängig davon, ob es eine reale Gefahr gibt oder nicht. Patanjali spricht im Yogasutra in diesem Zusammenhang von »Prägungen der Vergangenheit, die nicht erloschen sind *(saṃskāra)*«.

Klaus Grawe beschreibt in *Neuropsychotherapie*, wie aus der Prägung unserer Vermeidungsmuster eine sich selbst verstärkende Abwärtsspirale entsteht: Wenn wir ein Annäherungsziel (Bedürfnis) nicht erreichen, führt das zu negativen Emotionen. Wiederholt sich diese Erfahrung und überschreitet unsere Frustrationstoleranz, werden wir zukünftig darauf verzichten, das entsprechende Bedürfnis befriedigen zu wollen, um das erneute Auftreten der negativen Emotionen zu vermeiden.

Handelt es sich dabei beispielsweise um unser Beziehungsbedürfnis, können wir mit der zukünftigen Vermeidung dem schmerzhaften Erleben einer weiteren Nichtbeachtung oder Zurückweisung aus dem Weg gehen. Die Belohnung liegt also in der zurückgewonnenen Kontrolle über die negativen Gefühle. Doch der Preis einer solchen Kontrolle ist hoch.

Es folgt ein sogenanntes Vermeidungslernen, das unser aktives Annäherungsverhalten immer stärker hemmt. (»Die Verletzung der Zurückweisung will ich nicht noch einmal erleben!«) Unser Verhalten wird nun von dem bestimmt, was wir »nicht wollen«. Um das zu ermöglichen, wird unser aktives Annäherungsverhaltens (das Anbahnen von Beziehung) neuronal gehemmt. Je ausgeprägter und generalisierter dieses Vermeidungsmuster agiert, umso stärker wird sich die Hemmung des Annäherungsverhaltens entfalten.

Mit jeder weiteren Wiederholung schreibt sich das Muster tiefer in unsere Persönlichkeit ein. »Die Abläufe sind infolge ihrer hundert- oder tausendfachen Bahnung völlig automatisiert. Sie sind von einem mächtigen Vermeidungsziel bestimmt, aber diese Tatsache und das, was vermieden wird, sind dem Betreffendem nicht bewusst, weil es eben vermieden und nicht Gegenstand seines bewussten Erlebens wird« (Grawe 2004).

Wird das Beziehungsbedürfnis weiter ignoriert, führt das in einen »vermeidenden Bindungsstil«. Unser ursprüngliches Bedürfnis nach Beziehung mit den Elementen Nähe, Gemeinschaft, Austausch, Zärtlichkeit, Anerkennung etc. bleibt unbefriedigt. Erneut entstehen negative Emotionen, die zu weiterem Vermeidungsverhalten führen. Natürlich kann sich eine solche Vermeidungsdynamik mit den entsprechenden Folgen in Hinsicht auf all unsere Grundbedürfnisse entfalten.

Auch Patanjali beschreibt 1500 Jahre zuvor, wie die dysfunktionalen Verhaltensmuster der Alten Gestalt aktiviert werden – und verweist anschließend auf den sich selbstverstärkenden Mechanismus im Gehirn:

*»Subtile Neigungen/Trigger (**saṃskāra**) können in **citta** (der Psyche) weit zurückliegende Erfahrungen aktivieren« (Sriram 2006).*

YOGASUTRA 4.8

»Erinnerungen, Handlungsmuster und Prägungen sind eng miteinander verbunden. Auch wenn ihre Entstehung lange zurückliegt, können sie heute starken Einfluss auf uns haben« (Sriram 2006).

YOGASUTRA 4.9

VIVEKA UND DESIDENTIFIKATION VON MUSTERN

Die bisherigen Ausführungen werfen folgende Fragen auf: Ist es möglich, emotionale und kognitive Muster zu verändern? Können wir lernen, uns in Situationen stark und stabil zu fühlen, in denen wir uns bisher ängstlich und klein gefühlt haben? Ist es möglich zu lernen, optimistisch und zuversichtlich auf Herausforderungen zu blicken, die wir bisher als überfordernd und einschüchternd empfunden haben?

Die Antwort auf diese Fragen lautet eindeutig: Ja! Der Grund dafür liegt in einer bestimmten Fähigkeit des Gehirns, die in der Neurowissenschaft neuronale Plastizität genannt wird.

Im ersten Abschnitt der Ent-Wicklung müssen wir uns mit der Beschaffenheit der Alten Gestalt befassen. Mit dem, woraus wir uns ent-wickeln wollen. Solange sie nicht ein Bestandteil des bewussten Erlebens ist, wird sie unsere Handlungen immer weiter beeinflussen, ohne dass wir es bemerken. Im Yogasutra heißt es:

> *»**Saṃyama** (Versenkung) in **saṃskāra,** die erworbenen Neigungen, die unser Tun beeinflussen, führt zu Wissen über unsere Vergangenen Leben« (Sriram 2006).*
>
> YOGASUTRA 3.18

> *»Wenn die Verwechslung zurückgeht, geht auch **saṃyoga** (die Anbindung des sehenden Selbst an das Objekt) zurück. Dies bedeutet Freiheit von den Verwicklungsmöglichkeiten für **draṣṭṛ** (das sehende Selbst)« (Sriram 2006).*
>
> YOGASUTRA 2.25

Je differenzierter und schneller wir die Struktur der Alten Gestalt erkennen können, umso bewusster werden wir ihre Wirkung vermeiden und uns von ihren Eigenschaften desidentifizieren:

> *»Dann wird **viveka,** die Unterscheidungskraft zwischen Wirklichkeit und Schein, vertieft, und **citta** (das meinende Selbst) neigt dazu, **kaivalyam,** der Freiheit, zu dienen« (Sriram 2006).*
>
> YOGASUTRA 4.26

In der aufdeckenden Arbeit einer psychotherapeutischen Begleitung werden diese biografischen Themen immer wieder »durchgearbeitet«. Das führt zu einem »Wissen über unsere vergangenen Leben«, wie es bei Patanjali heißt.

Die yogapsychologische Arbeit mit der Alten Gestalt erfordert keine jahrelange, aufdeckende Analyse der eigenen Biografie. Das Modell der Alten Gestalt hilft uns dabei, die Ergebnisse unserer biografischen Erfahrungen im Hier und Jetzt achtsam und annehmend zu erkennen. In diesem Bewusstsein werden wir immer seltener versuchen, Situationen in der Gegenwart mit Reaktionen auf die Vergangenheit zu beantworten, und sind in der Lage, ein neues, gegenwärtiges und funktionales Denken, Fühlen und Handeln zu lernen.

Eine genaue Anleitung zum Erstellen der Alten Gestalt findest du im Praxisteil sowie im Erklärvideo auf der Website zum Buch www.yogapsychologie.com/buch.

Klaus Grawe weist uns auf die Bedeutung der gegenwärtigen Erfahrung hin, wenn er sagt: »Die wichtigsten Ursachen psychischer Störungen liegen in der frühen Kindheit, aber der Blick in die Vergangenheit bringt nichts für die Veränderung ihrer Grundlagen. Veränderung wird nur bewirkt durch reale Erfahrungen in der Gegenwart, welche die damals angelegten neuronalen Strukturen in neue überführen« (Grawe 2004).

Wir brauchen eine Neue Gestalt!

Der andere Flügel: *Pratipaksha Bhavana*

In der yogapsychologischen Praxis geht es darum, genau jene Qualitäten zu finden, die unserer Alten Gestalt diametral gegenüberstehen. Dann haben wir auf der einen Seite die Möglichkeit, uns von der Identifikation mit den biografischen Blockaden zu lösen, um auf der anderen Seite alle bisher passiv gebliebenen, verkümmerten Qualitäten mit neuem Leben zu füllen.

Im Yogasutra wird dieser Wechsel, wie bereits erwähnt, *Pratipaksha Bhavana* (Yogasutra 2.33) genannt. Der erste Teil des aus dem Sanskrit stammenden Wortes *Prati* kann mit »andere« oder »gegenüberliegend« übersetzt werden, der zweite Wortteil *Paksha* bedeutet »Flügel« oder »Seite«. *Pratipaksha* bedeutet demnach »der gegenüberliegende Flügel« oder »die gegenüberliegende Seite«. Das abschließende Wort, *Bhava*, steht für »Gefühl«, »Stimmung« oder »Wesen«. So steht *Pratipaksha Bhavana* für eine emotionale Gegenposition, die gegenüberliegende Stimmung, unser gegenüberliegendes Wesen.

Wenn wir uns an den Aufbau des Gehirns mit den verschiedenen Funktionen des rechten und linken präfrontalen Cortex erinnern, stoßen wir auf eine interessante Entsprechung zu diesem Begriff. Auch die beiden Flügel oder Seiten *(Paksha)* des Gehirns übernehmen gegenüberliegende *(Prati)* Aufgaben: der linke PFC mit der Aktivierung angenehmer

Emotionen *(Bhava)* und dem aus ihnen resultierenden Annäherungsverhalten, der rechte PFC mit seinen unangenehmen Emotionen *(Bhava)* und dem aus ihnen resultierenden Vermeidungsverhalten.

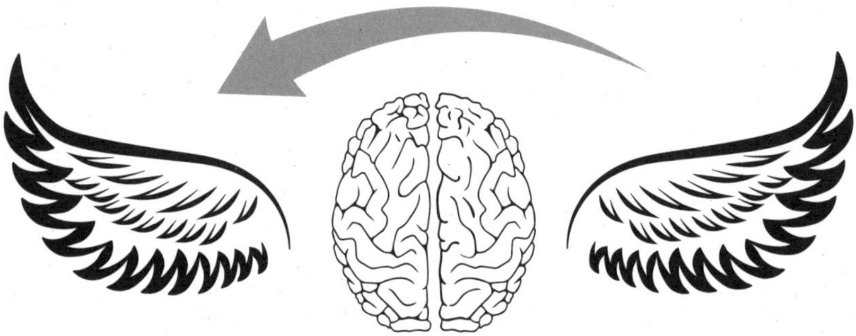

ABBILDUNG 13: Die zwei gegenüberliegenden Flügel des PFC

Auch neuronal geht es um den Wechsel in den anderen Flügel unserer Emotionen. Vom biografisch erlernten Vermeidungsverhalten der rechten Seite aus hinüber zum uns vertretenden Annäherungsverhalten der linken Seite: *Pratipaksha Bhavana.*

Swami Sivananda schreibt über *Pratipaksha Bhavana*: »Gedanken des Ärgers und Gedanken der Furcht sind schreckliche Kräfte, die in uns walten. Sie vergiften die Quellen des Lebens und zerstören Harmonie, ausdauernde Arbeitsleistung, Vitalität und Lebenskraft. Entgegengesetzte Gedanken der Freundlichkeit, der Freude und des Muts dagegen heilen und lindern, anstatt zu verärgern; sie stärken die Arbeitsleistung und vervielfachen die geistigen Kräfte. Sei immer frohen Mutes. Lächle. Lache. Jeder emotionale Gedanke, jeder Wortgedanke ruft eine starke Schwingung in jeder Zelle des Körpers hervor und hinterlässt dort einen starken Eindruck. Wenn du die Methode kennst, einen entgegengesetzten Gedanke aufzubringen, dann kannst du ein glückliches Leben in Frieden und Kraft führen. Gedanken der Liebe werden Gedanken des Hasses vertreiben. Ein mutiger Gedanke wird unmittelbar ein kraftvolles Gegenmittel gegen einen Gedanken der Angst liefern« (Sivananda 2008).

In der westlichen Welt setzte sich schon Aristoteles intensiv mit dem Studium des Glücks, der Eudaimonie, auseinander. Für »ein gutes Leben« sei es notwendig, unterschiedliche Qualitäten zu entwickeln, sie zu üben und im Einklang mit ihnen zu leben; sie müssen zur Gewohnheit werden (Jörgensen/Nafstad 2005) – eine antike Beschreibung für neuronales Bahnen, also für die Etablierung neuer synaptischer Verbindungen.

2300 Jahre später richtete sich die Humanistische Psychologie um Abraham Maslow, Carl Rogers und Viktor Frankl erneut an den Ressourcen, Fähigkeiten und »positiven« Emotionen des Menschen aus, in Abgrenzung zu einer nach dem Zweiten Weltkrieg vorwiegend defizitorientierten Psychologie. Um diese ressourcenorientierte Haltung zu beschreiben, verwendete Maslow 1954 erstmals den Begriff der »Positiven Psychologie«.

Später weitestgehend in Vergessenheit geraten, wurde die Perspektive zuletzt von Martin Seligman, Mihaly Csikszentmihalyi und Kollegen neu belebt, in ihrer Wirksamkeit eindrucksvoll belegt und um wesentliche Aspekte erweitert (Donaldson et al. 2015).

Eine nachhaltige Etablierung unserer Ressourcen gelingt jedoch nur, wenn wir uns auch mit den eigenen Schatten auseinandersetzen: dem Vermiedenen und dem Schmerzhaften mit unseren Wunden. Solange wir unseren Schatten fürchten, wagen wir uns nicht in das Licht. B. K. S Iyengar empfiehlt in seinem Kommentar zu *Pratipaksha Bhavana*, die »unangenehmen« Gefühle nicht einfach gegen angenehme auszutauschen, sondern ganz in der Tiefe, in Ruhe und Geduld nach der Herkunft ihrer Aspekte zu forschen (Iyengar 1993).

Nehmen wir folgendes Beispiel: Vielleicht wurden wir früher häufig ausgegrenzt. Aus Gründen des Selbstschutzes behaupten wir daher heute, niemanden zu brauchen und am besten allein zurechtzukommen. Auf diese Weise können wir unserer Angst vor erneuter Zurückweisung aus dem Weg gehen.

Wenn wir uns aber den Schmerz unserer Einsamkeit eingestehen, werden wir uns auch unseres Bedürfnisses nach Gemeinschaft, Zugehörigkeit und Nähe neu bewusst. Damit entsteht der Impuls, auf andere zuzugehen und uns zu öffnen. Wir erinnern uns: In jedem Gefühl wohnt ein Bedürfnis und sein entsprechender Annäherungsimpuls. Dieser Impuls wird aber von den ängstlichen (vor negativen Erfahrungen schützen wollenden) Gefühlen der Alten Gestalt blockiert.

Damit entstehen zwei Möglichkeiten: Entweder wir vertrauen der Angst der Alten Gestalt und ziehen uns erneut vermeidend zurück. Oder wir erkennen die Angst als ein biografisches Muster. Dann brauche wir einen Zugang zu Ressourcen, die uns ein alternatives Verhalten ermöglichen.

Wir können uns zum Beispiel fragen: »Welche Eigenschaften können mir dabei helfen, mein Bedürfnis nach Geborgenheit und Nähe zu vertreten? Was ist der gegenüberliegende Flügel der Angst? Welche Eigenschaften habe ich, dem Vermeidungsmuster folgend, nicht ausreichend geübt? Wie sieht meine Neue Gestalt aus?«

Unsere ungelebten Qualitäten bilden den zweiten Flügel. Dieser zweite andere Flügel ist unsere Aufgabe, hier müssen wir üben. Vermutlich fallen wir zu Beginn immer wieder in die gewohnten Bahnen der Alten Gestalt, übernehmen ihre Muster des Handelns, Fühlens und Denkens.

Aber mit jedem bewussten und aktiven Erleben der Neuen Gestalt, dem anderen Flügel, wird sie kraftvoller, vertrauter, zugänglicher, spontaner und zuletzt Selbst-verständlich.

Die nachhaltige Integration der verschiedenen Qualitäten unserer Neuen Gestalt wird die blockierenden *Samskaras* lösen. Das Selbst findet in seine natürliche Form: Es bewegt uns, generiert Energie, verbindet, drückt sich aus, erkennt und unterscheidet. Es ist das pulsierende Bindeglied zwischen uns und der Welt.

Die neue Gestalt: Unterstützende *Samskaras* – das Ressourcenmodell der Yogapsychologie

Die Neue Gestalt ist ein Ressourcenmodell und damit ein zentrales Element unserer yogapsychologischen Arbeit. Wie auch die Alte Gestalt setzt sie sich aus körperlichen, emotionalen und geistigen Eigenschaften zusammen. Doch ihr Wesen ist völlig anders. Statt blockierender Gefühle wie Angst, Unsicherheit, Ohnmacht oder Scham erleben wir in ihr beispielsweise Sicherheit, Freude, Klarheit, Verbundenheit oder Lust.

Woraus genau sich die Neue Gestalt zusammensetzt, ist individuell völlig unterschiedlich. Was aber das Wesen jeder Neuen Gestalt ausmacht, ist, dass es sich bei ihren Eigenschaften um Annäherungsgefühle (bzw. Annäherungsempfindungen und -zustände) handelt. Diese kommen im linken präfrontalen Cortex mit unserem Bewusstsein in Kontakt.

Wie wir im Kapitel über Beziehung im Yoga bereits gesehen haben, äußert sich Patanjali analog im Yogasutra und zählt dabei ausschließlich Annäherungsgefühle des linken PFC auf:

> *»**Citta** (das meinende Selbst) wird allmählich klar, wenn wir uns aus innerer Überzeugung jeweils freundlich, hilfsbereit, begeisterungsfähig und verzeihend gegenüber Menschen verhalten, die sich in Situationen des Glücks, des Unglücks, des Lobenswerten oder des Achtenswerten befinden« (Sriram 2006).*
>
> YOGASUTRA 1.33

Und etwas später:

> *»Oder durch das Besinnen auf das innere Licht, welches von Leiden unberührt ist« (Sriram 2006).*
>
> YOGASUTRA 1.36

Weiter im dritten Kapitel:

> *»**Saṃyama** (die Versenkung) in Liebe bringt Kraft in der Fähigkeit der Liebe usw. (betrifft auch die drei weiteren **bhāvanām** aus **sūtra** 1.33)« (Sriram 2006).*
>
> YOGASUTRA 3.23

Patanjali verweist hier immer auf die heilende Kraft der Annäherungsgefühle und empfiehlt, sie intensiv zu üben. Mit jeder Wiederholung wird das entsprechende Gefühl (oder der körperliche bzw. geistige Zustand) neuronal gebahnt und damit leichter ausgelöst. Je mehr unserer Seins-Ebenen dabei beteiligt sind, umso stärker wird die neuronale Bahnung.

Aus der Traumaforschung wissen wir heute, wie wichtig es für eine ganzheitliche Selbst-Erfahrung ist, dass wir möglichst viele unserer Erfahrungskanäle am bewussten Erleben beteiligen (Levine 2011). Gerade das Yoga bietet uns viele Möglichkeiten, die Verbindung mit den Annäherungsgefühlen zu unterstützen.

Wenn sich ein Vermeidungssystem der Alten Gestalt etabliert hat, können sich wichtige, ressourcenvolle Selbst-Qualitäten nicht mehr ausreichend entwickeln. »Use it or lose it« heißt es auch in der Neurologie: Wir entwickeln, was wir benutzen. Im Schatten beständiger Angst, Unsicherheit oder Scham können Qualitäten wie Freude, Sicherheit oder Lust nachvollziehbarerweise nicht in ihre Kraft kommen. Zwar behalten wir ihre neuronalen Grundlagen, doch auf der Palette unserer Gefühle gehören sie zu den vorwiegend passiven Mitgliedern. Freude braucht dann einen starken Reiz, um überhaupt ausgelöst zu werden. Dagegen bleibt unsere Angst in ständiger Bereitschaft. Die Realität erleben wir durch die Brille unserer Alten Gestalt: »Mein Blendwerk« *(mama māyā)* heißt es im siebten Kapitel der Bhagawadgita.

Natürlich hat jede*r von uns eine ganz individuelle Farbpalette von Tönen, Klängen und Rhythmen des Lichts. Seinen oder ihren eigenen unverwechselbaren Ausdruck. Das ist wunderbar! Unser Selbst schöpft dabei aus dem gesamten Spektrum des Lichts. Fehlen aber einzelne Farben wie Freude, Sicherheit oder Lust, fühlen wir uns unvollständig, blockiert, fragmentiert und vom Ganzen getrennt. Durch das Übergewicht der Vermeidungsgefühle bleiben unsere lebendigen Bedürfnisse unbefriedigt.

Wie setzt sich die Neue Gestalt zusammen?

Die Neue Gestalt ergibt sich aus folgenden Fragen an uns selbst: »Wie müsste ich mich fühlen, damit es mir möglich ist, mein Bedürfnis XY zu vertreten? Wie müsste ich mich in meinem Körper erleben, welche Gefühle würden mich dabei tragen, welche Geisteshaltung mich begleiten?«

Es geht nicht darum, sich einfach irgendwie gut zu fühlen. Diese Art des »Gutfühlens« ist häufig auch eng mit unseren Kompensationsmustern verbunden. Wirkungsvoller ist es, wenn wir gezielt genau jene Gefühle, Geisteshaltungen und Empfindungen ansprechen, die im Schatten unserer Alten Gestalt bisher nicht in ihre Kraft gefunden haben: Mit der Neuen Gestalt aktivieren wir unser Annäherungsverhalten. Sie ist der andere Flügel *(Pratipaksha Bhavana)* der Alten Gestalt – kurz: ihr Gegenstück. Um das selbstbewusste Gefühl unserer Ganzheit zu erleben, brauchen wir die gesamte Farbpalette. Wir müssen unsere fehlenden Farben reintegrieren.

In unserer Arbeit setzt sich die Neue Gestalt – wie zuvor auch schon die Alte Gestalt – aus neun Eigenschaften zusammen. Zu ihr gehören je drei körperliche Empfindungen, drei emotionale Zustände und drei Geisteshaltungen. Auf diese Weise finden sich all unsere Seins-Ebenen in der Neuen Gestalt wieder. Beim Erstellen der Neuen Gestalt fragen wir uns: »Wenn ich das Bedürfnis XY vertreten möchte, wie müsste ich mich fühlen?« (Auch hier findest du den genauen Aufbau zum Erstellen der Neuen Gestalt im Praxisteil oder als Erklär- und Anleitungsvideo unter www.yogapsychologie.com/buch.)

Die Antwort darauf könnte zum Beispiel so aussehen:

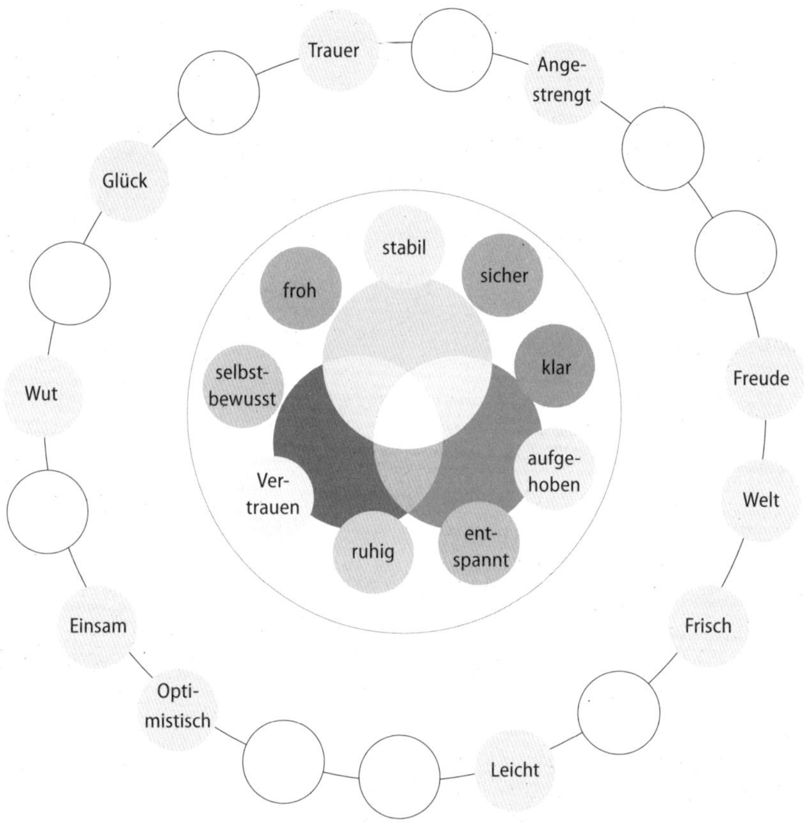

Abbildung 14

Neue Gestalt mit den Qualitäten:
körperlich: sicher, stabil, entspannt
emotional: froh, selbstbewusst, im Vertrauen
geistig: ruhig, klar, wach

Eine farbige Darstellung dieser Abbildung findest du auf der hinteren Umschlaginnenseite.

Neuronale Plastizität: Prägung ist nicht alternativlos

Wenn wir die einzelnen Qualitäten der Neuen Gestalt erkundet haben, geht es darum, sie möglichst effektiv zu üben. Üben bedeutet, die Neue Gestalt konkret wahrzunehmen, zu fühlen, zu empfinden und – noch wichtiger – auf ihrer Grundlage zu handeln. Genau auf diese Weise können wir ihre synaptischen Verbindungen, ihre stoffliche Grundlage stärken. Dieses Üben ist die Voraussetzung dafür, dass wir uns entwickeln können, dass eine »Neue Gestalt« entstehen kann.

In diesem Sinne schreibt Patanjali:

> *»Mit Hilfe von Übungen standhaft bei einem gewählten Thema zu bleiben ist* ***abhyāsa*** *(beharrliches Üben)« (Sriram 2006).*
>
> YOGASUTRA 1.13

Die Qualitäten der Neuen Gestalt gehören zum Ausdruck unseres Selbst. In seinem Spektrum können wir uns als das erleben, was schon immer zu uns gehörte: offene, freie, selbst-bestimmte Pulsation auf Grundlage unserer Bedürfnisse und im Dialog mit der Welt. Die Alte Gestalt besteht aus schützenden Blockaden. Die Neue Gestalt ermöglicht uns, wahrhaft in Beziehung zu gehen, in Kontakt zu sein.

Allen Handlungsmustern, emotionalen Tendenzen oder Denkschemata liegen neuronale Strukturen zugrunde. Eine der herausragenden Fähigkeiten des Menschen ist seine enorme Anpassungsfähigkeit. So ist unser Gehirn in der Lage, die Anatomie und Funktion von Synapsen, Nervenzellen und ganzen Hirnarealen zu verändern. Man spricht in diesem Zusammenhang von synaptischer oder kortikaler Plastizität.

Synaptische Plastizität bezeichnet die neuronale Grundlage des Lernens und unserer Verhaltensveränderungen. Kortikale Plastizität beschreibt dagegen die Fähigkeit, Aufgaben eines Gehirnareals von einem anderen Bereich übernehmen zu lassen, wie es beispielsweise nach der lokalen Schädigung durch einen Schlaganfall notwendig sein kann.

Schon für die Entstehung von kleinsten Handlungen und Emotionen müssen etwa 86 Milliarden Nervenzellen zusammenarbeiten. Es sind ganze neuronale Netzwerke, die hinter unseren Mustern stehen. Häufig vollzogene Handlungen und vielfach erlebte Gefühle generieren neue Nervenbahnen und Verbindungen, die den Zugang zu diesem Verhalten und das Erleben der entsprechenden Gefühle erleichtern.

Das hängt mit der Erregung der ihnen zugrundeliegenden Nervenbahnen zusammen: Je öfter und intensiver eine Erregung stattfindet, umso stärker erhöht sich der Wirkungsgrad von Reizen gleicher Stärke. Dieselbe Auslösesituation wird dann leichter und stärker erlebt. Zudem wird die Erregung der entsprechenden Nervenbahnen auch schon bei schwächeren Reizen ermöglicht.

Ein emotionales *Asana*

Die Neue Gestalt können wir uns wie ein emotionales *Asana* vorstellen. Vielleicht ist es uns zu Beginn noch nicht sehr vertraut, aber mit jeder Übung verstehen wir seine Eigenschaften ein wenig mehr: »Was bedeutet diese ›Haltung‹ für mich? Wie muss ich mich in ihr einrichten, damit sie sich richtig und authentisch anfühlt?«

Und ebenso wie im Yogaunterricht ist es dabei wichtig, die eigenen Grenzen nicht zu übergehen, sondern behutsam in diese emotionale Haltung hineinzuwachsen. Sobald wir versuchen, sie zu erzwingen, erleben wir eine erneute Zurückweisung unseres Wesens. Ein erneutes »So musst du sein! Erst wenn du das kannst, bist du richtig, erst dann bist du gut genug!«.

Doch genau diese Forderungen waren einst der Ausgangspunkt für die Entstehung unserer Alten Gestalt. In der Haltung einer achtsamen, annehmenden Annäherung öffnen sich die Membrane unseres Wesens und ermöglichen eine tiefgehende Veränderung. Jetzt passen wir uns nicht mehr an, sondern nehmen auf, was unserem wahrhaftigen Bedürfnis entspricht. Die Neue Gestalt wird mehr und mehr *»shtiram sukham asanam«* (Yogasutra 2.46): eine stabile und zugleich angenehme (psychologische) Haltung.

Ressourcing:
Die Quelle finden

Kontaktaufnahme und Einswerden mit der Neuen Gestalt: Eine Klientin erinnert sich an Vertrauen

In der Arbeit mit der Neuen Gestalt beginne ich damit, jede Qualität mit einer persönlichen Erinnerung zu verbinden. Mit diesem Bezug werden die Qualitäten zu etwas Eigenem; sie bleiben nicht abstrakt und fremd.

Es ist mir erst einmal passiert, dass es einer Klientin nicht möglich war, ein Gefühl ihrer Neuen Gestalt in sich aufzufinden. Vor ihrem biografischen Hintergrund hatte sie nicht ausreichend gelernt, Vertrauenserfahrungen zu entwickeln. In der Kindheit vernachlässigt und später immer wieder ausgegrenzt, überwogen in ihr das Misstrauen und die Angst der Alten Gestalt. Zugleich bedauerte sie diese Isolation und sehnte sich nach einer warmen und zuverlässigen Bindung.

Da sie aus sich heraus keine Verbindung zu diesem Gefühl herstellen konnte, suchte ich mit ihr nach Situationen, in denen sie das Vertrauen, nach dem sie sich selbst sehnte, bei anderen Personen beobachten konnte. Schließlich erinnerte sie sich an zwei Frauen. Beide saßen in einem Café eng beieinander. Eine von ihnen erzählte. Die andere hörte zu und hielt dabei beruhigend und sanft ihre Hand. Lange hatte sie den Frauen zugeschaut. Wie schön war das Bild dieser Freundschaft. Zugleich aber entstand in ihr eine Trauer, weil die Verbindung so fremd und unerreichbar schien.

Ich bat sie, sich in die erzählende Frau zu versetzen: »Wie fühlt sich das an?« Nach einer Weile entstand eine kleine, vorsichtige Ahnung. Behutsam forschten wir weiter: »In welchem Bereich deines Körpers nimmst du dieses Gefühl wahr? Was passiert, wenn du es um zehn Prozent verstärkst? Gibt es eine Bewegung, die dein Vertrauen machen möchte?« Diese Fragen halfen ihr sehr.

Nach der ersten Kontaktaufnahme geht es darum, in die Neue Gestalt hineinzuwachsen, sich mit ihr zu verbinden und vertraut zu machen. *Samprajnata-Samadhi* beschreibt im Yoga die Versenkung in ein Thema, bis wir es vollständig integriert haben:

> *»**Samprajñātasamādhi** (die vollkommene Erkenntnis bezogen auf ein Thema) entfaltet sich schrittweise. Erst offenbart sich das gewählte Thema oberflächlich, dann in seiner Tiefe. Dieser Entwicklung folgt der innere Glückszustand und das Einswerden mit dem Thema, so dass es vollkommen erfasst wird« (Sriram 2006).*
>
> YOGASUTRA 1.17

Diese Worte Patanjalis sind ein 2000 Jahre alter Hinweis auf die neuronale Plastizität unseres Gehirns.

Lernen wie ein Kind

In der Kindheit und Jugend gibt es eine rasante Wachstumsbereitschaft der neuronalen Organisation unseres Gehirns. Dies ist auch der Grund, warum es uns hier leichtfällt, Sprachen zu lernen und uns Wissen anzueignen. Auch motorische Fähigkeiten wie etwa die Bewegungsabläufe beim Schwimmen oder Fahrradfahren können wir uns scheinbar mühelos und spielerisch aneignen.

Diese hohe Entwicklungs- und Wandlungsfähigkeit des Gehirns hält noch bis zum Ende der Pubertät an und flacht dann langsam ab. Während der Schwerpunkt dieser ersten Lebensjahre auf dem Aufbau von Fähigkeiten liegt, geht es später mehr um die Stabilisierung unserer Persönlichkeit und ihrer gewachsenen Stärken. Diese Stabilität und Resistenz sind eine wichtige Voraussetzung, um das bis dahin entstandene Potenzial erfolgreich in der Welt auszudrücken.

Zugleich sind die Verlässlichkeit unseres Charakters, unserer Werte und unseres Verhaltens eine wichtige Grundlage für die Beständigkeit sozialer Beziehungen und den kollektiven Zusammenhalt. Wären wir unser Leben lang so dynamischen Veränderungsprozessen ausgesetzt wie in der Kindheit und Jugend, wäre es kaum möglich, eine zuverlässige, belastbare Säule der Gemeinschaft werden.

Doch glücklicherweise besitzen wir auch nach der Pubertät das Potenzial für Veränderungen auf neuronaler Grundlage, wenn auch in geringerem Maße. Gerade wenn wir uns mit persönlicher Entwicklung und spiritueller Entfaltung beschäftigen, ist die Kenntnis von neuronalen Bedingungen für nachhaltige Veränderungen äußerst hilfreich. Auf welche Weise können wir dieses Wissen nutzen, um Blockaden zu überwinden, denen wir auf unserem Weg begegnen, die uns auf einer Entwicklungsstufe fixieren und uns an die immer gleichen Reaktionsmuster binden? Unter welchen Bedingungen können wir Voraussetzungen für ein achtsames, mitfühlendes und frei pulsierendes Selbst schaffen, das die Begrenzungen und die Enge des biografischen Egos überwindet?

Die Neue Gestalt ist ein Ausdruck unseres Selbst. Sich mit ihr zu verbinden und zu identifizieren, öffnet uns den Weg in die Ganzheit: über die (Bedürfnis-)Blockade im Konkreten hinaus in die Unabhängigkeit und Freiheit im Absoluten.

Wenn wir verstehen wollen, wie wir effektiv und nachhaltig persönliche Wachstums- und Veränderungsprozesse unterstützen können, ist es hilfreich, sich an der Kindheit zu orientieren. Die folgenden vier Punkte sind dabei besonders hervorzuheben.

1. *ABHYASA*: BESTÄNDIGES WIEDERHOLEN

> *»Durch* ***abhyāsa*** *(beharrliches Üben) und* ***vairāgya*** *(Gleichmut) kann die dynamische Stille des* ***citta*** *(des meinenden Selbst) erreicht werden« (Sriram 2006).*
>
> YOGASUTRA 1.12

> *»Die Hindernisse werden bekämpft, wenn* ***abhyāsa*** *(das beharrliche Üben) auf ein Ziel gerichtet ist« (Sriram 2006).*
>
> YOGASUTRA 1.32

Kontinuierliches Wiederholen ist für neuronales Lernen eine unabdingbare Voraussetzung. Ganz gleich, ob es sich dabei um das Üben eines Instruments, einer Sprache, einer körperlichen Fertigkeit oder um das Erleben unserer Neuen Gestalt handelt. Achtsame Routinen bieten eine optimale Umgebung, um neue Synapsen im Gehirn auszubilden.

Besonders eindrücklich können wir diesen Wirkmechanismus bei Neugeborenen beobachten. Da der Aktionsradius eines Säuglings zunächst recht klein ist, kommt es bei ihm in den ersten Lebensmonaten zu beständigen Wiederholungen der zentralen Abläufe. So bilden und erweitern sich fortwährend Rituale um die Bereiche Nahrungsaufnahme, Zuwendung und Schlafphasen. Zugleich bietet die Befriedigung dieser Grundbedürfnisse den Rahmen für eine Reihe von emotionalen Interaktionen zwischen Eltern und Kind, die immer ähnlichen Mustern folgen.

Ist das Verhalten eines Entwicklungsschritts ausreichend gebahnt, entsteht im Kind ein Gefühl der Neugier. Darin drückt sich das Bedürfnis aus, den bisherigen Erlebnisraum auszudehnen. Wird dieses Bedürfnis ausreichend befriedigt, wird das Kind mit neuen Reizen, Anforderungen und Lösungen konfrontiert, die neuronal verarbeitet und gebahnt werden müssen. In diesem anhaltenden Prozess werden seine Fähigkeiten beständig gefordert und erweitert. Dabei wiederholt das Kind Bewegungsabläufe und Beziehungsinteraktionen so oft, bis es sich in ihnen sicher fühlt und sich nach neuen Herausforderungen ausstreckt.

Auch unser erwachsenes Lernen funktioniert am besten, wenn es von Neugierde, Lust und Motivation getragen ist. So nutzen sich die notwendigen Wiederholungen nicht zu einer mechanischen Tätigkeit ab, sondern bleiben von unserer zugewandten und lebendigen Aufmerksamkeit erfüllt.

2. *DRASHTA*: ACHTSAMKEIT UND WAHRNEHMUNGSFÄHIGKEIT

> *»Die gesamte Aufgabe des* ***citta*** *(des meinenden Selbst)*
> *besteht darin, nahe sowohl beim äußeren Objekt*
> *als auch beim* ***draṣṭṛ*** *(dem sehenden Selbst) zu sein*
> *und Wahrnehmung anzuregen« (Sriram 2006).*
>
> YOGASUTRA 4.23

Für den Reifungsprozess ist ein Kind andauernd damit beschäftigt, seine Umwelt zu beobachten und die gemachten Eindrücke zu imitieren. Es beobachtet einen Gesichtsausdruck wie Freude und ahmt das Lachen der Bezugsperson nach. Es entdeckt ein interessantes Verhalten bei anderen Kindern und kopiert ihr faszinierendes Gebaren.

Später wird dieser Mechanismus auch bei komplexeren Vorgängen angewandt. So beobachten wir die Dynamik zwischen unseren Eltern und übernehmen daraus Rollenmodelle, die ein Leben lang die eigenen Beziehungen begleiten werden. Doch auch Glaubenssätze, Wertesysteme und emotionale Reaktionsmuster werden aufgrund von Beobachtung und Imitation übernommen.

Wo immer es uns möglich ist, sollten wir versuchen, die Qualitäten der Neuen Gestalt aufzuspüren: in uns, in anderen oder in der Interaktion zwischen Personen. Die Ausrichtung unseres achtsamen, einfühlsamen Wesens ist eine wichtige Grundlage für die psychologische und neuronale Abbildung ihrer Eigenschaften.

3. *SAMYOGA*: IMITATION UND IDENTIFIKATION

> *»Durch **saṃyoga** (die Anbindung des sehenden Selbst an das Objekt) entsteht auch die Möglichkeit, dass sich die wirkliche Form **draṣṭṛ** (des sehenden Selbst) und **citta** (des meinenden Selbst) herauskristallisiert« (Sriram 2006).*
>
> YOGASUTRA 2.23

> *»Oder (das **citta** wird allmählich klar,) indem das **citta** (das meinende Selbst) auf die Weisheit von Menschen, die große Krisen überwunden haben, gelenkt wird« (Sriram 2006).*
>
> YOGASUTRA 1.37

Die amerikanische Aktivistin für Kinderrechte und Kinderschutz Marian Wright Edelman prägte den Satz »You can't be, what you can't see«. Denn wir lernen am meisten von den Personen, die uns emotional nahestehen. In der Kombination von Fühlen, Denken und Handeln entsteht eine besonders günstige Voraussetzung, um neuronale Verbindungen zu knüpfen. Aus diesem Grund sind die Handlungsweisen unserer wichtigen Bezugspersonen wesentlich prägender als etwa Verhalten, das wir über den Gartenzaun beobachten. Mit dieser Bevorzugung und Identifikation entsteht eine neuronale Synchronisation unter Mitgliedern einer sozialen Gruppe, die gegenseitiges Verständnis, Identität und Zusammenhalt ermöglicht.

Nicht zuletzt hängt die Effizienz unseres Lernens davon ab, ob wir uns mit den Inhalten identifizieren können. Schon in der Schule waren wir vermutlich in jenen Fächern erheblich produktiver, mit denen wir uns innerlich verbunden fühlten. Identifikation erhöht das Erregungsniveau aller Gefühle und Handlungen und damit die Kraft der neuronalen Bahnung.

So gilt es schließlich auch, die Neue Gestalt zu *sein.* Zu Beginn mag sich das fremd anfühlen, manchmal exotisch oder sogar anmaßend wie ein vorsichtiges Ausprobieren, Spielen und Erforschen. Ihre Inhalte sind uns noch nicht wirklich vertraut. Mit der Zeit aber entdecken wir ihre innere Realität, und es fühlt sich an, wie nach Hause zu kommen: »Ich *bin* sicher, stabil, entspannt, voller Freude, selbstbewusst, im Vertrauen, ruhig, klar und hell!«

Mit dieser Identifikation wird unser Erleben intensiviert, wobei wie bereits erwähnt eine Erregungsbündelung immer zu einer erhöhten Aktivierung und Ausbildung von Synapsen führt.

4. EIN SICHERES, ANGENEHMES UND ANNEHMENDES UMFELD

Die Grundbedingung für erfolgreiches Lernen in den genannten Beispielen ist, dass wir uns wohl, sicher und geborgen fühlen. Unter Stress oder gar in Notsituationen findet Lernen kaum oder gar nicht statt. Wir brauchen ein gut reguliertes Erregungsniveau: neuronal, physiologisch und psychologisch. Die Annäherungsgefühle der linken Seite unseres PFC müssen aktiviert sein, damit unser Organismus bereit ist für Wachstum, das immer auch mit Veränderung einhergeht.

Kein Egotrip

Aber ist es nicht vollkommen egozentriert, auf uns zu hören, unsere Bedürfnisse wahrzunehmen, anzunehmen und zu vertreten? Widerspricht das nicht der Grundidee selbstlosen Handelns des Karma-Yoga?

Zunächst beinhalten wirklich authentische Bedürfnisse immer auch das Wohl der anderen. Wenn unser Kind krank ist, haben wir das Bedürfnis bei ihm zu sein. Wenn jemand traurig ist, haben wir das Bedürfnis zu trösten. Wenn jemand hungert, möchten wir unser Essen mit ihm teilen.

Bedürfnisse sorgen sowohl für das Innere als auch Äußere, beide gehören untrennbar zusammen. Sie organisieren sich systemisch und reichen über das Individuum hinaus. Das Selbst der Welt und das Selbst der Person sind identisch. So heißt es bei Martin Buber: »Bei sich beginnen, aber nicht bei sich enden, bei sich anfangen, aber sich nicht selbst zum Ziel haben« (Buber 2001). Der Impuls für eine aus dem Herzen kommende Handlung beginnt im Bedürfnis.

Um im Einzelfall zu überprüfen, wie weit wir von einem »Egotrip« entfernt sind, können wir die MAP-Orientierungsfelder zuhilfe nehmen. Wir können achtsam innehalten und uns aufrichtig fragen, ob unser Wollen Bestand hat, wenn wir uns gleichzeitig mit unserem Mitgefühl verbinden.

In der Bhagawadgita heißt es dazu:

> *»Wisse, dass Handlung von* **brahma** *kommt,*
> *und* **brahma** *kommt vom Unvergänglichen« (Sivananda 1998).*
>
> BHAGAWADGITA 3.14

Und weiter:

> *»Daher tue ohne Verhaftung stets das, was getan werden muss; denn durch verhaftungsloses Handeln erreicht der Mensch das Höchste« (Sivananda 1998).*
>
> BHAGAWADGITA 3.19

Wir sind es nicht, die unsere Bedürfnisse erschaffen. Auch dieser Glaube wäre egozentrisch. Jenseits unserer Identifikation sind Bedürfnisse ein natürlicher Ausdruck des Lebens, das All-Einen, der Ganzheit.

Natürlich ist es wichtig, dass unsere Bedürfnisse nicht aus den unbewussten Identifikationen mit der Alten Gestalt stammen. Um sich dem Selbst anzuvertrauen, ist es wichtig, unsere Person, unseren Charakter und seine Neigungen zu kennen und zu klären. Andernfalls verstricken wir uns immer wieder in neue, leidbringende Konflikte.

Um das zu verhindern, stellt Patanjali fein aufeinander abgestimmte Verhaltensregeln an den Beginn seines achtgliedrigen Übungsweges. Sie bestehen aus zwei Gruppen. An ihnen können wir unsere Handlungen und das hinter ihnen stehende Bedürfnis überprüfen und bei Widersprüchen hinterfragen.

Die erste Gruppe der *Yamas* bietet eine Orientierung für unsere Lebensweise in der Welt und unsere Beziehungen in ihr. Zu ihnen gehören:

1. **Ahimsa:** Nichtverletzen
2. **Satya:** Wahrhaftigkeit
3. **Asteya:** Nichtstehlen
4. **Brahmacarya:** Bewusstsein der Ganzheit
5. **Aparigraha:** Anspruchslosigkeit

Die zweite Gruppe der *Niyamas* bietet eine Orientierung für den persönlichen Lebensstil und das Alltagsverhalten. Zu ihnen zählen:

1. **Sauca:** Reinheit, Sauberkeit
2. **Santosha:** Zufriedenheit, die Fähigkeit, sich zu freuen
3. **Tapas:** Selbstdisziplin
4. **Svadhyaya:** Selbststudium
5. **Ishvarapranidhana:** Hingabe, Ehrfurcht

Dabei sind die *Yamas* und *Niyamas* keine formellen Vorschriften, sondern vielmehr ein immanenter Teil von Patanjalis entwicklungsorientiertem Weg.

KEIN INSTRUMENT DER SELBSTOPTIMIERUNG

Die Neue Gestalt ist keine weitere Maske, hinter der wir uns verstecken können, kein weiteres Ich-Ideal, keine Selbstoptimierung. Die Masken und Ideale des falschen Selbst sind ein Ergebnis der Anpassung *(Raga)*, weil wir gezwungen waren, unser wahres Selbst und seine Bedürfnisse abzulehnen *(Dvesha)*. Die Neue Gestalt ermöglicht uns zu erkennen und anzunehmen, wer wir tatsächlich sind, mit allen individuellen Eigenheiten. In ihr erleben wir unser Recht zu sein, zu lieben, uns zu verbinden, uns zu trennen und die Kraft, all das in der Welt zu verwirklichen.

Bei einer Selbst-Optimierung geht es darum, einen erhöhten Anspruch an sich zu verwirklichen, effizienter und erfolgreicher zu sein. Das Modell der Neuen Gestalt hilft uns ganz im Gegenteil, erhöhte und falsche Ansprüche abzulegen. Selbst-Optimierung verfolgt immer ideale Ziele und Erwartungen. Die Neue Gestalt ermöglicht es, uns von Erwartungen zu befreien. In dieser Freiheit kommen die Wellen unserer Psyche (*Cittavrittis*) zur Ruhe:

> *»In der Ruhe des Seins beginnt das Selbst*
> *die Realität zu erkennen« (Sriram 2006).*
>
> YOGASUTRA 1.3

Wenn die blockierten Eigenschaften der Neuen Gestalt in den Farbenkreis zurückkehren und sich frei bewegen, verbunden und den entstehenden Herausforderungen entsprechend, kann sich die dynamische Stille in uns ausdehnen – mitfühlend, achtsam und lebendig pulsierend: »Ich weiß, wer ich bin. Ich weiß, wer ich nicht bin. Ich bin mir selbst bewusst. Ich bin selbstbewusst!«

Das Herz ist das Selbst

Seit meiner Kindheit schien mir das Leben nicht stabil, nicht sicher genug. Ich lebte in der Gewissheit, dass alles vergeht, dass ich alles verlieren werde. Damit mich das Unerwartete, die Dunkelheit, der Tod nicht überrascht, behielt ich ihn fest in meinem Blick. Ein starkes Muster meiner Alten Gestalt.

An jenem Tag vor der Praxis meines Therapeuten stand ich plötzlich auf der anderen Seite, völlig unerwartet. Mir war bewusst: Wenn ich mich hier nicht für mich und mein Leben entscheide, werde ich immer wieder in die Angst zurückfallen. Dieser Moment war deutlich und klar – und es gab nur eine Möglichkeit, diese Klarheit zu halten: Folge dem Herzen und nicht deiner Angst *(Pratipaksha Bhavana),* denn dein Herz ist das Selbst. Diesen Weg wollte ich gehen. Bis heute. Und wenn mir die Angst auf dem Weg begegnen sollte, so werde ich ihn trotzdem weitergehen.

Aber mich dem Leben zuwenden bedeutet nicht, mich vom Tod abzuwenden. Das wäre nur ein neues Muster der Vermeidung. Shunryu Suzuki schreibt in seinem Buch *Zen-Geist Anfänger-Geist*: »Unser Leben und Tod sind dasselbe. Wenn wir diese Tatsache erkennen, haben wir keine Angst mehr vor dem Tod und auch keine wirklichen Schwierigkeiten in unserem Leben« (Suzuki 2009).

Einem geklärten Herzen zu folgen, das ist Yoga, denn es führt uns über die Gegensätze hinaus.

ÜBUNG

Sich mit Emotionen als Ressource verbinden

Dauer: ca. 5–10 Minuten

Ort: ein ruhiger, geschützter Raum

Diese einfache Übung ermöglicht einen Einblick in die zuvor beschriebene Arbeit.

1. Frage eins

- Erinnere dich an eine Situation, in der du dich nicht gut vertreten konntest, einen Moment, in dem du dir nicht treu warst. Oft bemerken wir das erst etwas später. Wir fühlen uns dann häufig klein, leer, wertlos, verwirrt etc. Solche Gefühle und Empfindungen können also ein Hinweis sein.
- Möglich wäre zum Beispiel, dass uns eine Person Geld schuldet und wir uns nicht trauen, sie darauf anzusprechen.

2. Frage zwei

- Frage dich nun: »Wie hätte ich mich fühlen müssen, um mein Bedürfnis besser oder überhaupt vertreten zu können?« Eine andere Möglichkeit zu fragen ist: »Wie fühlen sich Personen, denen es leichtfällt, sich in solchen und ähnlichen Situationen zu vertreten?«
- Wenn du auch aus dieser Perspektive keine Eigenschaft findest, die dir passend erscheint, lass dich von den Begriffen im Kapitel: MAP: Die Karten zur Selbst-Orientierung inspirieren. Vielleicht müsstest du dich mutig fühlen, um eine Person zu bitten, dir dein Geld zurück zu zahlen.
- Sei bei deiner Selbst-Erforschung gründlich und spüre so lange nach, bis du die stimmige Qualität für deine Situation gefunden hast.

3. Die Einfühlung

- Versuche dich an einen Moment zu erinnern, an dem du dieses Gefühl schon einmal erlebt hast. Das kann vor Kurzem gewesen sein oder schon einige Zeit zurückliegen.
- Hilfreich ist es auch, wenn mit dieser Erinnerung ein Bild aufkommt. Entweder ganz konkret von der Situation selbst oder auch abstrakt, assoziativ, vielleicht in Form einer Farbe. Wichtig ist, dass die Erinnerung und das Bild dich mit dem Gefühl verbinden.

4. Bhavana

- Setze dich nun bequem und zugleich stabil hin, schließe deine Augen und wiederhole im Geist: »Ich fühle mich …« Oder wenn möglich: »Ich bin …« Wiederhole diesen Satz einige Male still, flüsternd oder laut.
- Frage dich anschließend: »Wo in meinem Körper erlebe ich dieses Gefühl am intensivsten? Wo hat es sein Zentrum, sein Zuhause in mir? Wenn ich mich mit dem Gefühl verbinde, hat das einen Einfluss auf meine körperlichen Empfindungen, auf die Wahrnehmung meines Körpers?« Spüre der Wirkung des Satzes in dir nach und verbinde dich mit dieser Wirkung.
- Verweile so für einige Augenblicke. Wenn du in andere Gedanken abgleitest, verurteile dich nicht. Versuche stattdessen die aufgetauchten Bilder zu nutzen. Du kannst dich beispielsweise fragen: »Wie wäre es, wenn ich mich hier … gefühlt hätte?«
- Achte auf die Veränderung in deinem Körper. Was passiert mit deiner Haltung, während du mit der Qualität verbunden bist? Vielleicht möchte eine kleine Bewegung entstehen. Lasse sie zu.
- Hat die Qualität einen Einfluss auf deinen Atem, auf seine Tiefe, seinen Rhythmus? Verbinde dich auf diese Weise immer intensiver mit der gewählten Qualität und lasse mögliche Veränderung des Atems geschehen.
- Zuletzt beobachte deinen Geist, seinen Raum, seine Geschwindigkeit und seine Klarheit. Wie ist die Wechselwirkung zwischen deinem Bewusstsein und dieser Qualität?

- Löse dich nun von dem forschenden Blick und tauche ein in die einfache Erfahrung. Verweile hier, solange es für dich angenehm ist.
- Beende die Übung, indem du deine Hände auf die Ebene deines Herzens legst. Damit verankerst und erdest du die entstandenen Qualitäten in deinem Körper.

5. Transfer in den Alltag

- Nun geht es darum, die gemachten Erfahrungen in den Alltag zu bringen. Kommen wir auf das obige Beispiel zurück: Die Vorstellung, die Person um das Geld zu bitten, macht uns zunächst Angst. Der rechte präfrontale Cortex ist aktiviert. Plötzlich kennt der Verstand viele gute Gründe, der Konfrontation aus dem Weg zu gehen. Also geht es darum, den linken präfrontalen Cortex zu aktivieren, um handlungsfähig zu werden.
- Eine Möglichkeit könnte es sein, das Gespräch telefonisch zu führen. In diesem Fall könntest du dich kurz vor dem Telefonat an den Tisch setzen, von wo aus du anrufen möchtest. Nimm Kontakt zu der von dir gewählten Qualität auf: »Ich fühle mich …«
- Lass dieses Gefühl in deinen Körper fließen und deine Haltung formen. Verbinde dich mit der entsprechenden Atmung, dem entstehenden Bewusstsein und verweile für einige Augenblicke in dieser Erfahrung.
- Sobald du das Gefühl in dir spürst, nimm das Telefon, wähle die Nummer und agiere aus deiner inneren ressourcenvollen Verbindung.
- Jede einzelne Handlung aus dieser Haltung erhöht die Wahrscheinlichkeit, dass wir auch in Zukunft auf diese Weise unterstützend für uns selbst da sein werden.

FALLBEISPIEL

Die Bernsteinklientin

Carlotta besuchte schon viele Jahre eine meiner Yogaklassen. Meist nahm sie sich einen Platz in der hinteren Reihe. Hier blieb sie für sich und suchte weder den Kontakt zu mir noch zu anderen Teilnehmer*innen der Gruppe. Ich respektierte diesen selbst gewählten Abstand und spürte zugleich, wie wichtig die Stunden für sie waren. Selten verpasste sie einen Termin. Eines Tages sprach sie mich nach dem Unterricht an und bat um einen Gesprächstermin. Wir verabredeten uns für die folgende Woche.

Carlotta wohnte zusammen mit ihrer Mutter in einer kleinen Dreizimmerwohnung. Ihr Vater hatte die Familie vor Jahren verlassen und war mit seiner neuen Frau und zwei gemeinsamen Kindern in eine andere Stadt gezogen. Hin und wieder besuchte sie ihn dort. Nach der Trennung verfiel die Mutter in eine schwere Depression und stabilisierte sich erst nach einem längeren Klinikaufenthalt.

Carlotta war damals fünf Jahre alt gewesen. Jetzt war sie 25. Noch immer war ihre Mutter anfällig für Stimmungsschwankungen mit gelegentlichen, ausgeprägten Tiefs. Carlotta beschrieb sie als eine wichtige, gute Freundin, aber auch als einsam und anhänglich. Zu anhänglich! Ein Streitpunkt zwischen beiden war, dass ihre Mutter jeden Abend in Carlottas Zimmer kam, ohne zu fragen, sich aufs Bett setzte und anfing, von ihrem Tag und ihren Sorgen zu erzählen.

Nach dem Abitur hatte Carlotta angefangen, Cannabis zu rauchen. Zunächst sporadisch, dann täglich und schon bald mehrmals am Tag. Ein begonnenes Studium brach sie ab. Jetzt lebte sie von Gelegenheitsjobs und etwas Geld, das sie hier und da von ihrer Mutter bekam.

Vor einigen Tagen kam die Krankheit zurück. Niedergeschlagen, allein und ohne greifbares Ziel trug sich ihre Mutter mehr durch den Tag als zu gehen, wenn sie nicht ganz im Bett blieb. Plötzlich und unerwartet erkannte Carlotta im Spiegel der Mutter ihr eigenes Leben und erschrak sehr. Das wollte sie nicht! Aber sie befand sich bereits auf dem Weg dahin, wie ihr selbst bewusst war. Deshalb hatte sie nach dem Gespräch mit mir gesucht. Etwas musste sich ändern!

Ich spürte bei Carlotta den Wunsch nach Veränderung. Das war wichtig. Da jeder starke, gewohnheitsmäßige Drogenkonsum unseren Entwicklungsprozess blockiert, stand das Ziel einer Abstinenz mit zusätzlicher Hilfe durch eine therapeutisch begleitete Gruppe am Anfang unserer gemeinsamen Arbeit. Das sprach ich offen aus, eine große Herausforderung. Sie überdachte meine Bedingung und sagte mir am Tag darauf zu: »Ich will das. Ich will das wirklich!« Und so begann ihre Reise.

Carlotta beschrieb ihren Rausch als angenehm, warm und weich. Jeder Joint tauchte sie in ein mildes, bernsteinfarbenes Licht, sorgenlos und leicht. Ohne es fühlte sie sich unsicher, überfordert und ängstlich, wie sie selbst wusste.

Neben den Drogen gab es noch ein anderes Thema. Ohne den geregelten Tagesablauf durch eine Arbeit oder das Studium schlief sie oft weit in den Tag hinein, schaute fern und spielte online. Es war also wichtig, ihren Alltag neu zu strukturieren. Carlotta war einverstanden, sich beiden Aufgaben zu stellen. Glücklicherweise verfügte sie mit ihrer großen Liebe zum Yoga über eine wichtige Ressource.

TAGESSTRUKTUR

Wir verabredeten, dass sie spätestens um 9 Uhr morgens aufstehen müsse. Es folgte ein 30-minütiges *Asana-* und *Pranayama-*Programm. Da Carlotta mit den Übungen vertraut war und sie gerne mochte, konnte sie diese Aufgabe gut umsetzen. Am Abend folgten wieder 30 Minuten mit dem gleichen Programm. Da zu ihrer Suchtstruktur auch gehörte, viele Serien zu schauen, verabredeten wir, dass sie sich pro Tag zwischen zwei Serienepisoden oder einem Film entscheiden müsse. Für die Zeit des Coachings lud ich sie zudem ein, noch eine zweite Klasse bei mir zu besuchen. Auf diese Weise ergab sich eine Tages- und Wochenstruktur.

Mir war bewusst, wie groß die Herausforderung für Carlotta sein würde. In der folgenden Woche kam sie zu beiden *Asana*-Klassen und besuchte die Einzelsitzung wie verabredet. Sie erlebte sich aufgerichtet und stolz, alle Vereinbarungen eingehalten zu haben. Ich lobte ihre Disziplin und ihren Willen, doch diese Anerkennung konnte sie kaum annehmen. Das führte uns zu ihrem brüchigen Selbstwert.

Schon kleinere Herausforderungen machten ihr Angst, sodass sie diesen möglichst aus dem Weg ging. In der Regel übernahm ihre Mutter alle Aufgaben, kümmerte sich um die Krankenversicherung, machte Termine, fällige Überweisungen etc. Die Vorstellung, das eigene Leben organisieren zu müssen, fühlte sich belastend und schwer, aber auch selbstbestimmt und vor allem richtig an. Das wollte sie mit ihrer Mutter besprechen. Zugleich verabredeten wir, das Wochenprogramm beizubehalten. Mit kleineren Anpassungen erweiterten wir ihre Übungen.

In der folgenden Sitzung schlug ich ihr vor, eine Vision für die Zukunft zu entwickeln. Ein wohltuendes, aber auch realistisches Ziel, an dem sie sich orientieren könne. Sie stimmte freudig zu. Mithilfe einer geleiteten Meditation erforschten wir, wohin sich ihre Energie bewegen wollte. In klaren Bildern sah sie sich ihr Architekturstudium wiederaufnehmen. Auch ihr eigenes Geld zu verdienen, war ihr wichtig.

Eine große Rolle spielte die Unabhängigkeit von ihrer Mutter. Sie sah sich in einer eigenen Wohnung, selbstbewusst, zufrieden und attraktiv. Während sie mir dieses Bild beschrieb, begann sie plötzlich zu stocken. Man konnte förmlich sehen, wie die Annäherungsgefühle der Neuen Gestalt langsam zu den Vermeidungsgefühlen der Alten Gestalt wechselten: All das werde sie nie erreichen. Schon immer habe ihr jedes Selbstvertrauen gefehlt. Ganz sicher seien die Anforderungen zu hoch. Plötzlich fühlte sie sich sehr allein und klein.

In der folgenden Zeit erforschten wir die Eigenschaften dieses blockierenden Selbstbilds, all die verschiedenen Gedanken, Gefühle und Empfindungen der Alten Gestalt. Sie erkannte, dass ihr Cannabiskonsum der Versuch war, diesem *Samskara* zu entkommen. Ich fragte: »Wie fühlst du dich, wenn du den Glauben an deine Fähigkeiten verlierst? Welche Qualitäten halten dich davon ab, deine wahren, tiefen Bedürfnisse zu vertreten?« Sie erlebte sich dann als klein, hässlich, erschöpft, ohne Selbstbewusstsein, unsicher, ängstlich, pessimistisch, benommen und grübelnd. Die gemeinsame Stimmung dieser Zustände war ihr vertraut. Schon in der Schule hatte sie sich so gefühlt. Immer war sie eine Außenseiterin geblieben. Bis heute hatte sie Angst, auf andere Menschen zuzugehen, vor allem auf Gruppen.

Um das Gegenstück zu erfassen, ihre Neue Gestalt, stellte ich die Frage entsprechend anders: »Was brauchst du, wie musst du dich fühlen, um deine Vision zu erfüllen, das Studium zu beginnen und unabhängig zu werden?« Es ging um die Eigenschaften, die ihr helfen würden, ihre eigenen, wahrhaftigen Bedürfnisse in der Welt zu vertreten. Sie sammelte hier folgende Begriffe: stabil, sicher, entspannt, voller Freude, selbstbewusst, vertrauend, ruhig, klar und zuversichtlich. Anschließend erforschten wir die verschiedenen Qualitäten miteinander. Zu ihrer Überraschung und Freude konnte sie zu jeder von ihnen einen guten Kontakt herstellen.

BHAVANA-MEDITATION

Wir verabredeten, die gefundenen Eigenschaften in Form einer zehnminütigen Meditation in ihr Tagesprogramm zu integrieren. Das Ziel war es, sich mit jeder Eigenschaft der Neuen Gestalt für eine Weile zu verbinden, sie in sich zu spüren und als etwas Eigenes, zu sich Gehörendes zu erleben.

Carlotta kam mit der *Bhavana*-Meditation gut zurecht. In der gemeinsamen Stimmung aller Eigenschaften der Neuen Gestalt fühlte sie sich bald zu Hause. Zwei Rückfälle führten, anders als sie es befürchtet hatte, weder zu einer Selbstentwertung noch zur Aufgabe ihres gesamten Vorhabens. Sie lernte, ihre Schwächen anzunehmen.

Auch das Verhältnis zur Mutter hatte begonnen, sich zu verändern. Zunächst reagierte diese noch verunsichert oder sogar verärgert auf die neue, selbstbestimmte Distanzierung ihrer Tochter. Aber sie erkannte auch die entstandene Entwicklung. Eines Abends sagte sie im Vorbeigehen: »Du siehst gerade so schön aus, ganz klar und erwachsen.« Diese Reaktion ermutigte Carlotta sehr. Sie durfte sie selbst sein, ohne zurückgewiesen zu werden. In der nächsten Stunde wünschte sie sich von mir eine weitere Verbindung der Neuen Gestalt mit ihrer Yogapraxis.

PRANAYAMA

Mit der Wechselatmung *(anuloma viloma)* integrierten wir die Neue Gestalt in ihre tägliche *Pranayama*-Praxis. Diese Übung besteht aus der abwechselnden Atmung durch die Nasenlöcher sowie dem Halten des Atems nach der Einatmung. Dabei werden die Nasenlöcher einzeln oder – beim Halten – mit beiden Fingern geschlossen. Die Länge und das Verhältnis zwischen Einatmung, Ausatmung und Pause variiert je nach Tradition oder nach dem Vermögen der Übenden.

Carlotta erlebte ihre Neue Gestalt am intensivsten beim Halten des Atems, wie wir zu Beginn miteinander erforscht hatten. Deshalb gestaltete sich ihre Übung folgendermaßen: Zunächst erfolgt eine kurze *Bhavana*-Meditation über die Eigenschaften ihrer Neuen Gestalt.

Dem schließt sich die folgende Übung für die Dauer von insgesamt fünf Minuten an: Durch das linke Nasenloch einatmen. Den Atem mit Verbindung zur Neuen Gestalt halten. Aus dem rechten Nasenloch ausatmen. Durch das rechte Nasenloch einatmen. Den Atem mit Verbindung zur Neuen Gestalt halten. Durch das linke Nasenloch ausatmen etc.

Der Kontakt zu den Eigenschaften der Neuen Gestalt fiel Carlotta immer leichter. Jetzt ging es darum, die neue Erkenntnis und Erfahrung in Handlung zu übersetzen: Bewerbungen für das Studium schreiben, sich für ein Praktikum in einem Architekturbüro vorstellen. Dabei bemerkte sie, wie schnell sie in die Erfahrung ihrer Alten Gestalt zurückfallen konnte und das neu gewonnene Selbstvertrauen verlor.

Gerade das Sprechen mit fremden Menschen machte ihr große Angst. So übten wir den Einfluss der Neuen Gestalt auf die Stimme, auf ihren Ausdruck und ihre Kraft. »Wie sprichst du, wenn du dich mit der Neuen Gestalt verbunden fühlst?«, fragte ich sie. Sofort bemerkte sie, wie sich die gesamte Haltung ihres Körpers veränderte. Eine Sitzung lang übten wir die aktive Seite ihrer Neuen Gestalt. Hausaufgabe war, die Neue Gestalt bei möglichst vielen Gelegenheiten in eine Handlung (Karma) zu bringen.

KARMA-YOGA

»Wie fühlt es sich an, wenn ich am Morgen völlig bewusst, aus der Haltung meiner Neuen Gestalt Brötchen kaufe? Wie fühlt es sich an, aus der Haltung meiner Neuen Gestalt im Studierendenbüro anzurufen? Wie fühlt es sich an, aus der Haltung meiner Neuen Gestalt meine Mutter zu bitten, dass sie mein Zimmer nicht ohne Erlaubnis betritt?« Am meisten Spaß machte es Carlotta, in der Haltung ihrer Neuen Gestalt tanzen zu gehen.

Carlotta fühlte sich jetzt deutlich besser als zu Beginn unserer Treffen. Wir änderten den Rhythmus der gemeinsamen Sitzungen und sahen uns zunächst in einem 14-tägigen Abstand. Schwerpunkt der Arbeit war die weitere Integration der Neuen Gestalt in ihre Yogapraxis. Dabei berichtete sie mir von den Fortschritten ihrer Bewerbung für das Architekturstudium. Seit einigen Wochen machte sie ein vorbereitendes Praktikum.

Den Drogenkonsum hatte sie vollständig aufgegeben. Carlotta genoss ihre gewonnene Klarheit und wollte sie nicht mehr gegen die alte Benommenheit tauschen. Während einer unserer letzten Sitzungen sagte sie: »Das Harz der Cannabispflanze hatte mich völlig eingeschlossen. Wie eine prähistorische Fliege in Bernstein schaute ich auf die äußere Welt. Das Leben schien so warm, ruhig und friedlich. Alle Gefahren, die treibende Unruhe, meine Angst blieben draußen. Aber, und das war mir entgangen, ich konnte mich kein Stück mehr bewegen. Jetzt bin ich frei, endlich, das gebe ich nicht wieder her!«

Herz-Geist-Yoga

Während meiner Ausbildung zum Yogalehrer in einem südindischen Ashram wurde mir nahegelegt, je nach persönlicher Konstitution und Neigung zwischen zwei grundlegenden Meditationspunkten zu wählen.

Wenn wir eher geistig und intellektuell veranlagt sind, sei es hilfreich, sich auf das *Ajna Chakra*, den mittigen Punkt etwas oberhalb der Augenbrauen, auszurichten. Das sechste Chakra ist das Zentrum unseres Bewusstseins, unserer Intuition und unseres Willens. Dieser Ort führt laut Überlieferung über die materielle Welt hinaus und transzendiert die Dualität von Leben und Tod.

Erfahren wir die Welt eher emotional aus der annehmenden, mitfühlenden Weite unseres Herzens, sei es vorteilhaft, das *Anahata Chakra* im Zentrum des Brustbereichs zu wählen. Über dieses vierte Chakra öffnen wir uns in die bedingungslose Liebe des Selbst. Letztendlich sind beide Orte von essenzieller Bedeutung für unsere spirituelle Entwicklung, wobei die eigene Veranlagung den jeweiligen Zugang erleichtern kann.

Mit Nähe zum Äquator stand die Sonne direkt über dem zwölf Hektar großen Gelände des Ashrams. Nur durch die Höhenlage der westlichen Ghats bleiben die Temperaturen angenehm mild. Ab dem Nachmittag sank das Licht auf dem kürzesten Weg über den Horizont hinter die tropischen Hügel. Der Wechsel in die Dunkelheit war beinahe übergangslos und die meisten der Tiere verstummten mit dem Anbruch der Nacht. Immer noch war es schwülwarm. Nur selten hörte man den Ruf eines

Vogels – und dann, nach einer langen Pause, ertönte die weit entfernte Antwort. Im Klang beider Stimmen verstanden wir die Größe und Tiefe des Waldes deutlicher noch als am Tag.

Jeden Abend um diese Zeit traf sich eine kleine Gruppe am unteren Ende des Hauptgebäudes für die gemeinsame Rezitation. Der steinerne Raum war einfach, ohne Tür, nur beleuchtet von den brennenden Dochten der in die Wand eingelassenen Lichter. Wortlos nahmen die Ankommenden Platz. Einer der älteren Bewohner des Ashrams begann zu singen, und alle wiederholten die Strophe. Der gleichmäßige, rhythmische, warme Gesang floss bis hinunter an die Ufer des Sees. In seinem Klang löste sich die Unruhe des vergehenden Tages, wurde zufrieden und leicht. Die Stufen zum Wasser waren mit kleinen Lichtern markiert. Bereits ein Schritt abseits des Wegs versickerte ihr Schein zwischen den Zweigen des Waldes. Dahinter befand sich nur noch das, was ich glaubte.

Trotz der Besonderheit dieses Ortes und der Gelegenheit, in einem jahrhundertealten Ritual von den Priestern im Ashram ein Mantra und einen Segen zu empfangen, hörte ich eine andere Stimme. Es schien mir unmöglich, eine Wahl zwischen Herz und Geist zu treffen. Mich der einen Ebene zuzuwenden bedeutete, von der anderen zurückzutreten. Ich wollte vielmehr die Verbindung zwischen beiden verstehen, den Herz-Geist. Das Herz-Geist-Chakra *(Ajnahata Chakra)* wurde uns aber nicht angeboten.

Am folgenden Abend wurden die Schüler einzeln aufgerufen und in die Meditation ihres Mantras geweiht. Ich spürte die schöne Kraft des Rituals und war traurig, nicht daran teilnehmen zu können. Aber so, wie die zugewiesenen Mantras eine Verpflichtung und Aufgabe waren, empfand ich auch meine Entscheidung: Wie drückt sich der Herz-Geist aus? Gibt es eine Herz-Geist-Meditation, ein Herz-Geist-Yoga? Dem wollte ich folgen.

Erst viele Jahre später erhielt ich eine Antwort und zunächst anders, als ich es erwartete. Der Herz-Geist ist kein Ort, kein energetisches Zentrum.

Der Herz-Geist ist das Selbst, der pulsierende Dreiklang aus Mitgefühl und Achtsamkeit auf der Grundlage meines lebendigen Körpers. Wie drückt sich dieses Selbst aus? Im Prisma von *Prakriti* bricht sich das Licht des *Purusha* nicht nur in Rot, Blau und Grün. In Momenten der Freiheit erscheint es in allen Farben und Schattierungen, prozesshaft und lebendig. Das ist *Nirodha*, die dynamische Stille der Psyche.

Der Fluss ist mal ruhig und mal schnell, mal breit und mal schmal. Sein Gesicht entsteht mit der Landschaft. Und doch bleibt er immer der Fluss, vollkommen und perfekt.

Das Chakrenmodell in der Yogapsychologie: Alltag als Transformationsprozess

Im Folgenden kommen wir zu einem yogapsychologischen Modell des Chakren-Systems. Auch hier geht es darum zu verstehen, wie die Ebenen des Denkens, Fühlens, Wahrnehmens und Handelns den Chakren zugeordnet sind. Diese Perspektive ermöglicht eine innovative, praxisorientierte Lesart für die Beratung von Klienten wie auch für den eigenen Weg der Persönlichkeitsentwicklung.

Die Chakren vor tantrischem Hintergrund

Das Modell der Chakren hat seine Wurzeln im tantrischen Yoga. Im Gegensatz zu vielen anderen Traditionen wird der Körper hier nicht als etwas Minderwertiges betrachtet, was man überwinden muss. Vielmehr werden die uns umgebende Welt, der Körper, die Emotionen und der Geist in ihrer gegenseitigen Wechselwirkung als Ausdruck eines lebendig pulsierenden Ganzen betrachtet. Innere und äußere Zyklen sind Ausdruck des göttlichen Rhythmus, unsere Liebe ein Zeichen der vollkommenen Verbundenheit.

Die Chakren stehen in enger Verbindung zu den Energieschichten *(Koshas),* die das Selbst umgeben, und verkörpern sieben archetypische Entwicklungsfelder. Dabei werden sowohl ihre jeweilige Verortung im Körper, die Verbindung zu psychologischen Themen, zu Mantras, Mudras, Farben, Symbolen und anderem sehr genau beschrieben. Nicht zuletzt werden auch die einzelnen Elemente *(Mahabhutas),* die Wahrnehmungsorgane *(Jnanendriyas)* und Handlungsorgane *(Karmendriyas)* den Chakren zugeordnet, womit wir bei der Verbindung zu Sankhya und der Entwicklungsbiologie mit den embryologischen Keimschichten angekommen sind.

Ein yogapsychologisches Chakrenmodell

Der folgende Abschnitt mit seinem Blick auf die Chakren möchte traditionelle Darstellungen weder infrage stellen noch mit ihnen konkurrieren. Vielmehr geht es um eine Perspektive, die die psychologische Dimension der Chakren erweitert, vertieft und die Möglichkeit einer praxisnahen Anwendbarkeit aufzeigt.

In der unten abgebildeten Grafik fällt sofort ein markanter Unterschied zu allen herkömmlichen Darstellungen des Chakra-Systems ins Auge. Wir sehen hier kein vertikales, hierarchisch angeordnetes Modell, sondern einen Aufbau, in dem die einzelnen Ebenen gleichberechtigt zueinander stehen. Auf diese Weise sind alle Felder ebenbürtig mit dem Zentrum, unserer inneren Essenz, verbunden. So lässt sich gut darstellen, dass es, wie in der Haltung des Tantra, kein Höheres oder Niederes gibt, sondern nur unterschiedliche Ausdrucksformen im Gewebe des Ganzen.

Das System der sieben Hauptchakren stellt zugleich alle menschlichen Ausdrucksformen dar. Die Chakren im Einzelnen:

- Wir können denken und erkennen: *Ajna Chakra.*
- Wir können uns mitteilen und sprechen: *Vishuddha Chakra* – Äther.
- Wir können uns verbinden: *Anahata Chakra* – Luft.
- Wir speichern Energie und können fühlen: *Manipura Chakra* – Feuer.
- Wir können uns bewegen: *Svadhishthana Chakra* – Wasser.
- Unser Körper kann eine Form annehmen: *Muladhara Chakra* – Erde.
- Das *Sahasrara Chakra* steht für unsere Fähigkeit der Integration.

Wenn wir an das Ressourcen-Modell der Neuen Gestalt denken, ist es für die Integration ihrer einzelnen Eigenschaften sinnvoll, sie auf möglichst vielen Ebenen unseres Seins zu üben. Je konsequenter wir das tun, umso effektiver werden ihre Qualitäten neuronal vernetzt und damit nachhaltig wirksam.

Die Entwicklungsfelder der Yogapsychologie

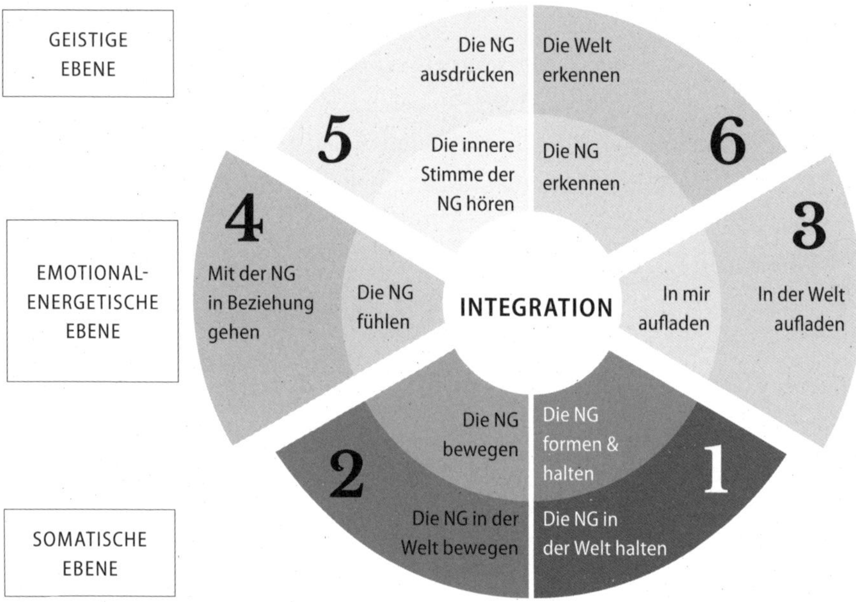

Abbildung 15

Die sechs Entwicklungsfelder

NG = Neue Gestalt

Wie aus der Grafik ersichtlich, ergeben sich für die yogapsychologische Praxis sechs klar definierte Entwicklungsfelder, die sich entlang des traditionellen Chakra-Systems ausrichten. Jedes Feld ermöglicht eine differenzierte Orientierung auf dem Weg der eigenen Praxis.

DIE DREI EBENEN

Wie wir im Kapitel über Sankhya und die Entwicklungsbiologie gesehen haben, hat jede der drei Ebenen (geistig, emotional-energetisch und somatisch) ihren biologischen Ursprung in einer der embryonalen Keimschichten (Ektoderm, Entoderm und Mesoderm). Jedes dieser Keimblätter hat einen eigenen Auftrag. Vereinfacht gesagt, entfaltet es seine jeweilige Kernkompetenz in unserem Denken, Fühlen bzw. Handeln.

Diese dreiteilige Aufgabenverteilung bleibt daher ein Leben lang anfällig für Unterbrechungen und Blockaden. Entlang der Entwicklungsfelder, die sich aus den Keimblättern herausdifferenzieren, können wir zum Beispiel erkennen, auf welcher Seinsebene sich eine Blockade befindet. Eine solche Blockade entsteht, wenn die Balance zwischen Innen- und Außenkreis gestört ist und die Pulsation zugunsten einer Seite erstarrt.

1. Die geistige Ebene *(Ajna Chakra und Vishuddha Chakra)*: Blockaden der Über- und Unterfokussierung

Die geistige Ebene geht aus dem Ektoderm hervor. Hier geht es einerseits um die Verarbeitung und Einordung der Reize durch unser zentrales Nervensystem, andererseits um einen verbundenen, klaren Ausdruck. Die Neigung, von Reizen überflutet zu werden, weist auf eine niedrige Regulationsfähigkeit hin. In der Körperpsychotherapie spricht man in diesem Fall von einer Unterfokussierung: Der Wahrnehmungsfilter lässt so viele Reize einströmen, dass wir sie als chaotisch und überfordernd erleben. Die Fülle an Eindrücken kann nicht gut verarbeitet werden, sodass auch der Ausdruck unstrukturiert wird. Von Überfokussierung spricht man, wenn wir mithilfe einer einseitigen oder gar zwanghaft-rigiden Wahrnehmung versuchen, unerwünschte Erfahrungen auszublenden (Boadella 1991). Diese Überfokussierung kann sich in starken Glaubenssätzen, Meinungen, Ideologien und Konzepten ausdrücken.

2. Die emotional-energetische Ebene *(Anahata Chakra und Manipura Chakra):* Blockaden der Über- und Unterladung

Diese Ebene hat ihren Ursprung in der entodermalen Keimschicht. Auf der energetischen Ebene geht es unter anderem um das Gleichgewicht zwischen Sympathikus und Parasympathikus, die Pulsation zwischen Aufladung und Entspannung. Aufkommende Emotionen generieren hier das Ausmaß an Energie, das sie für die Umsetzung des ihnen zugrundeliegenden Bedürfnisses benötigen. Psychopathologisch betrachtet, kann sich auf der Ebene des vegetativen Systems eine Überladung im Phänomen der Manie, eine Unterladung in einer depressiven Episode zeigen.

3. Die Handlungsebene *(Svadhishthana Chakra und Muladhara Chakra):* Blockaden der Über- und Untererdung

Die dritte Ebene geht auf die Keimschicht des Mesoderms zurück. Auf der Handlungsebene reguliert das Stammhirn oder extrapyramidale System die Balance zwischen bewussten, halb bewussten und unbewussten Bewegungen. Hier erleben wir Über- und Unterspannungen insbesondere auf muskulärer Ebene: Einen Zustand von Hypertonie mit hoher (An-)Spannung können wir als übererdet bezeichnen. Schlaffe, hypotonische Muskulatur dagegen als untererdet.

Wenn wir diese drei Felder mit ihren jeweiligen Blockaden betrachten, wird deutlich, dass für eine gesunde Zentriertheit die Fähigkeit zur Pulsation entscheidend ist. Yoga ist ein wertvolles Instrument, um Regulationsprozesse anzuregen und einzuüben. Im Kern einer gelungenen, wohltuenden Yogastunde geht es immer auch darum, Wahrnehmung, Muskeltonus und Energiehaushalt wieder in eine ausgewogene Balance zu bringen.

DIE VERBINDUNG DER EBENEN

Yogapsychologie lädt ein, die Brüche zwischen den verschiedenen Ebenen zu erkennen, aufzulösen und so eine Erfahrung ihrer »ursprünglichen« Einheit wieder zu ermöglichen. Wie können wir uns solche »Brüche« vorstellen?

Es kann beispielsweise sein, dass wir uns wütend, traurig oder unsicher fühlen, ohne den Auslöser für diese Emotionen zu verstehen. Dann werden unsere Handlungen eher emotionalen, irrationalen Motiven folgen, deren Ursachen uns nicht bewusst sind. Umgekehrt ist es auch möglich, dass wir Meinungen, Ideologien und Werte vertreten, ohne ihre emotionale Bedeutung in uns zu spüren. Nicht zuletzt erleben einige Menschen ihren Körper überwiegend funktional, um seine impulsive Lebendigkeit, sinnliche Lust und irritierende Triebhaftigkeit abzuwehren. Solche Brüche entstehen immer dann, wenn wir versuchen, belastende Selbst-Anteile abzuspalten, weil sie uns bedrohen, verwirren oder überfordern.

Alte Gestalt

Entlang des Chakrenmodells können wir gezielt nach den einzelnen Entwicklungsfeldern fragen, in denen sich ein Thema ausdrückt. In jedem von ihnen äußert sich das Muster der Alten Gestalt auf unterschiedliche Weise. Zugleich gibt jedes der Felder einen Hinweis zu dem biografischen Hintergrund einer Blockade. Warum möchten wir etwas nicht sehen, nicht wahrhaben *(Ajna Chakra)?* Warum fällt es uns schwer, etwas auszusprechen, uns zu vertreten *(Vishuddha Chakra)?* Warum verschließen wir unser Herz *(Anahata Chakra)?* Warum sind wir energetisch aus der Balance *(Manipura Chakra)?* Warum kommen wir nicht in Bewegung, handeln nicht *(Svadhishthana Chakra)?* Warum nehmen wir unseren Körper kaum wahr, bzw. wieso ist er gekrümmt, zusammengezogen, übergewichtig, unterernährt, starr etc. *(Muladhara Chakra)?*

Neue Gestalt

Die Frage nach der Neuen Gestalt richtet sich an unsere Ressourcen. In welchem Feld stehen uns selbst oder unseren Klient*innen unterstützende Ressourcen zur Verfügung? Oft fällt es uns gerade in Krisen schwer, die eigenen Fähigkeiten zu erkennen und zu nutzen. Wir können uns fragen: »Womit bin ich erfolgreich? Welche Begabungen besitze ich? Welche Eigenschaften schätze ich an mir? Welche Eigenschaften schätzen andere an mir? Was lässt in mir ein Gefühl der Freude entstehen?«

Wenn wir uns die eigenen Ressourcen bewusst machen und sie reaktivieren, erhalten wir wichtige Kompetenzen, um akute Krisen zu bewältigen. Die Orientierung an den Entwicklungsfeldern gibt uns als Yogalehrer*innen oder in der yogapsychologischen Begleitung die Möglichkeit, ganz gezielt jede Ebene und ihre Ressourcen anzusprechen und zu unterstützen. Wir können zum Beispiel mehrteilige Übungsprogramme entlang dieser Ordnung aufbauen oder darauf achten, in einer Yogastunde möglichst zu jeder Ebene Kontakt herzustellen.

Nicht zuletzt bauen diese Entwicklungsfelder eine praxisnahe Brücke in den Alltag: Wir können lernen, Yoga zu denken, zu sprechen, zu fühlen, zu laden/entspannen, zu bewegen und zu formen! So schaffen wir ein ganzheitliches Bewusstsein und sorgen für die lebendige Verbindung zwischen Körper, Gefühl und Geist.

Die Entwicklungsfelder, ihre Themen und mögliche Aufgaben sind:

1. **Formen:** Themen der körperlichen und inneren Haltung
2. **Bewegen:** Themen der Bewegung und von Handlungsmöglichkeiten
3. **Laden:** Themen der Energie und des vegetativen Nervensystems
4. **Fühlen:** Themen der Emotionen, der Beziehung und von Grenzen
5. **Tönen:** Themen des Ausdrucks unserer Erfahrungen und Bedürfnisse

6. **Erkennen:** Themen der inneren Blockaden und Ressourcen, des Willens und der Vision
+ **Integration:** Themen des Mitgefühls, der Achtsamkeit und Pulsation

DIE ENTWICKLUNGSFELDER UND IHRE CHAKREN

1. Formen: *Muladhara Chakra*

AG: Im ersten Feld begegnen wir dem Thema der »Haltung«. Dieser körperliche Ausdruck wird stark von Gefühlen und Gedanken beeinflusst. Zum Beispiel aktiviert Aggression unsere Muskulatur, wogegen sie in einem Gefühl der Hoffnungslosigkeit erschlafft. Wenn Stimmungen dauerhaft dominieren, führen sie zu entsprechend stabilen Manifestationen. So bindet die gebeugte Haltung einer Hoffnungslosigkeit an das verkörperte Gefühl. In der Folge wird es sehr viel schwerer, andere, vielleicht positive Gefühle zu erleben.

Aus der Forschung wissen wir, dass die körperliche Haltung unser Fühlen und Denken stark beeinflusst. Es ist fast unmöglich, sich kraftvoll und selbstbewusst zu fühlen, wenn wir Schultern und Kinn schlaff nach vorne sinken lassen. Wir können das leicht an uns selbst beobachten: Lass den Kopf sinken und die Schultern nach vorne fallen. Verharre einige Atemzüge. Versuche nun, in dieser Haltung verbleibend, dich stark, selbstbewusst und optimistisch zu fühlen. Embodiment wirkt in beide Richtungen: Es ist Folge von und Ursache für Stimmungen und Gedanken.

NG: Wie ist die Haltung der Neuen Gestalt? Wenn wir lernen, uns von der Neuen Gestalt aufrichten zu lassen und diese Haltung zu pflegen, wird sie entsprechend stark auf unsere kognitive und emotionale Ebene zurückwirken.

Dabei geht es nicht um eine »gute« Haltung. Wesentlich wirkungsvoller und nachhaltiger ist es, die Frage zu erforschen: »Auf welche Weise formt die Neue Gestalt meine körperliche Haltung? Wie erlebe ich den Rücken meiner Neuen Gestalt, wie steht sie, wie sitzt sie?«

Selbst durch die Rückmeldungen unserer Gesichtsmuskulatur werden im Gehirn Veränderungen bewirkt. Dieses Phänomen wird *facial feedback* genannt. In einer individuell angepassten *Asana*-Sequenz können wir die Haltung unserer Neuen Gestalt üben und stabilisieren.

2. Bewegen: *Svadhishthana Chakra*

AG: Im zweiten Feld betreten wir die Ebene unserer Bewegungen, Handlungen und Taten. Welche Handlungen begehe oder unterlasse ich aus der Identifikation mit der Alten Gestalt? Wenn wir die Alte Gestalt in uns erforschen, stellen wir fest, dass ihr Bewegungscharakter in der Regel vermeidend, indirekt, ausweichend und verlangsamt ist. Wollen wir unsere Alte Gestalt kennenlernen, können wir fragen: »Welchen Charakter hat die Qualität meiner Bewegungen, wenn ich mit der Alten Gestalt in Kontakt bin?«

NG: Wenn wir auf der anderen Seite lernen, die Bewegungsqualitäten unserer Neuen Gestalt zu üben, kommen wir mit ihren emotionalen und geistigen Qualitäten in Kontakt. Wir können uns fragen: »Wie kann ich mich von Freude, Mut, Stabilität, Ruhe, Klarheit etc. bewegen lassen? Zu welchen Handlungen fühle ich mich in der Lage, wenn ich mich mit den Eigenschaften der neuen Gestalt verbinde?«

Denken, Fühlen und Handeln haben ihr gemeinsames Zentrum im Selbst und bilden eine Einheit. Die englische Künstlerin Tracey Emin bringt das auf die einfache, schöne Formel: »Was mich bewegt, ist, was ich mache!«

3. Laden: *Manipura Chakra*

AG: Im dritten Feld kommen wir auf die Ebene des vegetativen Ausdrucks. Dazu gehören alle Muster des Umgangs mit unserer Energie. Das gilt insbesondere für den Atem: »Wie geht die Alte Gestalt mit meiner Energie um? Verbrauche ich mehr, als mir zur Verfügung steht? Gibt es eine dahinterliegende, vielleicht biografisch begründete Motivation von ›Etwas-verdienen-Müssen‹?«

NG: Yoga kennt im Bereich des *Pranayama* viele Methoden, unseren Atem auszugleichen, zu zentrieren und zu regulieren. Mithilfe einer achtsamen Wahrnehmung können wir lernen, uns im eigenen, natürlichen Atem zu zentrieren. Ohne ein solches Bewusstsein fallen wir immer wieder in die begrenzenden Atemmuster der Alten Gestalt zurück. In diesem Feld können wir uns fragen: »Wie reguliert die Neue Gestalt meine Energie? Wie atmet die Neue Gestalt? Wie pulsiert sie zwischen Aktivität und Entspannung?«

Durch den Sympathikus und Parasympathikus, die dieses Verhältnis regeln, haben wir zugleich eine enge Beziehung zu dem emotionalen Feld.

4. Fühlen: *Anahata Chakra*

AG: Unsere Gefühle haben einen vorbewussten und damit tiefen Einfluss. Sie sind das zentrale Element unserer Verhaltensmuster, noch lange bevor der Verstand sie interpretieren und beurteilen kann.

Da die Gefühle vor allem soziale Bedürfnisse regulieren, hat die Alte Gestalt einen entscheidenden Einfluss auf unser Beziehungsverhalten. Negative biografische Erfahrungen führen im Kontakt mit anderen verstärkt dazu, dass Gefühle wie Unsicherheit, Eifersucht, Neid oder Wertlosigkeit entstehen. Menschen, die gut mit ihrem Selbst verbunden sind, können durch diesen »Schleier«, *Maya*, hindurchsehen: Sie fühlen sich nicht gemeint von diesen Gefühlen.

Menschen, denen hier der Selbst-Kontakt fehlt, reagieren leicht auf die Gefühle ihrer Alten Gestalt und sind dann verwirrt, enttäuscht oder ärgerlich. Auf diese Weise entsteht tragischerweise ein sich immer neu bestätigender Kreislauf negativer Beziehungserfahrungen.

NG: Am direktesten können wir daher mit den Gefühlen der Neuen Gestalt auf der Beziehungsebene arbeiten. Hier geht es einerseits um Bedürfnisse nach klaren Grenzen, ausreichend Abstand und einem sicheren Raum. Andererseits begegnen wir Bedürfnissen nach unterstützendem Kontakt, warmer Geborgenheit und erreichbarer Nähe: »Wie kann ich in Kontakt gehen und ein Bedürfnis nach Nähe jenseits von Schuld und Scham vertreten?« Die Neue Gestalt braucht die positive Resonanz ihrer Umgebung. Dann können wir uns ihr anvertrauen.

5. Tönen: *Vishuddha Chakra*

AG: Was wir sagen, wie wir es sagen und auch welchen Klang unsere Stimme hat, ist häufig von biografischen Anpassungsmustern und damit von der Alten Gestalt geprägt. Eine Erwartung des Scheiterns oder ein Gefühl der Überforderung gestaltet unsere Stimmfarbe, ihren Rhythmus, die Lautstärke, Fülle, Kraft, macht sie brüchig, rau, leise, monoton und vieles mehr. Die Stimme der Alten Gestalt ist kaum in der Lage, uns in der Welt zu vertreten.

NG: Die Aufgabe der Neuen Gestalt ist es, unsere Bedürfnisse zu äußern: zu sagen, was wir wollen und was wir nicht wollen. Mitzuteilen, was wir erlebt haben und wie wir uns damit fühlen. Zu sagen, wer wir sind, welche Meinungen und Werte wir haben, aber auch, wohin wir wollen und was wir überwinden möchten.

Die Art, wie wir uns fühlen, beeinflusst den Klang unserer Stimme. Umgekehrt gilt genauso: Die Art, wie wir unsere Stimme einsetzen und klingen lassen, wirkt sich auf unsere psychische Verfassung aus. Eine zentrale Frage lautet daher: »Wie klingt meine Stimme, wenn ich mich mit der Neuen Gestalt verbunden fühle?« Und im zweiten Schritt: »Wie fühle ich mich, wenn ich mit dieser Stimme spreche?«

6. Erkennen: *Ajna Chakra*

AG: Ist die Alte Gestalt hier aktiv, können wir nicht erkennen, wie stark unser Verhalten von biografischen Mustern geprägt ist. Stattdessen halten wir unsere Erwartungen für Realität. Rames Balsekar erzählte einmal, wie ein alter Mann mit seinem Sohn spricht und sagt: »Mein Leben war fürchterlich. Zum Glück ist das meiste davon gar nicht passiert« (Balsekar 2010). Die Alte Gestalt ist bestimmt von Vorahnungen, Erwartungen, Befürchtungen und Ängsten. Visionen und Vorstellungen von einem zufriedenen, erfüllten Leben werden unterdrückt und unmöglich.

NG: Das *Ajna Chakra* ist das Feld der Unterscheidungsfähigkeit *(Viveka).* In der yogapsychologischen Arbeit geht es um unsere Fähigkeit, die bisher unbewussten Muster der Alten Gestalt zu erkennen, sodass wir nicht länger aus ihnen heraus handeln und ihre leidbringenden Verstrickungen *(Duhkha)* fortsetzen. Zugleich findet in diesem Feld mithilfe von Vorstellung und unterstützenden Bildern die Verbindung zu einem starken Willen statt *(Sankalpa).* Eine vom Willen generierte Kraft ist notwendig, um alten, gewohnten Mustern widerstehen und sich auf die Qualitäten der Neuen Gestalt nachhaltig ausrichten zu können.

+ Integration: *Sahasrara Chakra*

Das Zentrum der Grafik bildet die Integration der einzelnen Felder zu einer lebendigen, ganzheitlichen Erfahrung. Dabei spielen die transpersonalen Qualitäten der Annahme, Achtsamkeit und Hingabe an unsere pulsierenden Bedürfnisse eine wesentliche Rolle. In ihrer gemeinsamen Mitte entsteht der Raum, in dem sich unser unangepasstes, freies Selbst entfalten darf. Dieses Selbst verbindet uns auf der einen Seite mit der konkreten Welt, indem es unsere Bedürfnisse, Gefühle, Grenzen etc. vertritt und reguliert.

Auf der anderen Seite reicht das Selbst über die individuelle Dimension unseres Wesens hinaus. Mein Selbst ist auch dein Selbst und das Selbst dieser Welt. Natürlich ist das ein Paradoxon. Paradoxien entstehen, weil eine auf Dualität gründende Sprache nicht in der Lage ist, ganzheitliche Bilder zu beschreiben. Zen-Meister Shunryu Suzuki empfiehlt daher, jenes zu verwerfen, was nicht paradox erscheint (Suzuki 2006). Es kann nicht vollständig sein, da Dinge ohne inneren Widerspruch immer nur die eine Seite einer im Grunde dualen Realität aufzeigen können. Wirklichkeit geht über die Dualität hinaus.

Bei Nisargadatta Maharaj lesen wir: »Die Realität ist einfach, offen, klar, gütig, schön und fröhlich. Sie ist vollkommen frei von jeglichen Widersprüchen, sie ist immer neu, immer frisch, endlos kreativ. Sein und Nicht-Sein, Leben und Tod, alle Unterscheidungen fließen in ihr zusammen« (Maharaj 1996).

Im Feld des *Sahasrara Chakra* gibt es keinen Widerspruch zwischen dem Konkreten und dem Absoluten. Das Ganze ist mehr als die Summe seiner Teile, heißt es bei Aristoteles. Und so führt auch das Erleben unserer Ganzheit über die Wiedersprüche hinaus.

Ein gutes Verständnis der beschriebenen Entwicklungsfelder zu haben, kann bei der Befreiung von leidbringenden, biografischen Mustern tiefgreifend unterstützend wirken. In der yogapsychologischen Beratung ist diese Perspektive eine Grundlage für die ganzheitliche Wahrnehmung unserer Klient*innen.

In der prozesshaften Wechselwirkung zwischen Gefühlen, Gedanken und Körper entfaltet die integrative Yogapsychologie ein breites Spektrum an Anwendungsmöglichkeiten. Sie schafft Erfahrungsräume und damit das Potenzial für nachhaltige Verarbeitung, Integration und Wachstum.

Ein besonderer Dank gilt dabei meinem langjährigen Lehrer David Boadella. Die oben verwendete Idee einer kreisförmigen Anordnung der Chakren geht auf ihn und seine wegweisende Arbeit im Bereich der Köperpsychotherapie zurück.

Svabhava und Svadharma: In den Eigenfarben des Selbst

Wenn wir lernen, die Bedürfnisse innerhalb der verschiedenen Entwicklungsfelder wahrzunehmen, anzunehmen und uns ihrer Bewegung hinzugeben, entsteht ein Weg von einfacher Schönheit. Das Modell des MAP Sensing ermöglicht dabei eine Orientierung durch dieses sich fortwährend prozesshaft verändernde Land.

Wenn das Leben ein stabiles Zentrum braucht, verdichtet sich das Selbst zu einem Ego *(Asmita)*. Anschließend strebt es erneut nach Harmonie, wird durchlässig und öffnet sich in gegenseitige Verbundenheit. Alles was wir tun können, ist, uns dieser pulsierenden Bewegung anzuvertrauen und die eigene Individualität als einen Ausdruck des Ganzen zu verstehen. Allen Watts schreibt in *Das Tao der Philosophie*: »Die Natur – und das gilt auch für die menschliche Natur – ist ein Organismus, und ein Organismus ist ein System geordneter Anarchie. Es gibt keinen Chef, und doch kommt sie gut allein zurecht, wenn man sie in Ruhe lässt und ihr die Möglichkeit gibt, nach eigenem Gutdünken zu erledigen, was zu tun ist« (Watts 2003).

Selbstverständlich sind beide Funktionen des PFC, das Annäherungs- wie auch das Vermeidungsverhalten, für unser Überleben notwendig. Es ist wichtig, dass wir von positiven Gefühlen ermutigt in der Lage sind, unsere Bedürfnisse zu befriedigen. Und zugleich ist es unverzichtbar, dass wir Situationen kritisch bewerten und nach Wegen suchen, um Gefahren aus dem Weg zu gehen. Für unsere psychische Gesundheit braucht es das gesamte Repertoire, eine gute Pulsation zwischen beiden Hälften unseres Gehirns.

In der Bhagawadgita spricht Krishna zu Arjuna einen bemerkenswerten und zugleich häufig überlesenen Satz. Er wiederholt ihn beinahe wortgleich in zwei Kapiteln (BG 3.35, 18.47):

> *»Besser ist die eigene Pflicht, (sogar) ohne Verdienst, als die richtig erfüllte Pflicht eines anderen. Wer die Pflicht erfüllt, die die Natur ihm auferlegt hat, sündigt nicht« (Sivananda 1998).*
>
> BHAGAWADGITA 18.47

Der Begriff *Svabhava* beschreibt unsere Persönlichkeit, unser individuelles Wesen. Er setzt sich zusammen aus dem Sanskrit-Präfix *Sva* (»selbst, eigen«) und dem Wort *Bhava* (»Existenz, Sein, Natur, Gefühl, Stimmung, Einstellung«). *Svabhava* ist damit ein Wort für unsere eigene Natur, unser Wesen.

Woraus setzt sich unser Wesen zusammen? Die Etymologie des Begriffs legt nahe, dass unser Wesen eng mit unserer Stimmung, unseren Gefühlen verbunden ist. Eine mögliche Erklärung lautet: Je nach Art und Weise einer äußeren Herausforderung werden verschiedene Persönlichkeitsanteile in uns aktiviert. Ist eine Situation erfolgsversprechend, reagieren wir mit Mut, Freude und Vertrauen, ist sie gefährlich, werden wir uns eher ängstlich, besorgt oder unsicher erleben.

Aus den jeweils dominantesten Komponenten entwickeln wir dann die Motivation und Handlungsenergie, um der Angelegenheit zu begegnen. Dabei werden entsprechend unserer Veranlagung und Biografie manche Gefühle leichter ausgelöst, andere schwerer. Diese emotionalen Muster sind die Grundlage unseres Wesens: *Svabhava*.

Die geklärte Persönlichkeit von *Svabhava* ist nichts, was wir noch zu überwinden haben, kein spiritueller Makel. Sie steht für unsere Individualität, unseren Charakter, die Quelle unserer Fähigkeiten und ist der Ausdruck unseres Selbst. Unsere Aufgabe ist es, diese Eigenheiten zu verstehen, anzunehmen und gegenüber der Welt zu vertreten.

> *»Ich begann nach Gefühl zu malen, das hat mich gerettet. Freiheit ist, dem Weg zu folgen, den Dein Wesen dir vorgibt.«*
>
> HENRI MATISSE

Die Alte Gestalt hingegen gehört nicht zu *Svabhava*. Ihre Eigenschaften mit den betreffenden Vermeidungsmustern verhindern den freien Ausdruck des Selbst. Ihre *Bhava* ist der Schleier, der uns von der Welt und vom Selbst *(Sva)* trennt.

Im selben Vers der Bhagawadgita begegnen wir auch dem Begriff *Svadharma*. Dharma haben wir bereits im Kapitel über die Bedürfnisse *(Purushartha)* kennengelernt. Hier steht er für Ordnung, Gesetz oder Brauch. Im Buddhismus bezeichnet Dharma die Lehre Buddhas, die zum Gesetz der Praktizierenden wird. Dharma bedeutet also in beiden Fällen eine Pflicht.

Svadharma beschreibt die Pflicht, unserem Selbst treu zu bleiben, es nicht zu übergehen oder zu verraten. Wie wir zuvor gesehen haben, äußert sich das Selbst in unseren Bedürfnissen nach Nähe, Sicherheit, Gesundheit, Freiheit etc. Natürlich ist es wichtig, dass wir unsere Bedürfnisse regulieren können und ihr Anliegen in angemessener Weise mit anderen Menschen abstimmen. Mit dem rücksichtslosen Einfordern von Bedürfnissen fallen wir wieder aus dem Selbst heraus und zurück in ein enges, abgetrenntes Ich. Das Selbst verwirklicht sich in der Verbindung nach innen und außen zugleich.

Während der yogapsychologisch begleitenden Arbeit entsteht ein Prozess, bei dem wir ein immer tieferes Vertrauen in *Svabhava* und seinen Ausdruck *Svadharma* entwickeln. Doch auch wenn uns diese Bewegung in Richtung Selbst-Annahme, Selbst-Vertrauen und Selbst-Wert öffnet, ist sie oft noch empfindlich und einfach zu irritieren. Kränkungen, Verletzungen und anderer Stress können leicht jene Muster reaktivieren, die uns zurück in die Blockaden der Alten Gestalt führen.

Patanjali ermutigt uns im Yogasutra 1.12 beharrlich zu üben *(Abhyasa)*, ohne uns dabei an ein Ergebnis zu binden *(Vairagya)*. Nisargadatta Maharaj wurde bei einem *Darshana* gefragt, ob allein unser Wille ausreicht, um einen solchen Weg zu gehen, oder ob noch weitere Voraussetzungen und Fähigkeiten benötigt werden. Er antwortete: »Die Ernsthaftigkeit wird sie erzeugen. Es ist äußerst wichtig, von Wiedersprüchen frei zu sein: Der Weg und das Ziel dürfen nicht auf verschiedenen Ebenen liegen, das Leben und das Licht dürfen nicht miteinander im Streit liegen, die Verhaltensweisen dürfen nicht den Glauben hintergehen. Nennen Sie es Anständigkeit, Ehrlichkeit, Ganzheit. Sie dürfen nicht zurückgehen, dieses Terrain, das Sie gewonnen haben, zerstören oder aufgeben. Beharrlichkeit bezüglich Ihrer Absichten und Ehrlichkeit bei der Ausführung werden Sie zum Ziel bringen« (Maharaj 1996).

Kaivalya: Verbundene Freiheit

Der Prozess der Selbst-Entwicklung und Klärung führt uns letztendlich in *Kaivalya*, was sich als »Freiheit« oder »Erlöstheit« übersetzen lässt. Im Zustand von *Kaivalya* gibt es kein Zweifeln, Hadern oder ängstliches Vermeiden aus dem Muster der Alten Gestalt:

> *»Wenn die Verwechslung zurückgeht, geht auch* ***saṃyoga*** *zurück (die Anbindung des sehenden Selbst an das Objekt). Dies bedeutet Freiheit von den Verwicklungsmöglichkeiten für* ***draṣṭṛ*** *(das sehende Selbst)« (Sriram 2006).*
>
> YOGASUTRA 2.25

Sogar die Identifikation mit *Svabhava* und *Svadharma* ist hier vollständig überwunden. Stattdessen erwächst aus dem Vertrauen in »unser« geklärtes Sein eine Handlung, die sich jenseits der Illusion eines persönlichen Willens entfaltet:

> *»Erst aus der Erkenntnis über die Unterschiedlichkeit von* ***puruṣa*** *(dem inneren Selbst) und* ***citta*** *(dem meinenden Selbst) entsteht Meisterschaft über sämtliche Gefühle und vollkommene Weisheit« (Sriram 2006).*
>
> YOGASUTRA 3.49

Einige spirituelle Lehrer haben diese Erfahrung von *Kaivalya* mit ganz eigenen Worten beschrieben. So sagte Mahatma Gandhi: »Gott erscheint uns nie als Person, sondern immer in der Tat« (Zitat nach Fischer 1995). Die Alte Gestalt hingegen kann nur fragmentierende Handlungen hervorbringen, sie existiert nur in der Identifikation mit ihren unterschiedlichen Teilen, die von entsprechenden Glaubenssätzen zusammengehalten werden: »Das innere Anliegen des Denkens verhindert das Handeln« (Krishnamurti 2002).

Der Zustand von *Kaivalya* dagegen ist überpersönlich und ungeteilt. Durch eine absichtslose Handlung kann sich die vollkommene Schöpfung von *Prakriti* entfalten. Diese Schöpfung entspringt und erschafft sich selbst immer wieder neu, in jedem Augenblick. Es braucht keine Identifikation mit der Alten, nicht einmal mit der Neuen Gestalt, um unseren Körper am Leben zu halten, ihn zu pflegen, zu ernähren etc.: »Warum sollte ich mir Sorgen machen. Es ist nicht meine Angelegenheit, an mich zu denken. Meine Angelegenheit ist es, an Gott zu denken. Es ist Gottes Sache, an mich zu denken« (Weil 2009).

Nisargadatta Maharaj beschreibt es aus seiner Erfahrung: »Im Körper gibt es einen Strom von Energie, Zuneigung und Intelligenz, der den Körper leitet, unterhält und energetisiert. Entdecken Sie diesen Strom und bleiben Sie dabei« (Maharaj 1997). Wenn wir genügend Vertrauen haben, um uns dieser Essenz zu überlassen, werden wir von ihr geleitet. Auf diese Weise verschmilzt der Erfahrende mit seiner Erfahrung hinein in einen zustandslosen Zustand jenseits von Dualität: »Lebenskraft, Liebe und Bewusstsein sind von der Essenz her alle eins« (Maharaj 2009).

Wir sollten uns davor hüten, solche Beschreibungen als unerreichbar abzutun. Unterstützender ist es, wenn wir uns jener Momente bewusst werden, in denen wir schon heute aus dieser verbundenen Mitte bewegt werden. Dabei geht es nicht um ekstatische Erfahrungen, die uns über mühsame Herausforderungen des Alltags heben. Im Gegenteil: Auch die alltägliche Welt ist ein immanenter Teil des All-Einen. Unsere schöne Aufgabe ist es, diese Momente als das zu erkennen, was sie sind: pulsierender Ausdruck unseres Eingebundenseins in die Gesamtheit des Seins.

Jyotismati

Unmittelbar nach meinem neunzehnten Geburtstag verdiente ich mir etwas Geld und reiste für einige Monate quer durch Europa. Hinauf bis über den Polarkreis zu den Lofoten im europäischen Nordmeer und von hier weit zurück, mit einem längeren Aufenthalt in den französischen Pyrenäen, bis an den südlichen Rand des Kontinents, zur portugiesischen Algarve.

Einige Zeit wohnte ich direkt am Meer. Nach der langen Reise, meistens allein, fühlte ich mich angekommen, auch bei mir. Ich war glücklich, mir selbst bewusst: Selbst-bewusst. Über Wochen stieg ich jeden Abend auf einen der immer warmen Sandsteinfelsen. Ungestört schaute ich von einem kleinen Plateau aus, wie die Sonne in einem weichen Bogen hinter dem Horizont versank. Diese Momente waren kostbar und ich verpasste sie nie. Ein Dank an meine beständige Begleiterin, das immer wiederkehrende Licht, den Tag, das Leben. Ich hatte keine Aufgaben, die zu Hause auf mich warteten, keine Pläne, die mich fordernd riefen. Alles war jetzt und gut und wurde stiller von Tag zu Tag. Die Erfahrung dieser Einfachheit, ganz unspektakulär, aber existenziell und tief, begleitet mich bis heute.

Jahre später begegnete mir dieses Ritual aufs Neue. Das klar strukturierte Ashramleben in Indien gab verlässlich die jeweiligen Tagesordnungspunkte vor. Schon während meiner selbstständigen Tätigkeit als freier Maler hatte ich begonnen, mir eine feste Tagesstruktur zu verordnen.

Form und Rhythmus gaben mir den Halt, um andere Grenzen überschreiten zu können. Das kannte ich gut.

Täglich endete die letzte Meditation im Ashram mit der Lichtzeremonie *Arati*, was übersetzt »Huldigen« bedeutet. Der Begriff stammt von ārātrika (»was die Dunkelheit wegnimmt«). Am Ende dieses Rituals hält man beide Hände über die Flamme, schöpft gleichsam das Licht und streift es sich symbolisch über Kopf und Körper. Das Licht der Lampe ist gleich der Sonne, in Indien, in Portugal und hier, damals und heute, in dir und in mir. Es ist *das* Licht!

Dieses Licht ist die friedvolle Quelle, an der wir uns nähren und aufrichten können – immer da. Das Herz der Welt ist in Frieden! In der folgenden Übung pflegen wir diese Verbindung: *Jyotismati* ist das Besinnen auf das Licht. Anders als *Arati*, die einem strengen Ritual folgt, ist diese Übung einfach und still.

ÜBUNG

Der Dank an das Licht

> *»Unsere Psyche wird allmählich klar, wenn wir uns auf das innere Licht besinnen, welches vom Leid unberührt ist« (Sriram 2006).*
>
> YOGASUTRA 1.36

Dauer: ca. 5 Minuten
Material: eine Kerze
Ort: ein ruhiger, geschützter Raum

Der Ablauf dieser Übung ist sehr einfach. Wenn du interessiert bist, kannst du ihre Wirkung für dich erforschen und entdecken. Sie eignet sich zudem als Ritual für den Unterricht in der Einzel- und Gruppenarbeit.

1. Ausgangsposition

- Setze dich auf deine Yogamatte, ein Kissen oder ähnliches. Dein Sitz sollte stabil und bequem sein.
- Stelle eine Kerze vor dich. Achte darauf, dass du sie leicht mit deinen Händen erreichen kannst.

2. Einstimmung

- Erinnere dich an einen Moment, in dem du dich der Sonne besonders nah und verbunden gefühlt hast. Öffne dich in diese Erinnerung und lasse sie einen Augenblick auf dich wirken.

3. Jyotismati

- Kehre zurück in den Raum, und schaue in das Licht deiner Kerze. Mache dir bewusst: Diese und jede andere Flamme ist mit dem Licht unserer Sonne identisch. Sie ist die Quelle von dem, was wir sind.
- Forme mit deinen Händen eine kleine Schale. Halte sie mit ausreichend Abstand über die Kerze, sodass du ihre Wärme spürst, ohne dich zu verbrennen. Nimm wahr, wie sich die Energie des Lichts in deinen Händen sammelt. Dann führe die Hände nach oben und gieße das Licht wie mit in einer segnenden Bewegung über deinen Kopf. Halte kurz inne und spüre nach.
- Kehre mit den Händen zurück. Fülle sie ein weiteres Mal und führe das Licht über deine Schultern. Spüre nach. Wiederhole den Ablauf mit Brust, Bauch, Unterleib, Beinen, Becken, Rücken, Gesicht und Augen. So lange und oft, wie es sich gut und richtig anfühlt.
- Kehre ein letztes Mal zur Kerze zurück, und nimm ihr Licht zu deinem Herzen. Verbinde dein inneres Licht mit dem Licht der Welt. Innen und außen. Das Herz der Welt ist in Frieden.

4. Erforschung

- Hat diese Geste eine Wirkung auf dich? Wie fühlt sie sich an? Vielleicht gibt es einen reinigenden oder nährenden, aufladenden Effekt? Kannst du Unterschiede in den einzelnen Bereichen deines Körpers wahrnehmen, wenn du sie mit dem Licht und der Wärme verbindest?
- Beobachte, erforsche und gestalte die Übung so, wie sie dich am besten unterstützt. Hier leitet dich weniger das überlieferte Vorgehen als dein eigenes Erleben. Vertraue der Kompetenz deines Selbst und lasse es die Form gestalten.

5. Nachspüren und Abschluss

- Bleib einen Moment mit den Händen auf der Ebene des Herzens. Spüre in das innere Licht, das vom Leiden unberührt ist: *visoka va jyotiṣmant.* Wenn du möchtest, lege abschließend deine Handflächen vor dem Herzen aneinander und bedanke dich nach innen und außen mit einer kleinen Verbeugung.

Diese Übung lässt sich gut in die eigene, schon vorhandene Praxis integrieren. Auch ist es möglich, sie als ein kleines Ritual zu Beginn oder am Ende des Tages zu etablieren. Ihre Wirkung zentriert uns in der eigenen Mitte und stärkt das Bewusstsein des Selbst.

In der Arbeit mit Klient*innen bietet sie gerade in Zeiten von Hoffnungslosigkeit, bei schweren Krankheiten und anderen Schicksalsschlägen eine gute Unterstützung. Indem sie eine Verbindung zur inneren Quelle herstellt, kann sie unser ursprüngliches, unabhängiges Vertrauen stärken.

Es gibt Situationen wie bei einigen Krankheitsverläufen, in denen wir keinen oder nur einen sehr geringen Einfluss auf die äußeren und inneren Prozesse haben. Hier ist die Verbindung mit unserer Essenz eine hilfreiche Grundlage, um Akzeptanz und Annahme zu entwickeln.

TEIL III

Die Praxis der integrativen Yogapsychologie

MAP: Die Karten zur Selbst-Orientierung

Im Gefühlskreis durchmischen sich die Grundfarben des Selbst – Rot, Grün und Blau – zu allen weiteren Farben unseres Spektrums. Dabei steht jede der Farben für eine Empfindung, ein Gefühl oder einen Geisteszustand. Je nachdem, in welcher Situation wir uns befinden, werden verschiedene dieser Anteile aktiv. So setzt sich aus den einzelnen Komponenten eine gemeinsame Stimmung zusammen *(Bhava).* Dieser *Bhava* oder seine dominantesten Anteile enthalten die Motivation und Energie, um vorhandene Bedürfnisse zu befriedigen.

Bedürfnisse sind Ausdruck eines entstandenen Ungleichgewichts. Wenn wir einem Bedürfnisimpuls folgen, führt er uns zurück in die innere Balance. So pulsiert das Selbst unvoreingenommen und frei im Kontext der jeweiligen Situation. Da die Essenz eines geklärten Selbst aus den Qualitäten Mitgefühl und Achtsamkeit besteht, ist diese Pulsation nicht egoistisch oder rücksichtslos, sondern immer auch im Kontakt mit der Umwelt und deren Bedürfnissen: Wir sind einander.

Je genauer wir in der Lage sind, unsere Empfindungen, Gefühle und Geisteszustände wahrzunehmen, umso leichter gelingt es uns, die ihnen zugrundeliegenden Bedürfnisse zu befriedigen. Tatsächlich fällt den meisten Menschen eine solche Selbst-Wahrnehmung relativ schwer. Um es zu erleichtern, die geistigen, emotionalen und körperlichen Zustände zu identifizieren und zu differenzieren, habe ich nachfolgend eine Liste von Begriffen für jeden der Bereiche zusammengestellt. Zusammen ergeben sie ein Kartenwerk, das der Orientierung und Inspiration dienen soll.

Tatsächlich gibt es noch eine Unmenge weiterer Zustände. Solltest du also einen nichtkartierten Geisteszustand, ein Gefühl oder eine Empfindung bei dir wahrnehmen, hat der individuelle Zustand immer Priorität.

Der folgende Übungsteil beginnt mit einer Einführung in die Arbeit mit der Alten und Neuen Gestalt. Ausgangspunkt sind die beschriebenen Karten, die den drei Seins-Ebenen Körper, Gefühl und Geist zugeordnet sind. Du kannst diese Karten auch immer dann zu Rate ziehen, wenn es darum geht, einen jeweils aktuellen Zustand differenziert zu beschreiben.

Den drei Seins-Ebenen sind zugeordnet:

- **Gefühle oder Emotionen:** Wir benutzen die Begriffe in unserer Arbeit synonym. Gemeint sind Erfahrungen wie Angst, Trauer, Freude etc. Die ihnen innenwohnende Handlungsenergie vertritt uns vor allem auf der Beziehungsebene, wobei auch die Beziehung zu Orten, Tieren oder Dingen gemeint sein kann.

- **Empfindungen:** Sie sind Wahrnehmungen von Zuständen unseres Körpers. Bei ihnen geht es um sinnliche Erfahrungen wie kalt, warm, eng, müde etc. Empfindungen beinhalten die Handlungsenergie unserer körperlichen Bedürfnisse: Wenn uns kalt ist, ziehen wir uns wärmer an oder drehen die Heizung auf. Wenn uns zu warm ist, bewahren wir uns vor Überhitzung, indem wir beispielsweise etwas trinken oder Schatten aufsuchen. Wenn wir uns müde oder erschöpft fühlen, geht es um ein Bedürfnis nach Regeneration. Dann ruhen wir uns aus oder legen uns schlafen.

- **Geisteszustände:** Diese sind nicht zu verwechseln mit Geistesinhalten wie Gedanken. Geisteszustände sind vielmehr der Boden, auf dem unsere Gedanken entstehen. Dabei werden die Zustände unseres Geistes sehr stark von unseren Empfindungen und Emotionen beeinflusst. Auch die jeweiligen Geisteszustände haben einen entscheidenden Einfluss darauf, ob wir uns einem Bedürfnis annähern oder seine Befriedigung lieber vermeiden.

Wir erleben im Alltag, wie stark sich die drei Seins-Ebenen gegenseitig beeinflussen. Wenn wir körperlich krank sind, werden auch unsere Gefühle und unser Geist von dieser Schwäche betroffen sein. Wenn wir uns verlassen, einsam und hilflos fühlen, werden wir uns körperlich eher als schwach wahrnehmen und uns in einer vielleicht pessimistischen Geisteshaltung befinden. Und wenn unser Geist verwirrt und unklar ist, kann es sein, dass wir uns dadurch körperlich kraftlos und emotional labil fühlen.

Es ist nicht immer leicht, sich den auftauchenden Gefühlen, Empfindungen und Geisteszuständen oder ihrer gemeinsamen Stimmung bewusst zu werden. Noch schwieriger ist es zu unterscheiden, ob sich eine Erfahrung auf die gegenwärtige Situation bezieht oder durch prägende biografische Einflüsse, also durch die Alte Gestalt, hervorgerufen wird. Der erste Übungsabschnitt unterstützt daher die Entwicklung unserer Selbst-Wahrnehmung. Damit wird es möglich, bewusste, bedürfnisorientierte und gegenwartsbezogene Entscheidungen zu treffen.

GEFÜHLE

Unsicherheit	Schuld
Geborgen	Vertrauen
Misstrauen	Sehnsucht
Trotz	Hass
Lust	Neid
Ärger	Scham
Enge	Eifersucht
Panik	Enttäuschung

Mitleid	Macht	Labil
Sicherheit	Verliebt	Abhängig
Ohnmacht	Hilflosigkeit	Leichtigkeit
Leere	Verwirrung/Chaos	Trauer
Neugier	Ekel	Freude
Verzweiflung	Hoffnung	Angst
Liebe	Ungeduld	Glück
Einsamkeit	Wertlos	Verbunden

GEISTESZUSTÄNDE

Besorgt

Berauscht

Manisch

Verdunkelt

Offen

Gespalten

Chaotisch

Pessimistisch

Verwirrt

Still

Fixiert

Inspiriert

Wachsam

Verträumt

Optimistisch

Wertend

Frei	Zäh	Benommen
Grübelnd	Rigide	Nüchtern
Kompliziert	Schnell	Abstrakt
Leer	Frisch	Gespannt
Blockiert	Sprunghaft	Zerstreut
Neblig	Konzentriert	Klar
Gelangweilt	Überfüllt	Hysterisch
Aufgehellt	Humorvoll	Nachdenklich

EMPFINDUNGEN

Schmutzig	Klebrig
Gespannt	Weit
Hart	Kalt
Schwach	Attraktiv
Stabil	Gelähmt
Stark	Klein
Schreckhaft	Sauber
Verletzt	Erregt

Nackt	Zusammengezogen	Ausgestreckt
Wach	Satt	Starr
Hungrig	Groß	Zart
Impulsiv	Langsam	Zäh
Schnell	Eng	Warm
Gekrümmt	Unruhig	Müde
Erschöpft	Ruhig	Leicht
Angestrengt	Hässlich	Beweglich

Die Alte Gestalt: Das Auffinden biografischer Gefühle

Die äußere Welt und unser inneres Selbst sind prozesshaft, pulsierend und lebendig miteinander verbunden. Leid und Verwirrung entstehen häufig, wenn wir ein starres und vorgefertigtes Bild von uns und/oder der Welt in uns tragen. Dann sehen wir Menschen, Beziehungen und Situationen so, wie wir sie erwarten, nicht wie sie sind. Etwas vereinfacht gesagt, ist es das Ziel im Yoga, uns von diesen erstarrten Wahrnehmungs-Mustern zu befreien. Dabei wird unsere Wahrnehmung und Beurteilung der Realität am stärksten von den Emotionen beeinflusst.

Wenn es Gefühle gibt, die sich immer wieder zwischen den Beobachter *(Drashta)* und das Objekt drängen, erscheint uns die Wirklichkeit verzerrt. Unsere Beurteilungen, Entscheidungen und Reaktionen basieren dann auf dieser verzerrten Wahrnehmung.

> *»Verblendung führt zu einem Wissen; der Gegenstand der Betrachtung wird anders verstanden, als er ist« (Sriram 2006).*
>
> YOGASUTRA 1.8

Was also führt zu Verblendung? Eine entscheidende Rolle spielt dabei, dass wir zu einzelnen Emotionen eher neigen, andere aber nur schwerer entwickeln können. Das hängt mit unseren biografischen Prägungen zusammen und den emotionalen Mustern, die sich daraus ergeben, den *Samskaras*. Bei der Auseinandersetzung mit der Alten Gestalt geht es darum zu verstehen, wie sich unsere biografische Prägung in der Gegenwart fortsetzt.

> *»**Saṃyama** (die Versenkung) in **saṃskāra**, die erworbenen Neigungen, die unser Tun beeinflussen, führt zu Wissen über unsere vergangenen Leben« (Sriram 2006).*
>
> YOGASUTRA 3.18

Vergangene Leben verstehe ich hier nicht als frühere Inkarnationen, sondern als unsere eigene Geschichte. Wir sprechen auch metaphorisch von »früheren Leben«, wenn wir weit zurückliegende oder abgeschlossene Lebensabschnitte meinen. Je nachdem, wie weit wir zurückgehen, haben wir an diese Zeit keine bewusste Erinnerung mehr. Dennoch können diese »früheren Leben« unser gegenwärtiges Handeln *(Karma)* stark beeinflussen.

In der Auseinandersetzung mit der Alten Gestalt geht es darum, sich dieser Einflüsse bewusst zu werden, um sich von den Identifikationen mit ihnen zu lösen. Dann finden wir zurück in die gegenwärtige, lebendige Antwort auf eine prozesshafte Welt.

> *»Leid, das noch bevorsteht, lässt sich vermeiden« (Sriram 2006).*
>
> YOGASUTRA 2.16

Wozu sich mit der Alten Gestalt vertraut machen?

Je besser wir die Struktur der Alten Gestalt, die Gestalt der Blockade, erkennen können, umso bewusster können wir ihre Wirkung vermeiden. Solange wir kein Bewusstsein über die Gestalt unserer Blockade haben, agieren wir immer wieder aus ihr und ihren Motiven. Wenn beispielsweise das Gefühl einer unsicheren Ängstlichkeit zur Alten Gestalt gehört, kann es sein, dass wir immer wieder versuchen, Situationen zu vermeiden, die potenziell Angst erzeugen, völlig unabhängig davon, ob eine reale Gefahr besteht oder nicht.

Wir erinnern uns: Die Blockaden, mit denen wir es zu tun haben, sind eine Reaktion auf Verletzungen, die wir in der Vergangenheit erlitten haben. So wurden wir vielleicht in der Schule auf schlimme Weise vor unseren Mitschülern bloßgestellt und reagieren noch heute mit Schüchternheit und Angst auf Gruppen. Mit der Zeit haben wir die Ursache unseres Verhaltens vielleicht vergessen, evtl. liegt sie sogar so weit in der Kindheit zurück, dass ein Erinnern kaum möglich ist. Aber die Verhaltensmuster, die aus solchen Erfahrungen resultieren, sind bis heute aktiv.

Was können wir tun? Wir können untersuchen, ob unsere Gefühle, die Stärke unserer Gefühle und das daraus resultierende Verhalten zur gegenwärtigen Realität »passen«. Wenn sie das nicht tun, haben wir es mit einer »Alten Gestalt« zu tun. Wir können dann auch von »biografischen Gefühlen« sprechen.

Jedes unserer Gefühle ist ein Impulsgeber für unser Verhalten. Zum größten Teil geschieht das unbewusst. Unsere Gefühle sind eine sehr effektive und kompetente Steuerung. Fühlen wir uns wohl, möchten wir bleiben. Sind wir traurig, müssen wir etwas loslassen. Sind wir wütend, kommt uns etwas zu nah. Natürlich ist es wichtig, dass wir diese Gefühle angemessen gegenüber unserer Umwelt vertreten, aber dem Impuls selbst können wir in der Regel trauen.

Anders ist es, wenn Gefühle der Alten Gestalt durch Situationen im Hier und Jetzt ausgelöst werden, aber noch immer auf die Begebenheit der Vergangenheit reagieren. Unser Verhalten passt dann nicht zu den tatsächlichen Umständen.

Eine Alte Gestalt besteht nicht nur aus *einem* Gefühl wie der zunächst wahrgenommenen Angst. Mit der Zeit verbinden sich viele weitere Gefühle, Empfindungen, Glaubenssätze und Geisteszustände zu einer ganzen Gestalt, einem System von Wechselwirkungen und ihrem entsprechenden Verhalten. Im Laufe der Zeit identifizieren wir uns mit der Alten Gestalt und sind dann nicht mehr in der Lage, sie von authentischen, gegenwartsbezogenen Reaktionen zu unterscheiden.

Dazu ein Beispiel: Bisher hatten wir Angst vor Gruppen. Es ist aber nicht allein die Angst, welche die Alte Gestalt kennzeichnet. Zu ihr gehören auch die Empfindung, uns klein zu fühlen, ein Erleben von Enge in der Brust und Instabilität in Stimme und Beinen. Hinzu kommen Gefühle von Verlorenheit und Ohnmacht. Wir können nicht mehr klar denken. Der Geist ist benebelt, wir fühlen uns leer und benommen. Jede einzelne Facette dieser Gestalt ruft uns zu: »Hier ist es gefährlich, vermeide die Situation!« Eine Folge davon kann sein, dass wir keine Yogagruppen anleiten wollen, obwohl wir eigentlich alle Voraussetzungen dafür erfüllen.

Wenn wir die Alte Gestalt erkennen, können wir innehalten, um ihr *Samskara*, den sich wiederholenden Ablauf ihrer Muster, zu beenden. So wird es möglich, bewusste Entscheidungen zu treffen und neues Verhalten zu etablieren. Auf diese Weise können wir mit dem Hier und Jetzt verbunden bleiben.

ÜBUNG

Das Auffinden der Alten Gestalt

Dauer: ca. 30 Minuten
Material: Stift und Zettel/Tagebuch, die Karten mit der Sammlung der Gefühle, Empfindungen und Geisteshaltungen (siehe Kapitel: MAP – Die Karten zur Selbst-Orientierung)
Ort: ein ruhiger, geschützter Raum

1. Die Themenwahl

- Lass dir etwas Zeit, um herauszufinden, mit welcher Ausgangssituation du arbeiten möchtest. Denke bei deiner Auswahl daran, dass es dabei immer auch um deine Freiheit geht, die eigenen Bedürfnisse zu erkennen, anzunehmen und nach außen zu vertreten.
- Wähle eine Beispielsituation. Die Situation sollte starke Vermeidungsgefühle in dir erzeugen und möglichst mit einem Thema verbunden sein, das in deinem Alltag immer wieder auftaucht.
- Es ist hilfreich, wenn du dich an die Gefühle erinnern kannst, die in der Situation aufgekommen sind. Ein Beispiel: Du fühlst dich nicht wohl in der Gemeinschaft von mehreren Personen, die du nicht kennst. Aus diesem Grund meidest du Partys oder ähnliche Veranstaltungen. Es kann passieren, dass du lieber zu Hause bleibst und es später bereust.

2. Die Reihenfolge der Karten

- Es ist vorteilhaft, die Bögen in einer bestimmten Reihenfolge zu befragen. In der Praxis hat sich bewährt, mit den Gefühlen zu beginnen, da diese meist die tiefste Verbindung mit einem Thema herstellen.
- Fange also mit den Gefühlen an, behandle dann die Empfindungen und zuletzt die Geisteszustände. Wenn sich dir jedoch eine andere Reihenfolge aufdrängt, folge ihr.

3. Die Auswahl

- Leg die jeweiligen Karten vor dich und wähle mindestens drei, maximal neun Gefühle aus, an die du dich erinnerst oder die dir passend erscheinen.
- Nimm dir etwas Zeit und spüre in die ausgewählte Situation hinein.
- Frage dich gezielt nach den erlebten Gefühlen in der Erinnerung.
- Es geht nicht darum, alle schlechten Gefühle auszuwählen, sondern lediglich die tatsächlich subjektiv erlebten. (Positive Annäherungsgefühle sind zu vernachlässigen. Sie gehören nicht zur Alten Gestalt, sondern sind aktuelle Bewältigungskompetenzen. Notiere sie extra, sie können hilfreich sein. Ziehe sie bei der Erarbeitung der Neuen Gestalt noch einmal heran.)
- Spüre nach und tausche so lange aus, bis du dir sicher bist, alle relevanten Gefühle gefunden zu haben. Notiere die Begriffe auf einem Blatt.
- Verfahre analog mit den Arbeitsbögen zu den Empfindungen und Geisteszuständen.
- Beispiel für eine Sammlung:
  - Gefühle: ängstlich, unsicher, leer, eng, hilflos
  - Empfindungen: schwach, unattraktiv, klein, zusammengezogen, starr
  - Geisteszustand: nebelig, besorgt, kompliziert, betrübt, wertend, schnell, blockiert

4. Das Reduzieren

- Wähle die wichtigsten drei Gefühle, Empfindungen und Geisteszustände der jeweiligen Ebene aus. Schreibe sie auf einen neuen Zettel. Diese Reduzierung bildet die Essenz der Alten Gestalt.
- Beispiel der Auswahl:
  - Gefühle: ängstlich, unsicher, hilflos
  - Empfindungen: unattraktiv, klein, schwach
  - Geisteszustand: wertend, nebelig, blockiert

5. Die Wirkung erforschen

- Lese die insgesamt neun Begriffe laut und lasse sie in der Summe auf dich wirken. Nimm dir einen Augenblick Zeit und spüre ihrer Wirkung in dir nach.
- Frage dich, ob die Begriffe deine Stimmung angemessen wiedergeben.
- Frage dich, ob du die Stimmung der Alten Gestalt auch aus anderen Situationen oder Lebensbereichen kennst.
- Frage dich, wie lange du dich schon von der Stimmung deiner Alten Gestalt begleiten lässt.
- Ein Beispiel: Die Stimmung der gesammelten Begriffe ist dir sehr vertraut. Sie gibt dein Erleben gut wieder. Tatsächlich begleitet dich die Stimmung auch in anderen Lebenssituationen und führt zu Vermeidung und Rückzug. Wenn du sie jetzt mit etwas Abstand betrachtest, musst du an deine Grundschulzeit denken. Damals wurdest du wiederholt gemobbt. Dir ist nicht bewusst gewesen, wie sehr dich die damaligen Erfahrungen auch heute noch begleiten.

6. Die Aufgabe für den Alltag

- Mache dich mit dem Erleben der Alten Gestalt vertraut. Erst die »Auseinander-Setzung« mit der Alten Gestalt ermöglicht die Desidentifikation von ihr. Sobald wir die Alte Gestalt betrachten, sind wir in den Beobachtermodus gewechselt. Die Alte Gestalt enthält Erfahrungen, die sich auf Situationen der Vergangenheit beziehen. Reaktionen und Handlungen, die von der Alten Gestalt ausgehen, passen daher selten zur Gegenwart und schaffen Verwirrung und neues Leid.
- Die Aufgabe besteht nun darin, das Erscheinen der Alten Gestalt so häufig wie möglich aufzuspüren. Dazu gehört auch die Beobachtung, welche Reaktionen, Entscheidungen und Verhaltensmuster aus der Alten Gestalt hervorgehen.
- Bleibe in dieser Selbst-Beobachtung liebevoll und annehmend. Die Alte Gestalt ist vermutlich aus einer schützenden Absicht entstanden. Daher verurteile sie nicht, sondern versuche ihr ursprüngliches Motiv zu würdigen.

Ein Erklär- und Anleitungsvideo dazu gibt es auf: www.yogapsychologie.com/buch

Die Neue Gestalt: Das Auffinden der Ressourcen-Gefühle

Die Neue Gestalt ist der gegenüberliegende Flügel der Alten Gestalt *(Pratipaksha Bhavana)*. Sie ist die liebevoll unterstützende Begleiterin unseres inneren Kindes. Sie enthält unsere erwachsenen, kompetenten Qualitäten, wenn es darum geht, wahrhaftige Bedürfnisse zu versorgen und zu vertreten.

Die Neue Gestalt ist kein Selbst-Ideal, sondern eine Orientierung. Ihre Fähigkeiten entfalten sich erst in der Kombination mit Achtsamkeit, Annahme und Hingabe an unser dynamisch prozesshaftes Wesen. Es geht dabei nicht um Selbst-Optimierung und Ausbeutung des eigenen Potenzials, genauso wenig wie es darum geht, die Alte Gestalt zurückzuweisen und abzulehnen.

Letztlich ist die Alte Gestalt durch Zurückweisung und Ablehnung entstanden, und wir würden uns immer weiter von einem freien Selbst-Ausdruck entfernen, wenn wir sie in gleicher Weise behandeln. Die Neue Gestalt ist schon da. Jetzt braucht sie unsere bewusste Liebe und Aufmerksamkeit, um sich zu entfalten.

Neuronal ist die Neue Gestalt schwächer gebahnt als die Alte Gestalt. Man könnte auch sagen: Wir haben sie noch nicht ausreichend gelernt.

Ihre Eigenschaften sind schwerer zu aktivieren, lassen sich schwerer auslösen. Umgekehrt lässt sich die Alte Gestalt wesentlich leichter aufrufen. So geraten wir vielleicht sehr schnell in Angst, finden aber deutlich schwerer in das Vertrauen. In der Arbeit mit der Neuen Gestalt geht es also darum, die neuronale Erregbarkeit der Neuen Gestalt zu erhöhen.

Patanjali rät in diesem Zusammenhang:

> *»Durch **abhyāsa** (beharrliches Üben) und **vairāgya** (Gleichmut) kann die dynamische Stille des **citta** (des meinenden Selbst) erreicht werden« (Sriram 2006).*
>
> YOGASUTRA 1.12

Und kurz darauf:

> *»Mit Hilfe von Übungen standhaft bei einem gewählten Thema zu bleiben ist **abhyāsa** (beharrliches Üben)« (Sriram 2006).*
>
> YOGASUTRA 1.13

Wie wir im Kapitel über Neuroplastizität gesehen haben, braucht es dafür viele Wiederholungen. Unsere Gelassenheit *(Vairagya)* ist dabei eine wunderbare Begleiterin.

ÜBUNG

Das Auffinden der Neuen Gestalt

Dauer: ca. 30 Minuten
Material: Stift und Zettel/Tagebuch, die Karten mit der Sammlung der Gefühle, Empfindungen und Geisteshaltungen (siehe Kapitel: MAP – Die Karten zur Selbstorientierung)
Ort: ein ruhiger, geschützter Raum

1. Die Fragestellung

- Wenn wir nach den Qualitäten der Neuen Gestalt suchen, orientieren wir uns an den folgenden Fragen: »Welche Qualitäten brauche ich, um ein Bedürfnis vertreten, behaupten und befriedigen zu können?« Und: »Welche Qualitäten hätte ich in meiner Kindheit stärker erfahren müssen, damit sie mir heute selbstverständlicher zur Verfügung stünden, um meine Bedürfnisse erfüllen zu können?«
- Wir können uns bei dieser Exploration auch an den Qualitäten der Alten Gestalt orientieren: »Wie sieht die gegenüberliegende Seite meiner Alten Gestalt aus?«
- Wähle eine Beispielsituation. Die Situation sollte starke Vermeidungsgefühle in dir hervorrufen und möglichst mit deinem Grundthema verbunden sein. Das bedeutet, dass sie dir auf diese oder ähnliche Weise immer wieder begegnet.
- Versuche, dich möglichst genau an die Situation und die damit verbundenen Gefühle zu erinnern.
- Es ist hilfreich, wenn du schon die Gelegenheit hattest, dich mit deiner Alten Gestalt vertraut zu machen, damit du weißt, wie sie deine Entscheidungsfindung und dein Annäherungsverhalten üblicherweise beeinflusst.
- Ein Beispiel: Es ist möglich, dasselbe Thema wie bei der Erstellung der Alten Gestalt zu wählen: »Ich fühle mich nicht wohl in der Gemeinschaft von mehreren Personen, die ich nicht kenne. Aus diesem Grund gehe ich nicht gerne auf Partys oder ähnliche Veranstaltungen. Es kann passieren, dass ich lieber zu Hause bleibe und es später bereue.«

2. Die Reihenfolge der Karten

- Wie auch bei der Alten Gestalt ermöglicht hier der Zugang über die Emotionen einen guten Einstieg. Wenn sich dir eine andere Reihenfolge aufdrängt, folge ihr.
- Ansonsten wähle diese Reihenfolge: zunächst die Gefühle, dann die Empfindungen und zuletzt die Geisteszustände.

3. Die Auswahl

- Lasse dir ausreichend Zeit, um in die ausgewählte Situation hineinzuspüren.
- Lege das jeweilige Blatt, die jeweilige Karte (bzw. den Bogen) vor dich und frage dich gezielt nach den Gefühlen, die es dir ermöglichen, deine Bedürfnisse zu vertreten.
- Versuche nicht, ideale Gefühle, Empfindungen oder Geisteshaltungen auszuwählen, sondern genau jene, die dir in diesen Situationen bisher nicht ausreichend zur Verfügung standen.
- Spüre nach und tausche aus, bis du dir sicher bist, dass du alle relevanten Gefühle gefunden hast. Notiere die Begriffe auf einem Zettel. Verfahre anschließend analog mit den Bögen für Empfindungen und Geisteszuständen.
- Beispiel einer Sammlung:
    - Gefühle: mutig, vertrauensvoll, froh, frei, selbstbewusst
    - Empfindungen: stark, stabil, sicher, weit, wach, entspannt
    - Geisteszustand: klar, optimistisch, schnell, hell, humorvoll, offen, inspiriert

4. Das Reduzieren

- Wähle die wichtigsten drei Gefühle, Empfindungen und Geisteszustände der jeweiligen Ebene aus. Notiere sie auf einen neuen Zettel. Diese Reduzierung bildet die Essenz deiner Neuen Gestalt.
- Beispiel der Auswahl:
    - Gefühle: froh, selbstbewusst, vertrauensvoll
    - Empfindungen: sicher, stabil, entspannt
    - Geisteszustand: ruhig, klar, hell

5. Die Wirkung erforschen

- Lese die gesammelten neun Begriffe laut und lasse sie in der Summe auf dich wirken. Nimm dir einen Augenblick dafür Zeit.
- Spüre nach, wie die Neue Gestalt auf dich wirkt, wie es sich anfühlt, die Sammlung der Qualitäten zu hören.
- Frage dich, ob die Qualitäten dafür geeignet sind, deine Bedürfnisse zu vertreten und zu behaupten.
- Frage dich, ob du die Qualitäten vielleicht schon aus anderen Situationen kennst.
- Frage dich, ob es Qualitäten gibt, die dir fremd sind, von denen du glaubst, dass du nur schwer einen Zugang zu ihnen finden kannst.
- Ein Beispiel: Die gesammelte Stimmung der Begriffe fühlt sich unterstützend an. Wenn du dich so fühlst oder fühlen könntest, würde es dir leichter fallen, deine Bedürfnisse zu vertreten. Dabei ist es normal, dass dir einige Qualitäten vertrauter sind als andere. Hier beginnt das Üben.

6. Die Aufgabe für den Alltag

- Mache dich mit den Eigenschaften deiner Neuen Gestalt vertraut.
- Erinnere dich, dass möglichst viele Wiederholungen notwendig sind, damit die Neue Gestalt wirksam wird.
- Versuche, dich vor schwierigen Entscheidungen, Gesprächen, Handlungen und anderen Herausforderungen in die Neue Gestalt hineinzuversetzen.
- Erforsche und vertiefe deine Beziehung zur Neuen Gestalt, indem du dich fragst: »Wann fällt es mir leichter, die Wirkung der Neuen Gestalt zu spüren? Wann fällt es mir schwerer, mich in die Neue Gestalt hineinzuspüren? Gibt es einzelne Qualitäten, zu denen ich keinen oder nur sehr wenig Kontakt herstellen kann?«
- Hindernisse auf dem Weg sind normal. Im Kapitel »Ressourcing« findest du verschiedene Anregungen, wie du den Zugang zu deiner Neuen Gestalt stärken kannst.

Zur Erinnerung

Eine wichtige Ursache für die Entstehung von Leid ist, dass wir gelernt haben, uns mit den eigenen Bedürfnissen und spontanen Impulsen abzulehnen, um zu versuchen, uns an die Erwartung anderer anzupassen. Bei der Arbeit mit der Neuen Gestalt geht es nicht darum, die Alte Gestalt zu verdrängen oder zu unterdrücken. Vielmehr geht es um eine neue Ausrichtung unseres Bewusstseins.

Wenn einzelne Gefühle der Alten Gestalt auftauchen, können wir uns fragen: »Wie geht meine Neue Gestalt damit um, wenn sie sich beispielsweise traurig, wertlos, angespannt, hässlich etc. fühlt? Wie kann ich für die Gefühle meiner Alten Gestalt eine gute Begleitung sein?«

Die Neue Gestalt stärkt unsere erwachsenen, kompetenten Anteile, während die Alte Gestalt unser inneres Kind repräsentiert, wenn es gerade Unterstützung braucht. Daher ist es hilfreich, aus der Identifikation mit der Neuen Gestalt verständnisvoll und mitfühlend zu fragen: »Was brauchst du jetzt? Wie kann ich für dich da sein? Wie kann ich dich vertreten?«

ÜBUNG

Die Selbst-Befragung

Dauer: ca. 30 Minuten
Material: Stift und Zettel/Tagebuch, die Karten mit der Sammlung der Gefühle, Empfindungen und Geisteshaltungen
Ort: ein ruhiger, geschützter Raum

Diese Übung hilft uns, zurück in das eigene Selbst zu finden, wenn wir uns orientierungslos oder verwirrt fühlen. Dazu beziehen wir uns nochmals auf das yogapsychologische Modell der *Kleshas*. Wie wir gesehen haben, führt uns ihre Dynamik systematisch in unbewusste Abwehr und Selbst-Entfremdung. Die klare Struktur der Selbst-Befragung kehrt diesen Prozess um. Am Ende steht unser ursprüngliches Bedürfnis, begleitet von den Qualitäten der Neuen Gestalt.

Die Selbst-Befragung ist ein forschendes Innehalten. Sie kann in ganz alltäglichen Situationen angewendet werden. Als Ausgangspunkt sind verschiedene Anlässe möglich wie beispielsweise:

- wenn wir uns nach der Begegnung mit einem Freund oder einer Freundin irgendwie unwohl fühlen, ohne zu verstehen, warum,
- wenn es uns schwerfällt, eine Entscheidung zu treffen, und wir uns stattdessen immer wieder zwischen verschiedenen Optionen verlieren,
- wenn wir von einer Stimmung oder einzelnen Gefühlen berührt sind, ohne sie verstehen und einordnen zu können.

Die Übung der Selbst-Befragung ermöglicht es, verzerrende und blockierende Einflüsse der Alten Gestalt zu erkennen, zu benennen und zu verstehen. Das schafft die Voraussetzung, um unsere tieferen, hinter der Alten Gestalt liegenden Bedürfnisse wahrzunehmen, anzunehmen und zu verwirklichen.

Auf den ersten Blick erscheint die Selbst-Befragung rein kognitiv. Tatsächlich aber beinhaltet sie unser ganzes Sein. Neurologisch wechseln wir während dieser Übung Schritt für Schritt von der rechten Vermeidungsseite auf die linke Annäherungsseite des präfrontalen Cortex. In der annehmenden Verbindung zu unseren Bedürfnissen stärkt sie die Beziehung zu Selbst-Wert, Selbst-Vertrauen und Selbst-Behauptung.

Die Selbst-Befragung besteht aus den folgenden sieben Schritten:

1. Das Thema

- Das Thema bezieht sich auf den ersten *Klesha: Avidya* – die Verwechslung/ Unwissenheit.
- Lege fest, ob du deine allgemeine Stimmung befragen möchtest oder ein bestimmtes Thema. Für ein Thema eignen sich Situationen, Begegnungen, Konflikte, Beziehungen und Herausforderungen, mit denen du dich nicht wohlfühlst, ohne klar benennen zu können, warum.

- Nimm dir einen Augenblick Zeit, um dir Notizen zu deinem Thema zu machen. Wie ausführlich du dabei sein möchtest, ist dir überlassen.
- Beispiel: »Nach der Verabredung mit einem langjährigen, guten Freund fühle ich mich unwohl. Er arbeitet beim Theater, und so hat er an diesem Abend viel von seiner aktuellen Produktion erzählt. Als eloquenter Redner hat er unterhaltsam und kurzweilig von den Herausforderungen dabei berichtet. Trotzdem fühle ich mich schon auf dem Nachhauseweg unwohl, ohne wirklich benennen zu können, was der Grund für mein Unbehagen ist.«

2. Die Befragung

- Die Befragung zielt ab auf den zweiten *Klesha: Asmita* – die Reaktion des Organismus.
- Wie bei der Erstellung der Neuen und Alten Gestalt schlage ich vor, die Bögen in folgender Reihenfolge zu befragen: 1. Gefühle, 2. Empfindungen, 3. Geisteszustände.
- Lege die jeweilige Karte vor dich und markiere drei, maximal vier Begriffe, die dich ansprechen bzw. die beschreiben, wie du dich in Bezug zu deinem Thema erlebst. Spüre so lange nach und tausche die Begriffe immer wieder aus, bis du dir sicher bist, die relevanten Gefühle gefunden zu haben.
- Notiere die Begriffe auf einem Zettel.
- Gehe analog für die weiteren Karten vor.
- Lies anschließend die gesammelten Begriffe laut und lasse sie in der Summe auf dich wirken. Nimm dir dafür einen Augenblick Zeit.
- Beispiel: »Obwohl die Begegnung an sich unauffällig war, hinterließ sie in mir einen völlig gemischten Eindruck. Ich erlebte mich wie folgt:
  - Gefühle: ängstlich, freudig, unsicher, ärgerlich;
  - Empfindungen: aufgeregt, klein, gespannt;
  - Geisteszustand: verwirrt, blockiert, überfüllt.«

3. Die biografischen Gefühle

- Dieser Schritt bezieht sich auf den vierten *Klesha: Dvesha* – die Alte Gestalt unterdrückt den natürlichen Selbstausdruck.
- Markiere bei den gefundenen Begriffen alle biografischen Gefühle, also jene Gefühle, Empfindungen und Geisteszustände, die bei dir immer wieder leicht ausgelöst werden. Sie haben vermutlich eher mit deiner Vergangenheit, mit Anpassung und Vermeidung zu tun als mit der aktuellen Situation und gehören demnach zur Alten Gestalt. (Da die Gefühle der Alten Gestalt leicht aktivierbar sind, beeinflussen sie häufig aktuelle Situationen, Entscheidungsfindungsprozesse, Beurteilungen etc.)
- Beispiel: »Wenn ich die Eigenschaften, die zu meiner Alten Gestalt gehören, herausnehme, bleiben folgende Begriffe übrig:
  - Gefühle: freudig, ärgerlich;
  - Empfindungen: gespannt, aufgeregt;
  - Geisteszustand: überfüllt, blockiert.«

4. Der Glaubenssatz der Alten Gestalt

- Dieser Schritt zielt ab auf den dritten *Klesha: Raga* – aus dem Glaubenssatz der Alten Gestalt entwickelt sich das falsche Selbst.
- Werde dir bewusst, welcher Glaubenssatz hinter den biografischen Gefühlen steht. Nimm dir Zeit, den Satz zu finden. Glaubenssätze sind in der Regel kurz und präzise.
- Beispiel: »Zu meiner Alten Gestalt gehören die Begriffe: ängstlich, unsicher, klein, verwirrt. Der Glaubenssatz dazu lautet: ›Ich darf mich nicht zeigen. Ich darf nicht sichtbar sein. Ich darf keine eigenen Bedürfnisse haben. Ich werde geliebt, wenn ich mich den Bedürfnissen anderer unterordne.‹«

5. Das Bedürfnis

- Dieser Schritt bezieht sich auf den freien Selbst-Ausdruck.
- Schau auf die aktuellen, also nicht biografischen Gefühle und spüre nach, was dein aktuelles, gegenwärtiges Bedürfnis ist. Bedürfnissätze beginnen meist mit: »Ich brauche, ich wünsche mir, für mich ist wichtig, dass ...«
- Unterscheide, ob es sich dabei um ein kurzfristiges oder langfristiges Bedürfnis handelt.
- Beispiel: »Ich möchte auch von mir erzählen dürfen. Ich möchte gehört und gesehen werden. Ich möchte, dass sich mein Freund für mich interessiert.«

6. Die Neue Gestalt

- Bringe dich mit den Eigenschaften deiner Neuen Gestalt in Kontakt.
- Frage dich: »Wie würde die Neue Gestalt mein Bedürfnis vertreten, behaupten, befriedigen?«
- Beispiel: »Meine Neue Gestalt besteht aus den Eigenschaften: stabil, sicher, entspannt, freudig, selbstbewusst, vertrauend, ruhig, klar und hell. Meine Neue Gestalt würde sich in einem Gespräch in angemessener Weise Raum nehmen, um von dem zu berichten, was in meinem Leben gerade wichtig ist. Sie ist in der Lage, diesen Platz zu behaupten, ohne sich dabei schuldig oder arrogant zu fühlen.«

7. Der Handlungsauftrag

- Formuliere nun einen Handlungsauftrag. Suche nach dem Weg einer achtsamen, mitfühlenden Umsetzung. Fühle dich dem Ausdruck deines Selbst verpflichtet. Lasse dich dabei von den Eigenschaften deiner Neuen Gestalt begleiten und tragen.
- Beispiel: »Wenn ich meinen Freund das nächste Mal treffe, nehme ich mir vor, von mir zu erzählen. Sollte er wieder damit anfangen, das Gespräch zu übernehmen, weise ich ihn darauf hin, dass es für mich wichtig ist, mein Leben mit ihm zu teilen.«

- Bedenke, dass auch Ziele und Bedürfnisse prozesshafter Natur sind. Deshalb ist es gut, den Handlungsauftrag nicht zu einem Glaubenssatz werden zu lassen, sondern immer wieder zu überprüfen und anzupassen.

Kurzfassung der Selbstbefragung

- **Das Thema:** Lege fest, ob du deine allgemeine Stimmung befragen möchtest oder ein bestimmtes Thema.
- **Die Befragung:** Markiere jeweils drei, maximal vier Felder, die dich in Bezug zum Thema ansprechen.
- **Die biografischen Gefühle:** Markiere bei den gefundenen Begriffen alle biografischen Gefühle.
- **Der Glaubenssatz der Alten Gestalt:** Werde dir des Glaubenssatzes bewusst, der hinter den biografischen Gefühlen steht.
- **Das Bedürfnis:** Was ist dein aktuelles Bedürfnis?
- **Die Neue Gestalt:** Bringe dich mit den Eigenschaften deiner Neuen Gestalt in Kontakt.
- **Der Handlungsauftrag:** Formuliere einen Handlungsauftrag.

Ein Erklär- und Anleitungsvideo dazu gibt es auf: www.yogapsychologie.com/buch.

Bhavana-Meditation

Der Sanskrit-Begriff *Bhava* lässt sich als »gewohnheitsmäßige Tendenzen« oder »Daseinsprozess« übersetzen. Daneben bedeutet er auch »Dasein, Existenz, Vorhandensein, Werden, Entstehen, Zustand, Gemütszustand, Gemütsregung, Gefühl, Gesinnung, Meinung, Denkart, Seinszustand, Seinsebene, Seinskraft, das Gefühl der Liebe, Zuneigung, der Sitz der Gefühle, Herz, Gemüt, Wesen«.

Der *Bhavana*, die Meditationspraxis mit einem *Bhava*, kommt in der indischen Tradition eine große Bedeutung zu. Denn der Einfluss eines *Bhava* hat, wie wir bereits gesehen haben, das Potenzial, unser Erleben stark zu beeinflussen.

Klassischerweise sind die Inhalte eines *Bhava* göttliche Qualitäten wie Liebe, Vertrauen, All-Einssein oder auch die unmittelbare Identifikation mit dem Absoluten. In der Yogapsychologie praktizieren wir mit den verschiedenen Eigenschaften der Neuen Gestalt und ihrer gemeinsamen Stimmung. Aus der so gestärkten Verbindung mit dem Selbst entwickeln sich die »höheren« Qualitäten, ohne dass wir Gefahr laufen, individuelle Entwicklungsschritte zu überspringen.

Es ist für jede Meditationspraxis hilfreich, insbesondere auch für die hier besprochene *Bhavana*-Meditation, eine unterstützende Routine zu etablieren. *Samskara* wird in der Regel mit Handlungsmuster übersetzt und bedeutet wörtlich »zusammenfügen«. »Schlechte« aber auch »gute« Gewohnheiten sind aus vielen einzelnen Handlungen zusammengefügt.

Patanjali empfiehlt uns auch bei der Meditation das beständige Üben *(Abhyasa)*. So wird das, was zunächst unseren Willen braucht, mit der Zeit selbstverständlich und leicht.

Ablauf

Die *Bhavana*-Meditation geht den Weg von Achtsamkeit, Mitgefühl und Hingabe. Auch wenn wir versuchen, uns auf eine bestimmte Eigenschaft zu konzentrieren, darf dabei jeder Gedanke, jede Angst oder Begierde erscheinen. Nur wenn wir etwas mitfühlend und achtsam betrachten, können wir uns aus der Identifikation mit diesem Objekt befreien. Letztlich ist es die Energie der Identifikation, die unseren Gedanken, Gefühlen und Begierden ihre Beständigkeit verleiht.

Die *Bhavana*-Meditation besteht aus drei Teilen:

1. Der erste Teil der Meditation beginnt mit einer einfachen Körperarbeit. Die kleine, aufeinander abgestimmte Reihe von Bewegungen lässt uns empfindsamer werden und erdet vorhandene Gefühle und Gedanken im Körper. Ein auf diese Weise sensibilisiertes Körperbewusstsein vertieft unser Vertrauen in die eigene Existenz und damit die Hingabe an das Sein selbst.
2. Der zweite Teil der *Bhavana*-Meditation unterstützt eine subtilere Wahrnehmung. Zunächst sammeln wir uns etwas unterhalb unseres Nabels im *Svadhishthana Chakra* und verbinden uns hier mit den drei Empfindungen der Neuen Gestalt. Anschließend wiederholen wir diese Versenkung mit unseren Gefühlen auf der Ebene des Herzens *(Anahata Chakra)*. Wir beenden die Kontemplation an dem Punkt zwischen den Augenbrauen, dem *Ajna Chakra*, mit den Geisteszuständen der Neuen Gestalt.

3. Wenn sich im letzten Teil die einzelnen Qualitäten der Neuen Gestalt zu einer gemeinsamen Stimmung, *Bhava*, verbinden, kann sich entfalten, was wir Meditation nennen.

Die einzelnen Komponenten dieser Praxis führen unsere zunächst nach außen gerichtete Wahrnehmung nach innen in eine immer feiner werdende Achtsamkeit. Auf diese Weise gelangen wir von unserem lebendig pulsierenden Körper über die subtilen Eigenschaften der Neuen Gestalt in die stille, offene Weite der Meditation. Jeder einzelne Abschnitt ermutigt uns zu bedingungsloser Achtsamkeit und Annahme. Letztendlich ist es auch die achtsame Annahme, die unsere vertrauensvolle Hingabe an die Stille der Meditation ermöglicht.

ÜBUNG

Bhavana-Meditation

Dauer: Die Dauer der Meditation kannst du individuell anpassen. Hilfreich ist es, vorher eine Zeit festzulegen. Andernfalls beginnst du vielleicht während der Meditation über den Ablauf nachzudenken und bringst dich damit aus der Konzentration. Für den ersten Teil benötigst du etwa 10 Minuten. Die anschließende Stille kannst du, deinem Bedürfnis entsprechend, ausdehnen.

Ort: Wenn möglich, wähle einen Ort, der für deine Meditation reserviert bleibt und das Anliegen der Sammlung unterstützt. Richte ihn so ein, dass du dich wohl und zu Hause fühlst. Seine Größe sollte eine einfache Körperarbeit ermöglichen. Lasse deinen Meditationsplatz eine Insel der Ruhe und des Friedens sein. Schütze und pflege ihn. Durch die Zuschreibung eines bestimmten Ortes weiß unser tieferes Bewusstsein, dass dieser für die Innenschau bestimmt ist. Es findet sich so leichter ein. Sollte dein Wohnraum es nicht zulassen, einen solchen Platz fest einzurichten, kannst du dir auch einen mobilen Meditationsplatz aus dafür bestimmten Kissen, einer Matte oder Decke schaffen.

Zeit: In der indischen Tradition wird der Moment des Sonnenauf- und Sonnenuntergangs als günstige Zeit für die Meditation genannt – ein Hinweis darauf, wie unterstützend es ist, vor oder nach der Unruhe des Tages zu praktizieren. Wie bei der Wahl eines festen Meditationsortes erweist es sich als sinnvoll, eine regelmäßige Zeit zu wählen, die du auch einhalten kannst. Stelle dabei die Meditation so wenig wie das tägliche Zähneputzen infrage und lasse sie zu einer selbstverständlichen Gewohnheit werden.

TEIL I: DER KÖRPER

Das Leben selbst ist gekennzeichnet durch die Pulsation zwischen Expansion und Kontraktion, Aktivität und Passivität, Einatmung und Ausatmung etc. Solange unser Körper diesen rhythmischen Impulsen folgen kann, findet Regulation statt, fühlen wir uns gesund und in unserer organischen Existenz geborgen. Der Körper weiß, was er tut. Wenn wir einen bewussten Kontakt mit dem Körper herstellen und seine Rhythmen unterstützen, ermöglicht das ein grundlegendes Vertrauen in uns und das Leben selbst.

1. Mit den Füßen kreisen

Beginne stehend, auf dem vorderen Drittel deiner Unterlage, die Füße hüftbreit auseinander, die Knie leicht gebeugt.

Mache dir zunächst deine gegenwärtige Stimmung, deine Empfindungen, Gefühle und Gedanken bewusst.

Richte nun deine Aufmerksamkeit auf den Körper, spüre seine Stofflichkeit, Dichte und sein Gewicht. Lass dich für einen Augenblick auf die Vorstellung ein, wie sich dieses Gewicht gleich den Wurzeln eines Baumes über die Fußsohlen in den Boden fortsetzt. Bleibe so für einige Atemzüge mit deiner Unterlage verbunden stehen.

Verlagere jetzt dein Gewicht auf den linken Fuß, hebe den rechten einige Zentimeter vom Boden ab und lasse ihn im Rhythmus deines Atems kreisen. Nach einigen Atemzügen wechselst du die Richtung. Anschließend wiederholst du den Ablauf mit dem linken Fuß und kommst abschließend auf beiden Füßen zum Stehen.

Wenn es für dich schwer ist, das Gleichgewicht zu halten, suche mit deinen Augen einen festen Punkt und halte dich dort mit dem Blick fest oder stütze dich leicht an der Wand oder Ähnlichem ab.

2. Auf die Zehenspitzen stellen

Mit der Einatmung stellst du dich auf deine Zehenspitzen und kommst mit der Ausatmung wieder zurück. Auf diese Weise pulsierst du einige Male hin und her. Wenn es für dich schwer ist, das Gleichgewicht zu halten, suche mit deinen Augen einen festen Punkt und halte dich dort mit dem Blick fest.

3. In den Boden krallen

Wenn du aus der Streckung wieder fest auf dem Boden angekommen bist, krallst du mit der Einatmung deine Zehen in die Unterlage und lässt mit der Ausatmung wieder los. Wie zuvor pulsierst du auf diese Weise einige Male zwischen Aus- und Einatmung hin und her. Achte auf die Anspannung, die ausgehend von deinen Zehen über die Füße bis in die Waden und Knie reicht. Durch diese ersten Bewegungen beginnst du deinen Körper, von den Füßen aufsteigend, zu erden.

4. Der Halbmond

Auf allen vieren beginnend, stelle ein Bein vor dir zwischen den Händen ab, schiebe das andere Bein etwas nach hinten. Wenn du dich in dieser Haltung sicher fühlst, richte deinen Oberkörper auf. Lege die Hände vor deinem Brustkorb zusammen

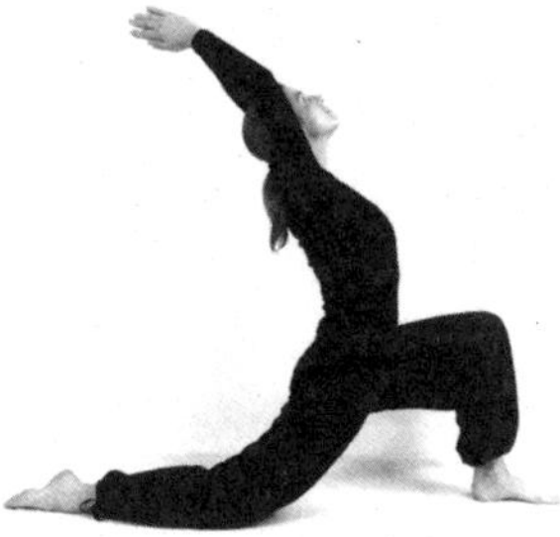

und führe die gestreckten Arme seitlich vom Körper nach oben. Die Arme bleiben hier leicht geöffnet. Achte darauf, dass das Knie des vorderen Beines über dem Knöchel steht und Ober- und Unterschenkel einen rechten Winkel bilden.

Diese Dehnung des Halbmonds reicht die gesamten Beine hinauf, öffnet Becken, Brustkorb, Rücken, Schultern und Nacken. Werde dir dieser Öffnung bewusst und versuche diese Position für einige Atemzüge zu halten. Wechsle anschließend die Position deiner Beine und halte die Stellung ein weiteres Mal für dieselbe Zeit.

Variante: Führe die öffnende, streckende Bewegung der Arme und des Oberkörpers im Stehen aus, nimm dabei eine Schrittstellung ein.

5. Die Katze

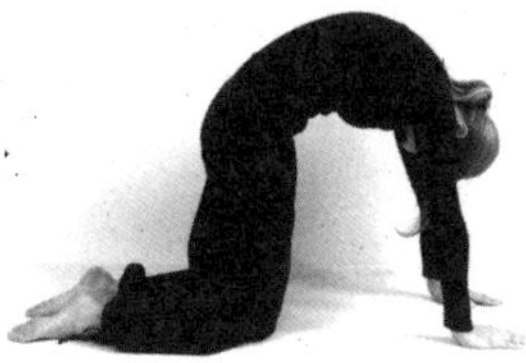

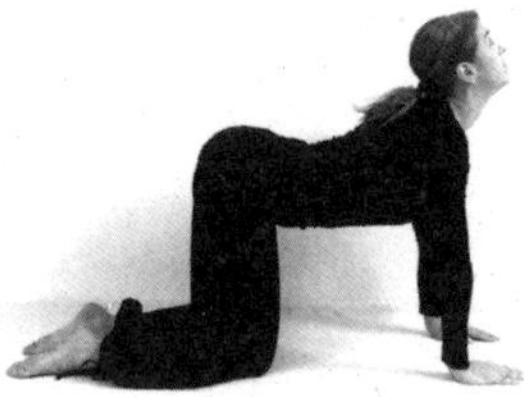

Beginne im Vierfüßlerstand. Die Handgelenke befinden sich unter den Schultern und deine Knie auf Höhe der Hüften. Lass nun eine pulsierende Bewegung in folgender Weise entstehen: Mit der Ausatmung wölbst du den Rücken nach oben und ziehst das Kinn zur Brust. Mit der Einatmung kommst du in eine Gegenbewegung: Mit Blick nach oben darf der Rücken ins Hohlkreuz sinken. Ausatmend wieder den Rücken wölben. Pulsiere so einige Male achtsam hin und her ... gleich einer sich fortbewegenden Qualle im Meer ... hin und her. Wenn es dir möglich ist, gebe dich ganz dem lustvollem Aspekt dieser Bewegung hin.

6. Die Stellung des Kindes

Vom Vierfüßlerstand aus legst du den Oberkörper auf deinen Oberschenkeln ab, der Po sinkt in den Fersensitz, die Stirn liegt auf dem Boden auf. Die Arme kannst du noch einmal lang nach vorne strecken und so auch den Rücken angenehm dehnen. Dann führe die Arme seitlich entlang des Körpers und lege sie neben deinen gebeugten Beinen auf dem Boden ab; die Handflächen sind dabei nach oben geöffnet. Deine Schultern sind locker und entspannt, sodass die Schulterblätter etwas auseinander sinken. Wenn du möchtest, kannst du den Kopf auch leicht erhöht auf einem Kissen ablegen.

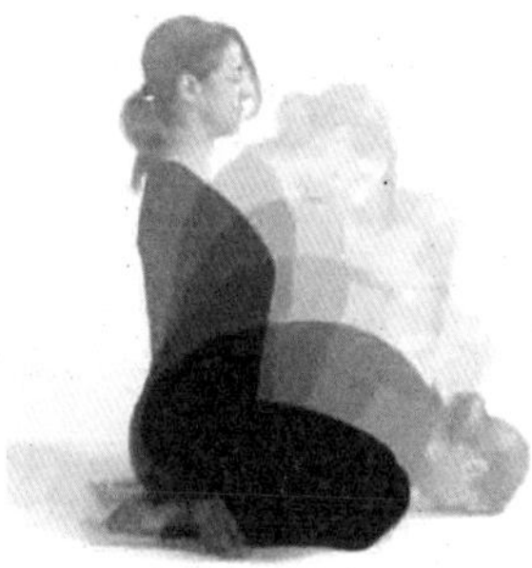

In dieser sogenannten Stellung des Kindes verweilst du für einige Augenblicke und entspannst dabei Atmung, Schultern, Rücken und alle Muskeln deines Gesichtes.

7. Das Sitzen

Aus der Stellung des Kindes rollst du deinen Rücken nach oben auf. Dabei beginnst du mit den Lendenwirbeln des unteren Rückens und fährst mit dieser Aufrichtung langsam und behutsam über Brust- und Halswirbelsäule fort. Auf diese Weise fallen die Schultern erst am Ende der Bewegung zurück. Zuletzt löst sich dein Kinn von der Brust. Heb den Kopf an, bis er gut ausbalanciert in der Verlängerung deiner Wirbelsäule ruht. Lass dir Zeit, dich aufzurichten, und werde dir jedes Abschnitts deines Rückens bewusst.

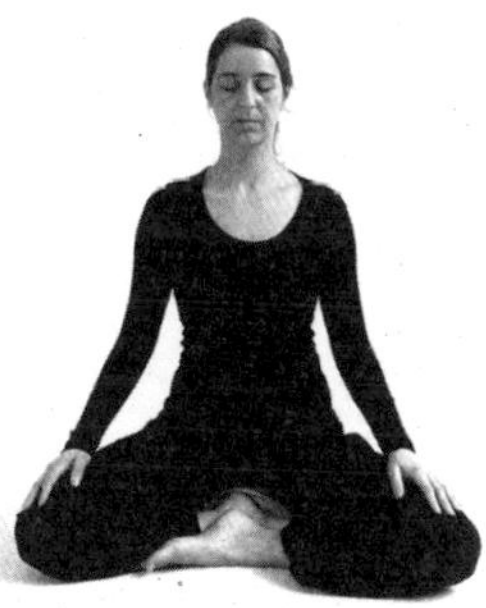

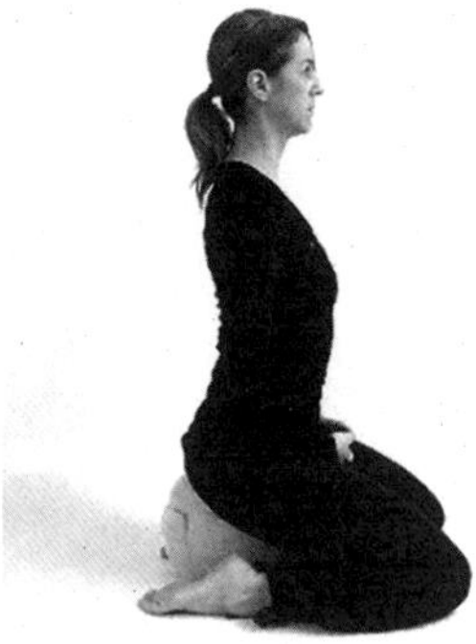

Über die vorangegangenen Bewegungen sind wir vom Stehen in die Position des Sitzens gekommen. Wähle für die verbleibende Zeit der Meditation eine Haltung, in der du stabil und bequem bleiben kannst.

Dabei gibt es unterschiedliche Möglichkeiten. Die bekannteste Meditationshaltung ist jene mit gekreuzten Beinen. Hier ist es wichtig, dass deine Knie entspannt den Boden berühren. Je höher das Kissen ist, auf dem du sitzt, umso leichter sinken die Knie nach unten.

Wenn dir das Sitzen mit gekreuzten Beinen zu unbequem ist oder deine Beine in dieser Haltung leicht einschlafen, kannst du im Fersensitz das Meditationskissen auch zwischen die Knie nehmen. Auf diese Weise ist dein Rücken ebenfalls aufgerichtet, und deine Knie sind vom Gewicht des Körpers entlastet. Knie und Gesäß bilden im Kontakt mit dem Boden ein stabiles Fundament, das den Oberkörper gut ausbalanciert tragen kann. (Wenn es für dich angenehmer ist, kannst du auch auf einem Hocker oder Stuhl sitzen.)

Diese aufrechte Position deines Oberkörpers ist für die weitere Meditation sinnvoll. Wie zu jedem anderen Zeitpunkt sind dein Befinden, deine Energie und dein Bewusstsein eng mit der Position und Haltung deines Körpers verbunden. Die entspannte Aufrichtung unterstützt deine Konzentration und Wachheit.

Die Hände kannst du auf den Oberschenkeln oder in deinem Schoß ablegen. Im Fersensitz kannst du aus deinen Handflächen eine kleine Schale bilden, die Daumen berühren sich leicht. Experimentiere etwas und du wirst bald herausfinden, welche Haltung dich am besten unterstützt.

8. Drehen des Rumpfes

Aufrecht sitzend, legst du nun deine linke Hand auf dein rechtes Knie, den rechten Arm hinter den Rücken und drehst dich weit über deine rechte Schulter nach hinten. So verweilst du für einige Atemzüge. Anschließend wechselst du die Seite und bleibst für die gleiche Zeit in der entgegengesetzten Drehung. Mit dieser Übung mobilisierst du den Rücken und massierst die Bauchmuskulatur.

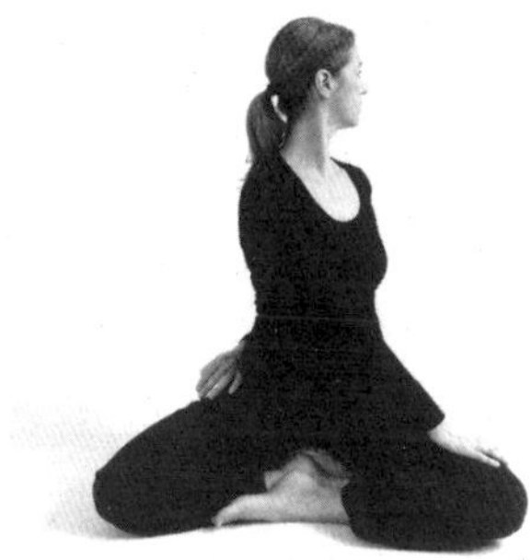

9. Kopf seitlich und nach vorne

Ohne die Schultern mitzubewegen, lässt du mit der Ausatmung dein linkes Ohr in Richtung der linken Schulter sinken. Mit der darauffolgenden Einatmung richtest du deinen Kopf wieder auf. Anschließend neigst du ihn ausatmend in Richtung der rechten Schulter und bringst ihn einatmend zurück in die Mitte. Auf diese Weise pendelst du einige Male achtsam hin und her.

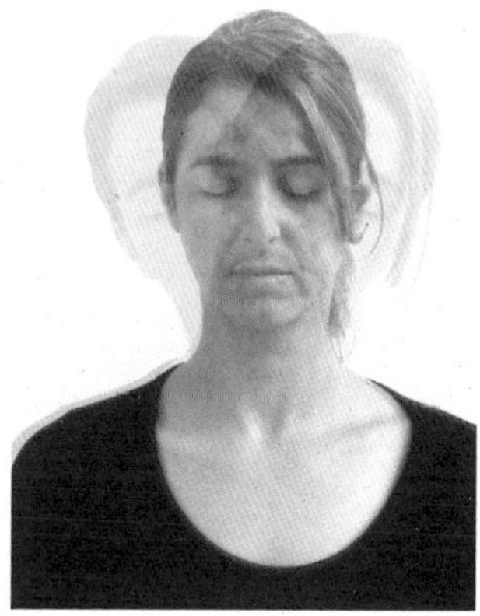

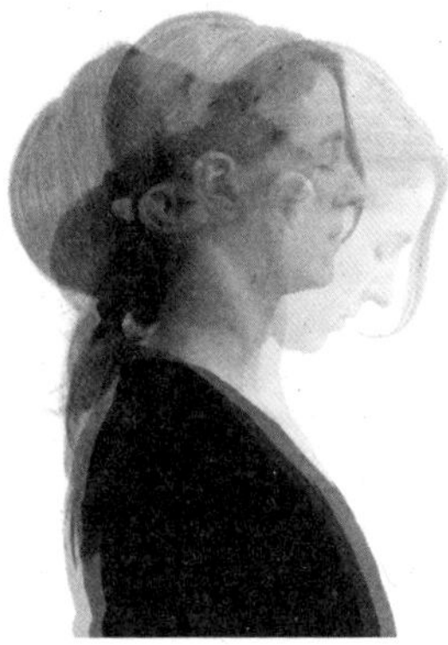

Nun bringst du dein Kinn mit der Ausatmung nach vorne an die Brust. Der Rücken bleibt dabei aufgerichtet. Mit der Einatmung richtest du deinen Kopf auf und lässt ihn etwas nach hinten sinken, streckst das Kinn nach vorne und oben. Auch hier pendelst du zwischen den Positionen einige Male sanft hin und her.

In diesem letzten Abschnitt der körperorientierten Bewusstseinsübungen dehnst du den obersten Abschnitt deiner Wirbelsäule und öffnest den Übergang vom Körper zum Kopf und seinen Funktionen.

Bei allen Körperübungen gilt selbstverständlich, dass du potenzielle physische Einschränkungen berücksichtigst und jeweils eine Variante wählst, die für dich leicht und stabil ist.

TEIL II: INNERE WELTEN

Im zweiten Teil laden wir unsere Aufmerksamkeit dazu ein, sich subtileren Erfahrungsebenen anzuvertrauen. Im Hatha-Yoga, dem tantrischen Buddhismus und der traditionellen chinesischen Medizin wird im Wesentlichen mit sieben feinstofflichen Zentren des Körpers gearbeitet.

Diese Zentren stehen jeweils für einen essenziellen Ausdruck des menschlichen Seins, wie im Kapitel über die Chakren beschrieben. Nachfolgend werden wir mit drei dieser Zentren arbeiten. In dieser Praxis verbindet uns jedes von ihnen mit einem anderen Bereich: der körperlichen Ebene, der emotionalen Ebene und der geistigen Ebene. Das siebte Chakra, das alle Ebenen integriert, entspricht der offenen Weite der stillen Meditation – dem letzten Teil dieser Praxis.

Wichtig ist, dass du dich bei dieser Arbeit wohlfühlst und den Eindruck hast, dass dich die Qualitäten deiner Neuen Gestalt unterstützen und nähren. Es kann sein, dass in der Meditation auch andere Bilder, Gedanken, Erinnerungen oder Ähnliches auftauchen. Wenn du das Gefühl hast, dass diese Qualitäten deine Neue Gestalt unterstützen, kannst du ihnen folgen. Wenn hingegen eine Erfahrung unangenehm oder überflutend wirkt, öffne deine Augen und komme auf diese Weise zurück in die unmittelbare Realität deiner Atmung, deines Körpers und der Umgebung.

1. Svadhishthana – die Ebene des Bauches

Schließe die Augen und richte deine Aufmerksamkeit auf die Ebene des Bauches. Sein Zentrum liegt etwa fünf Finger unterhalb des Nabels. Die rhythmisch pulsierenden Wellen der Atmung öffnen und durchströmen diesen Ort unablässig. Wenn es angenehm ist, kannst du hier deine Hände auflegen und dich weiter in diesen Raum hineinsinken lassen.

Verbinde jetzt deinen gesamten Körper mit den drei Körper-Qualitäten deiner Neuen Gestalt. Wiederhole diese Eigenschaften laut oder in Gedanken und spüre ihrer Wirkung nach. Verweile hier für etwa ein bis fünf Minuten.

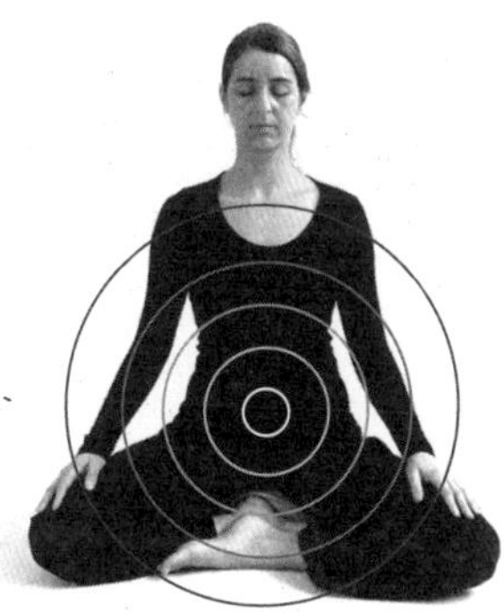

2. Anahata – die Ebene des Herzens

Nun wandere mit deiner Aufmerksamkeit langsam durch die Mitte des Körpers hinauf, bis zur Ebene deines Herzens. Lass dich auf die freundliche, annehmende Weite dieses

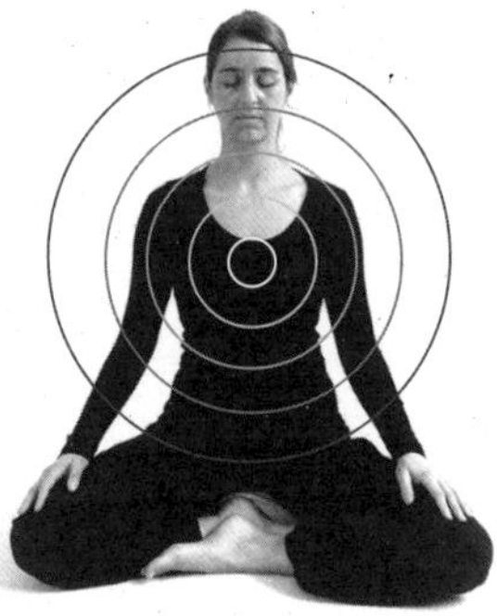

Raumes ein. Auch hier kannst du zur Unterstützung deine Handflächen auflegen. Ihre wärmende Erdung erleichtert einen angenehmen und tiefen Kontakt. Lasse diese Berührung sich wie ein feines, unsichtbares Lächeln ausdehnen.

Nun verbinde dich wie zuvor, aber mit den emotionalen Qualitäten deiner Neuen Gestalt. Spüre ihrer inneren Wirkung nach. Verweile ein weiteres Mal für ein bis fünf Minuten.

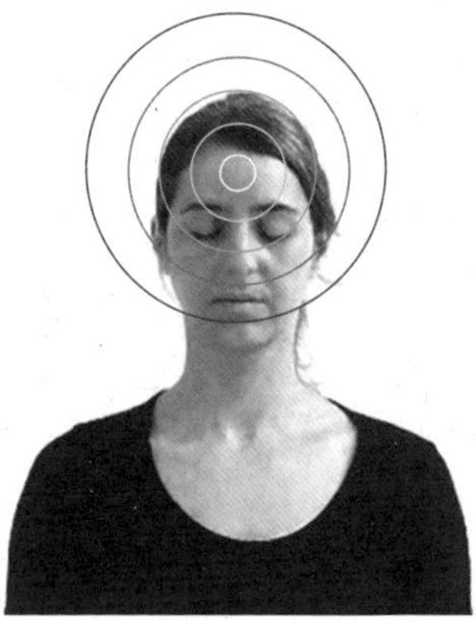

3. Ajna – die Ebene des Geistes

Wandere mit deiner Aufmerksamkeit im Körper hinauf und sammle sie an dem Punkt, der sich einen Fingerbreit oberhalb der Augenbrauen befindet. Lass dich ein auf diesen Ort konzentrierten, klaren Bewusstseins.

Verbinde dich hier mit den geistigen Eigenschaften deiner Neuen Gestalt. Verweile erneut für etwa ein bis fünf Minuten.

TEIL III: STILLE MEDITATION

Zunächst haben wir unser Vertrauen auf der Ebene des Körpers genährt, anschließend haben wir uns mit den Qualitäten der Neuen Gestalt verbunden. Im dritten und letzten Teil integrieren wir die vorangegangenen Erfahrungen, lösen uns von ihnen und gehen über sie hinaus.

Erlaube dafür deiner Aufmerksamkeit, vom Punkt zwischen den Augenbrauen zurück auf die Ebene deines Herzens zu sinken. Lasse dich ein weiteres Mal auf die freundliche, annehmende Weite dieses Raumes ein.

Dehne diese Weite über deinen gesamten Körper aus, so weit, bis er vollkommen von ihr erfüllt, vollständig von ihr umgeben ist. Zurück bleibt eine achtsame, annehmende Atmung – atmende Annahme.

Löse dich von den einzelnen Qualitäten deiner Neuen Gestalt und verbinde dich stattdessen mit der Summe ihrer Eigenschaften, ihrer Stimmung, deinem *Bhava*.

Solltest deine Gedanken abschweifen, kehre zum *Bhava* zurück. Fällt es dir schwer, im *Bhava* zu verweilen, kehre zu den einzelnen Qualitäten zurück.

Es gibt für diesen abschließenden Teil der Meditation verschiedene Methoden, dich mit den Qualitäten deiner Neuen Gestalt zu verbinden. Mit der Zeit wirst du erkennen, welche dich am besten unterstützen. Zu den Methoden gehören:

1. **Vikhara (lautes Wiederholen):** Wiederhole jede Qualität deiner Neuen Gestalt ruhig, klar, laut und deutlich. Spüre der Wirkung jedes Wortes nach.
2. **Upamshu (Flüstern):** Wiederhole flüsternd die Qualitäten deines *Bhava*. Spüre, welche Wirkung von jedem Wort ausgeht.
3. **Madhyama (geistige Wiederholung):** Wiederhole jede einzelne Qualität im Geist. Bleibe konzentriert und versuche dich von keinem anderen Gedanken unterbrechen zu lassen. Verbinde jede geistige Wiederholung mit einem Atemzug.
4. **Prashanti (Energie und Bedeutung):** Wiederhole wie bei *Madhyama* die Qualitäten im Geist. Lasse dich dabei vollständig auf die emotionale Wirkung ihrer Eigenschaft ein. Halte die Erfahrung so lange wie möglich im Bewusstsein. Spüre ihr nach. Verbinde die Wirkung jedes *Bhava* mit deinem Atem.
5. **Para (reine Stille):** Trenne dich von den einzelnen Qualitäten, tauche in die Stille ihrer gemeinsamen Wirkung ein und gehe über sie hinaus. Lass deinen ganzen Körper von der Erfahrung des ungeteilten Selbst durchdringen.

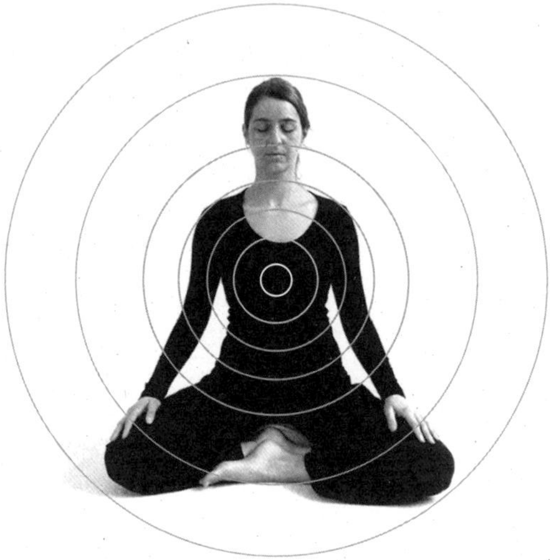

Diese fünf Schritte können auch hintereinander als ein Übungsablauf verstanden werden, wobei sich die Wahrnehmung immer weiter verfeinert, immer subtiler wird. Entscheide, wie viele Wiederholungen unterstützend für dich sind. Die Anzahl der Wiederholungen kann sich dabei von Ebene zu Ebene unterscheiden.

Du kannst dich auch für eine der Methoden (1–4) entscheiden. Wähle dann die Technik, welche dich am intensivsten mit der Wirkung deines *Bhava* verbindet, ohne dass du die Konzentration verlierst. Schließe jede Meditation mit *Para*, der reinen Stille, ab.

Betrachte diese Meditationsanleitung als eine Einladung zur Selbsterforschung. Versuche, ihr mit Interesse und Vertrauen zu folgen. Behalte Offenheit und Unterscheidungsfähigkeit jenseits des Zweifels und passe deine Praxis an, wie es für dich hilfreich und stimmig ist.

Fazit

Das Ziel von Meditation ist kein Zustand. Was wir in ihr entwickeln, sind die prozesshaften Qualitäten von Annahme, Achtsamkeit und Hingabe. Sie wirken weit über den Zeitraum der Übung hinaus und haben das Potenzial, einen tiefen Einfluss auf unser Leben auszuüben. Ein solches »Mit-uns-Fühlen« ist nicht egoistisch. Vielmehr ist es die Grundlage, um auch mit anderen fühlen zu können. Durch diese Fähigkeit werden wir zunehmend von dem Zwang befreit, narzisstische und egozentrierte Reaktionen ausagieren zu müssen.

Wenn wir uns unseren Gefühlen, Gedanken und Bedürfnissen mitfühlend und achtsam hingeben, werden sie zu einer heilsamen Grundlage aller Aspekte des Lebens. Es ist das Vertrauen in diese Qualität, die uns trägt und geborgen hält.

ÜBUNG

Selbst-Massage

Dauer: ca. 5–10 Minuten

Ort: ein ruhiger, geschützter Raum

Die Selbst-Massage ist eine weitere gute Möglichkeit, uns mit den Qualitäten der Neuen Gestalt zu verbinden. Sie basiert auf dem Umstand, dass Erinnerung, sinnliches Erleben und Gefühle miteinander in enger Beziehung stehen. Wenn wir sie bewusst verknüpfen, wird diese Verbindung auch auf neuronaler Ebene effektiv gebahnt. Zugleich üben wir mit der Massage einen achtsamen, einfühlsamen und verständnisvollen Umgang mit uns selbst. Wenn wir dabei erleben, dass wir uns selbst mit einer wohlwollenden, wertschätzenden Haltung begegnen, kann neues, tiefes Vertrauen entstehen. Es ist dieses Vertrauen, das die Tore unserer Seele öffnet, um sie mit Erfahrungen zu bereichern.

1. Fragen an dich selbst

- Wähle eine Ressource deiner Neuen Gestalt, mit der du dich noch tiefer verbinden möchtest.
- Frage dich:
  - »Welchen Satz kann ich zu mir selbst sagen, um mich mit dieser Qualität zu verbinden?«
  - »Welcher Satz hat (oder hätte) diese Qualität in meiner Kindheit stärken können?«
  - »Was hätte ich öfter hören müssen, um diese Qualität zu entwickeln?«

- Der »Ressourcensatz« sollte möglichst kurz und einfach sein. Formuliere den Satz so, dass er mit »Du …« beginnt, so als ob du angesprochen wirst. Oder finde eine Formulierung, die mit »Ich …« beginnt, so als ob du zu dir selber sprichst. Probiere beide Varianten aus und erforsche, welche Wirkung du deutlicher spürst. Lasse dir so lange Zeit, bis du spürst, dass der Satz für dich stimmt.

2. Die Massage

- Der zweite Teil besteht aus einer einfachen, leichten Selbst-Massage. Günstig ist es, wenn du dabei auf einem Stuhl sitzt. Finde eine bequeme Position.
- Beginne mit der Massage, wo es dir angenehm ist. Gehe von hier langsam weiter und beziehe allmählich deinen gesamten Körper ein: Füße, Beine, Becken, Bauch, Brust, Hände, Arme und Kopf. Berühre dich sanft und liebevoll, achtsam und annehmend.
- Sage dir während der Massage deinen Ressourcensatz. Sprich ihn hörbar aus und erforsche, wie er klingen muss, damit er sich gut und wahrhaftig anfühlt. Massiere den Satz achtsam in deinen Körper ein. Das kann ein sanftes Streichen oder ein angenehmes, leichtes Kneten sein.

3. Das Nachspüren

- Beende die Übung, indem du deine Hände auf die Ebene deines Herzens legst. Damit erdest du die Erfahrung auf der Ebene deines Körpers und verbindest sie mit Selbst-Annahme und -Zuwendung.
- Bleib einen Augenblick sitzen und lasse die Wirkung der Übung in dir nachklingen.

Das innere Kind und die Alte Gestalt

Das Konzept des inneren Kindes wurde ursprünglich von John Bradshaw, Erika Chopich und Margaret Paul entwickelt. Heute steht es allgemein für Gefühle, Erinnerungen und Erfahrungen, die uns mit der eigenen Kindheit verbinden.

Ein wichtiges Element dieses Modells ist die Möglichkeit, Abstand von regressiven Anteilen und ihren Reaktionsmustern zu gewinnen. Der so entstehenden Distanz folgt aber keine Zurückweisung oder Abwertung. Erst aus der bewussten Differenzierung zwischen kindlichem und erwachsenem Selbst erwächst die Gelegenheit für eine warme, verständnisvolle und kompetente Begleitung der kindlichen Bedürfnisse. Nicht selten geht es dabei um Qualitäten wie Trost, Nähe, Sicherheit, Aufmerksamkeit, Bestätigung, Wertschätzung und Zuwendung. Aber auch um das Bedürfnis nach Kreativität, Wildheit und unserer lebendigen, lustbetonten und sinnlichen Freude.

Das Konzept des inneren Kindes ist mit dem Modell der Alten Gestalt in vielen Punkten verwandt. Auch die Alte Gestalt braucht eine warme, mitfühlende Annahme und Unterstützung anstelle von Zurückweisung, Beurteilung und Korrektur. Wenn eine alte, biografisch bedingte Angst auftaucht, geht es nicht darum, sie zu beseitigen. Viel wichtiger ist die Frage, was wir brauchen, um in der Lage zu sein, unsere Bedürfnisse trotz dieser Angst zu vertreten. Diese Haltung ermöglicht einen Perspektivwechsel: weg von der Blockade, hin zu der Ressource und Unterstützung.

Heute wie damals braucht unsere kindliche Angst eine liebevolle Begleitung. Erst in dieser Hinwendung kann sie erkennen »Ich bin O.K., wie ich bin!« und zugleich »Ich bin nicht hilflos – ich bin nicht allein«. Diese Annahme ist der Boden für neues, selbstbewusstes Vertrauen. Unsere Neue Gestalt ist der Vater und die Mutter, die uns früher gefehlt haben.

Aber nicht immer ist es leicht, unsere kindlichen, bedürftigen Anteile zu begleiten, ohne im Sog ihrer kraftvollen Welt verloren zu gehen. Bei der folgenden Übung geht es darum, diese liebevolle, stabile Annahme zu lernen. Die Neue Gestalt ist ein guter Anker. Gerade ihre körperlichen Aspekte helfen, mit unseren erwachsenen Ressourcen in Verbindung zu bleiben.

ÜBUNG

Das innere Kind (unsere Alte Gestalt) begleiten

Dauer: 5–10 Minuten
Material: die Karten mit der Sammlung von Gefühlen, Empfindungen und Geisteszuständen; optional: Stift und Zettel/Tagebuch zum Notieren von Erfahrungen und Einsichten
Ort: ein ruhiger, geschützter Raum

1. Verbindung mit der Neuen Gestalt

- Komme in einen möglichst bequemen und stabilen Sitz für die *Bhavana* mit deiner Neuen Gestalt. Wenn du dich in der Praxis mit ihren Eigenschaften noch nicht sicher fühlst, kannst du von jeder der Ebenen (Empfindung, Gefühle, Geisteszustände) eine Qualität wählen, zu der dir der Zugang am leichtesten fällt. Dann verbinde dich mit diesen Qualitäten und verweile so für einige Augenblicke.

2. Erdung in der Neuen Gestalt

- Wenn du mit den verletzten Anteilen des inneren Kindes arbeitest, ist es wichtig, dass du dich möglichst gut in den erwachsenen Ressourcen deiner Neuen Gestalt geerdet fühlst. Wie wir bereits gesehen haben, können wir diese Verbindung besonders effektiv über unseren Körper herstellen, insbesondere über die Atmung und Haltung des Körpers.
- Frage dich: »Wie atmet meine Neue Gestalt? Wie verändert sich meine Haltung in Verbindung mit der Neuen Gestalt?«
- Richte dich so ein, bis du dich ganz in deiner Kraft fühlst. Tauche mit jedem Atemzug etwas tiefer in diese Erfahrung, und verweile auch hier für einige Augenblicke.

3. Einladen des inneren Kindes

- Jetzt geht es darum, uns in den Erfahrungsraum des inneren Kindes zu öffnen. In der Regel gelingt das schon mit einfachen Fragen, die uns in der eigenen Bedürftigkeit ansprechen. Probiere aus, was sich passend und hilfreich anfühlt.
- Frage dein inneres Kind: »Wie geht es dir? Was brauchst du? Kann ich etwas für dich tun?«
- Beobachte deine emotionale Resonanz. Nicht selten meldet sich ein Anteil, der getröstet werden möchte, der sich ohnmächtig, nicht gesehen, überfordert, alleingelassen oder verletzt fühlt. Genauso können auch unbefriedigte Bedürfnisse aufsteigen, ein Wunsch nach Erholung, Inspiration, Zuwendung, Halt oder Liebe.
- Achte darauf, dass du nicht in eine Identifikation mit diesem Erleben gerätst. Verbinde dich immer wieder mit den erwachsenen Qualitäten deiner Neuen Gestalt, ohne die Bedürfnisse des inneren Kindes beiseite zu schieben.

4. Begleiten mit der Neuen Gestalt

- Spüre nach, ob es einen Ort in deinem Körper gibt, an dem du die Präsenz des inneren Kindes etwas deutlicher wahrnehmen kannst. Das kann dein Herz-Raum sein, dein Bauch, aber auch jeder andere Bereich deines Körpers.

- Gehe ganz in die entstehende Erfahrung. Lege deine Hände annehmend und fürsorglich auf diesen Ort. Wenn du keine körperliche Zuordnung wahrnimmst, spüre nach, ob es stimmig ist, deine Hände auf die Brust und das Herz zu legen. Der Kontakt mit dem Körper ist für das Erleben von Fürsorge, Geborgenheit, Schutz und Zuwendung von besonderer Bedeutung.
- Horche nun freundlich und interessiert in dich hinein, und versuche das Bedürfnis des inneren Kindes zu verstehen. Dann sag zu ihm in deinen Worten: »Ich verspreche, für dich da zu sein! Ich vergesse nicht, was du brauchst, und werde für deine Bedürfnisse sorgen. Ich sehe dich, du bist nicht allein!«
- Sprich mit dem kindlichen Anteil ganz aus deiner Verbindung mit der Neuen Gestalt. Je stabiler du in dieser Verbindung sein kannst, umso besser kann sich der kindliche Anteil beruhigen. In der warmen Zuwendung fühlt er sich nicht länger als eine Belastung, allein und verlassen, sondern gesehen, angenommen und beschützt.

Fazit

Die Übung mit dem inneren Kind erleichtert es, seine Anteile auch im Alltag zu erkennen. So können wir uns aus der infantilen Identifikation mit ihm lösen, ohne die entsprechenden Gefühle ausagieren zu müssen. Unsere Aufgabe ist es, die dahinterstehenden Bedürfnisse zu erkennen, anzunehmen und gegenüber der Umwelt zu vertreten.

Dazu wird auch immer wieder gehören, dass wir sein Anliegen respektvoll regulieren. Zugleich kann sich das lebendige, kreative Potenzial des inneren Kindes erst in Verbindung mit den erwachsenen Ressourcen der Neuen Gestalt vollständig entfalten. Auf diese Weise wird es unser Leben wesentlich bereichern.

Embodiment:
Die Verkörperung der Neuen Gestalt

»Wenn dir auf großen Versammlungen, Festen oder inmitten von Leuten, mit denen du dich nicht vertraut fühlst, die Hände manchmal ungelenk an den Enden der Arme herabhängen – wenn du nicht weißt, wohin damit, und dich die Traurigkeit überwältigt, die mit der Erkenntnis der Fremdheit des eigenen Körpers kommt – so, weil deine Hände sich an eine Zeit erinnern, da die Kluft zwischen Körper und Geist, Hirn und Herz, dem, was innen, und dem, was außen ist, sehr viel kleiner war.«

NICOLE KRAUSS, *Die Geschichte der Liebe*

Wir wissen, dass sich der Ausdruck unseres Körpers und das psychische Befinden dynamisch gegenseitig beeinflussen. Dieser Mechanismus wirkt in zwei Richtungen. Auf der einen Seite haben Gefühle einen starken Einfluss auf unseren Organismus, seine äußere Haltung, den Muskeltonus, die Bewegungsmuster und den Atem. Wenn wir uns niedergeschlagen fühlen, ist der Rücken müde und gebeugt, die Schultern hängen nach unten, die Stimme wird kraftlos, der Atem flach. Diese psycho-somatische Synchronisation passiert umgehend, automatisch und unbewusst.

Gleichzeitig hat auch der Ausdruck unseres Körpers einen starken Einfluss auf unsere Psyche, die Emotionen, den Geist und die Handlungsbereitschaft. Wenn wir uns aufrichten, erleben wir uns viel eher stark, selbstbewusst, lebensfroh und klar. So können wir über den Körper verschiedene Gefühle aufrufen und verstärken, aber auch wieder verlassen und neutralisieren. Besonders in der Arbeit mit der Neuen und Alten Gestalt ist die Wechselwirkung zwischen *Citta* und Körper von großer Bedeutung.

Wie wir im Kapitel über die Chakren gesehen haben, bietet uns dieses Modell eine wohlstrukturierte Ordnung grundlegender Ausdrucksmöglichkeiten. Für die Verkörperung von Gefühlen sind die folgenden fünf Bereiche besonders geeignet:

1. **Tönen (Vishuddha Chakra):** die Arbeit mit der Stimme und dem verbalen Ausdruck.
2. **Laden (Manipura Chakra):** der Atem als Brücke zwischen Emotion und Bewusstsein.
3. **Bewegen (Svadhishthana Chakra):** die Verbindung zwischen innerem Bewegtsein und äußerer Bewegung.
4. **Formen (Muladhara Chakra):** die Verbindung zwischen innerer und körperlicher Haltung.
5. **Integration (Sahasrara Chakra):** die Verbindung von innerem Erleben und äußerem Ausdruck zu einer ganzheitlichen Erfahrung.

Die Verkörperung – das Embodiment – der Neuen Gestalt ist einfach zu erlernen und in vielen Lebenssituation anwendbar. Zugleich wird ihr Einfluss dadurch unmittelbar erfahrbar und effektiv in der Wirkung.

ÜBUNG

Die Neue Gestalt verkörpern

Dauer: ca. 10–20 Minuten
Voraussetzung: Erfahrungen mit den Qualitäten der Neuen Gestalt
Ort: ein ruhiger, geschützter Raum; genügend Platz für einige Schritte

1. Die Auswahl der Qualitäten

- Wenn du Erfahrung mit deiner Neuen Gestalt gesammelt hast, ist es möglich, mit der gesamten Stimmung deines *Bhavas* zu arbeiten. Wenn dir dieser Zustand leicht verloren geht, wähle von jeder Ebene (Körper, Emotion, Geist) eine Qualität aus, mit der dir die Verbindung am leichtesten fällt.
- Als Beispiel seien hier Stabilität (Körper), Selbstbewusstsein (Emotion) und Klarheit (Geist) gewählt.

2. Formen: Die Verbindung zwischen innerer und körperlicher Haltung

- Wenn du dich entschieden hast, mit welchen Qualitäten du arbeiten möchtest, verbinde dich, so wie du es in der *Bhavana*-Meditation gelernt hast, mit ihren Eigenschaften.
- Stelle dir nun folgende Fragen und lasse dich von ihnen leiten: »Wie ist die Haltung meiner Neuen Gestalt? Was ist eine stabile, klare und selbstbewusste Haltung? Wenn ich mich mit meiner Neuen Gestalt verbinde, wie formt sie meinen Körper? Wie erlebe ich sie in meinem Rücken? Wie hält sie meinen Kopf? Wie formt sie meine Schultern?«
- Kannst du dich der Haltung deiner Neuen Gestalt anvertrauen? Welche Veränderungen nimmst du in dir wahr? Spüre einen Augenblick nach und integriere die Erfahrung.

3. Bewegen: Die Verbindung zwischen innerem Bewegtsein und äußerer Bewegung

- Bringe nun die Haltung der Neuen Gestalt in Bewegung. Stelle dir dazu folgende Fragen und lasse dich von ihnen leiten: »Wie bewegt mich meine Neue Gestalt? Wie fühlt sich eine stabile, selbstbewusste und klare Bewegung an? Wie ist der Gang meiner Neuen Gestalt? Wie ist die Verbindung meiner Schritte zum Boden? Wie gut bin ich in meinem Körper zentriert? Wie viel Spannung bringt die Neue Gestalt in meine Bewegung? Wie entspannt bewegt mich die Neue Gestalt? Wenn die Neue Gestalt einen Arm hebt, um jemanden zu grüßen, wie macht sie das? Wie schnell und dynamisch oder langsam und gelassen bewegt sie sich?«
- Kannst du dich der Bewegung deiner Neuen Gestalt anvertrauen? Welche Veränderungen nimmst du in dir wahr? Spüre einen Augenblick nach und integriere die Erfahrung.

4. Laden: Der Atem als Brücke zwischen Emotion und Bewusstsein

- Richte jetzt deine Aufmerksamkeit auf die Atmung und verbinde sie mit den Qualitäten deiner Neuen Gestalt. Stelle dir folgende Fragen und lasse dich von ihnen leiten: »Wie atmet meine Neue Gestalt? Wie fühlt sich ein stabiler, klarer und selbstbewusster Atem an? In welche Atemräume fließt er? Auf welche Weise bewegt dieser Atem meinen Körper? Verändert sich mit der Atmung der Neuen Gestalt meine Kraft und Energie? Wie erlebe ich diese Energie in mir? Möchte ich die Energie in Bewegung umsetzen?«
- Kannst du dich dem Atem deiner Neuen Gestalt hingeben? Welche Veränderungen nimmst du in dir wahr? Spüre einen Augenblick nach und integriere die Erfahrung.

5. Tönen: Die Arbeit mit der Stimme und dem verbalen Ausdruck

- Zuletzt verbinden wir die Neue Gestalt mit dem Ausdruck unserer Stimme. Stelle dir dazu folgende Fragen und lasse dich von ihnen leiten: »Wie klingt eine stabile, selbstbewusste und klare Stimme? Gibt es einen Unterschied in ihrer Höhe oder Tiefe? Gibt es einen Satz, den ich aus der Verbindung mit meiner Neuen Gestalt aussprechen möchte? Wie lautet er? Gibt es eine Geste oder Bewegung, die diesen Satz unterstreicht?«

- Probiere, spiele und experimentiere mit dem Satz so lange, bis er inhaltlich, formal und stimmlich stabil, selbstbewusst und klar klingt. Kannst du dich diesem Ausdruck deiner Neuen Gestalt anvertrauen? Spüre einen Augenblick nach und integriere die Erfahrung.

6. Erdung im Alltag: Neue Gestalt »to go«

- Im letzten Schritt geht es darum, das Embodiment der Neuen Gestalt im Alltag zu erden. Mit jeder Wiederholung transformieren wir unsere innere Ausrichtung in materielle, synaptische Verbindungen.
- Nimm die Neue Gestalt dazu überall hin mit und bringe sie in einen achtsamen, annehmenden Selbstkontakt: Wie kauft die Neue Gestalt ein? Wie schiebt sie den Einkaufswagen? Wie legt sie etwas in den Wagen? Wie kommuniziert sie an der Kasse? Was sagt sie? Wie sagt sie es? Mit welcher Stimme sagt sie es? Es ist eindrucksvoll, wie sehr sich unsere Erfahrung verändert, wenn wir uns den Eigenschaften der Neuen Gestalt anvertrauen!
- Noch stärker ist der Effekt, wenn wir vor einer Herausforderung ihre Eigenschaften gezielt in uns wachrufen. Dabei kann es beispielsweise um ein unangenehmes Telefonat gehen oder um eine schwierige Begegnung, in der wir uns und unsere Bedürfnisse vertreten müssen. Wenn möglich, nimm dir zuvor einen Augenblick Zeit, verbinde dich mit deiner Neuen Gestalt und kehre auch während der Situation immer wieder in ihre Erfahrung zurück.
- Das Tor zur Neuen Gestalt kann jedes einzelne Element ihres Ausdrucks sein: der Atem, ihre Haltung, die Stimme, eine Bewegung oder eine kleine Geste. Je mehr wir uns übend mit ihr vertraut machen, umso leichter können wir diese Tore nutzen, um in ihre gesamte Erfahrung einzutreten.

ÜBUNG

Asanas in der Neuen Gestalt

Dauer: 5–10 Minuten
Material: bequeme Kleidung, Yogamatte, Decke und Kissen;
je nach Neigung: ruhige, begleitende Musik
Ort: ein ruhiger, geschützter Raum

Häufig laden wir die Teilnehmer*innen dazu ein, sich in eine unterstützende Affirmation – »Fühlst du die öffnende Weite deiner Atmung?«, »Spüre in die Stabilität der Haltung« oder »Vertraue in die Intelligenz deines Körpers« – zu öffnen. Auf diese Weise haben wir die Möglichkeit, eine entstehende Wirkung ins Bewusstsein zu heben, um sie als einen Teil von uns anzunehmen. Auch das gehört zum Embodiment.

Immer wenn wir Ressourcen in ein *Asana* integrieren, kann sich die Erfahrung in der Haltung verkörpern und von hier zurück in die Psyche wirken. Wir stehen nicht nur stabil, sondern wir *fühlen* uns stabil, wir sammeln uns nicht mehr, sondern *sind* zentriert etc. Entsprechend gestärkt, ruhig, frei, offen, entspannt und klar kommen wir dann aus dem Unterricht und können die Erfahrung in den Alltag übertragen.

Heute wissen wir, dass besonders die Kombination von unterschiedlichen Aufgabenfeldern wie Balance, Kraft, Koordination, Emotion, Vorstellung und Konzentration die Bildung der beteiligten Synapsen gegenseitig verstärkt und intensiviert. Auf diese Weise wird die Körperarbeit des Yoga zu einem Feld der Persönlichkeitsentwicklung.

In dieser Übung geht es darum, wie wir einzelne *Asanas* mit Eigenschaften verbinden können, um die entsprechende Qualität in uns zu stabilisieren. Dafür können wir eine Position wählen, die die Qualität für uns repräsentiert: Das *Asana* »Held« könnte etwa Mut für uns darstellen. Wir können »Mut« aber auch mit ganz verschiedenen *Asanas* kombinieren oder anstelle einer einzelnen Qualität mit dem gesamten *Bhava* der Neuen Gestalt arbeiten. Entscheidend ist unser Bedürfnis und ob wir die gewählte Ausrichtung in uns halten können. In diesem Beispiel kombiniere ich Selbst-Vertrauen und die »Katze« *(Cakravakasana)*.

1. Einstimmung und Meditation

- Begib dich in einen stabilen und zugleich bequemen Sitz für eine kurze Kontemplation.
- Suche nach einer für dich passenden Formulierung mit folgendem Inhalt: »Ich habe Selbst-Vertrauen in mir.« »Ich kenne Selbst-Vertrauen in mir.« »Ich erlebe immer wieder Selbst-Vertrauen.« Es ist wichtig, dass du den Satz so anpasst, dass er für dich stimmt und du seiner Aussage glauben kannst.
- Wenn es dir schwerfällt, einen Zugang zu dieser Qualität zu finden, erinnere dich an eine Situation, in der du mit deinem Selbst-Vertrauen verbunden warst. Rufe das Gefühl in dir wach, und spüre ihm nach.
- Wenn es dir weiterhin schwerfällt, Zugang zu dieser Qualität zu bekommen, kannst du dir auch eine Person vorstellen, die von Selbstvertrauen erfüllt ist. Frage dich: »Wie fühlt sich diese Person?« Spüre der Antwort in dir nach.
- Nun verbinde deinen Körper mit dieser Erfahrung: Wo in dir erlebst du diese Qualität? Wo hat sie ihr Zuhause? Lasse die Qualität des Vertrauens sich von dort in dir ausdehnen. Nutze deinen Atem, tauche in dein Erleben ein und verweile hier für einige Augenblicke.

2. Asana-Praxis

- Komme nun in den Vierfüßlerstand. Achte darauf, dass deine Hände etwa unter den Schultern stehen und die Knie unter deinen Hüftgelenken. Probiere aus, bis du dich sicher und wohl in dieser Haltung fühlst. Spüre die Verbindung mit dem Boden. Realisiere diese Stabilität als einen Teil von dir. Vertraue in deine Stabilität.
- Wenn du dich ausreichend angekommen fühlst, kippe dein Becken mit der Ausatmung leicht nach vorne und wölbe, der Bewegung folgend, deine Wirbelsäule zu einem Katzenbuckel nach oben. Beginne beim Steißbein und fahre Wirbel für Wirbel bis zum Nacken fort. Lasse zuletzt den Kopf sanft nach unten sinken. Bleibe während dieser Bewegung mit deinem Selbst-Vertrauen in Verbindung.
- Kippe nun mit der Einatmung dein Becken langsam nach hinten und folge dieser Bewegung, Wirbel für Wirbel, bis sich der Rücken nach unten wölbt. Ganz

von selbst öffnet sich die Brust nach vorne und der Kopf hebt sich nach oben. Spüre in die Weite deines Oberkörpers, die Tiefe deiner Atmung und die Kraft, die von beiden ausgeht.

- Kehre jetzt zur vorherigen Haltung zurück. Fahre mit der Bewegung achtsam, im Rhythmus deines Atems fort. Vertraue dich der entstehenden Dynamik vollkommen an. Tauche ein in die pulsierende Kompetenz deines Körpers und gestatte der Qualität des Selbst-Vertrauens, sich weiter in dir auszubreiten.
- Wenn du möchtest, kannst du beim Kopfheben die »Katze« mit dem »Löwen« verbinden: Öffne den Mund, strecke die Zunge heraus, atme tönend aus und blicke mit einem wachen Blick in den Raum.

3. Abschluss

- Lass dich zuletzt in die Stellung des Kindes sinken und ruhe etwas aus. Rolle dich anschließend in den Fersensitz nach oben auf. Spüre der Wirkung der Übung für einige Augenblicke nach.

Der *Bhava*, hier das Selbst-Vertrauen, ist ein Meditationsobjekt wie der Atem bei *Anapanasati*, einer buddhistischen *Vipassana*-Technik, oder wie das Licht einer Kerze, der Punkt zwischen den Augenbrauen oder ein Mantra.

Wenn sich Fühlen und Denken verbinden, beginnt *Dhyana*, die Meditation. Durch die Versenkung in das Meditationsobjekt gehen wir über das Getrenntsein von dem jeweiligen Objekt hinaus und der Geist öffnet sich in die Erfahrung selbst: »Ich *bin* Atem, ich *bin* Licht, ich *bin* Bewusstsein, ich *bin* Selbst-Vertrauen.« Patanjali beschreibt das im Yogasutra wie folgt:

> *»Es werden Erkenntnisse über Themen gewonnen,*
> *die nicht über Schlussfolgerungen oder Quellwissen*
> *zu erschließen sind« (Sriram 2006).*
>
> YOGASUTRA 1.49

Die fünf Fragen: Aufbruch in die Freiheit

In den letzten Kapiteln haben wir uns mit dem Ressourcenmodell in der integrativen Yogapsychologie beschäftigt, der Neuen Gestalt. Ob in der *Bhavana*-Meditation, Körperarbeit oder Selbst-Befragung: Die vorgestellten Übungen ermöglichen es, die verborgenen, blockierten Selbst-Anteile zu erkennen, um mit ihnen vertraut zu werden. Wenn wir sie mehr und mehr integrieren, kann unser eigenes Wesen *(Svabhava)* wieder in den Vordergrund treten und der eigene Weg *(Svadharma)* erscheint.

Parallel haben wir gesehen, wie wichtig es ist, dass wir uns auch die Anteile der Alten Gestalt *(Samskara)* bewusst machen. Erst im Gewahrsein ihres Einflusses können wir biografisch bedingte, bisher automatisierte Vermeidungsenergien regulieren.

Dabei funktioniert das Modell der Neuen und Alten Gestalt wie eine persönliche Karte (MAP) der ganzeitlichen Orientierung (MAP Sensing). Mit ihrer Hilfe findet das Selbst in seine ursprüngliche, natürliche Kraft zurück, bis seine Ausrichtung gegenwärtig, spontan, dynamisch und Selbst-verständlich wird. Das Mitgefühl verbindet das innere Selbst mit dem Selbst der uns umgebenden Welt und ermöglicht ihre gegenseitige Integration.

Orientierung auf dem Weg

Der folgende Abschnitt führt in eine weitere, eher prozesshafte Orientierung der inneren Arbeit. Die fünf Fragen sind keine Übung, sondern bieten eine Struktur, mit deren Hilfe wir unsere Bedürfnisse und Impulse im Prozess der Selbsterforschung wahrnehmen und zum Ausdruck bringen können, ohne dabei den Fokus zu verlieren. Das kann beim Üben von *Asanas* hilfreich sein, aber auch in der freien Erkundung des jeweiligen Befindens.

Es geht um ein phänomenologisches Begleiten: Wir gehen weder voraus, noch geben wir vor, wie etwas sein soll, sondern interessieren uns für das, was gerade ist, hier und jetzt. Wenn wir im Hatha-Yoga mit dem Körper arbeiten, mit Atem, Haltung oder unterschiedlichen Bewegungsabläufen, helfen uns die fünf Fragen, im Kontakt mit unserem authentischen Selbst zu bleiben und seinen freien Ausdruck zu unterstützen.

In der integrativen Yogapsychologie geht es nicht um richtig oder falsch, sondern um die Frage: »Wie geht es mir? Möchte ich hier bleiben? Will ich etwas verändern?« Wir orientieren uns an der organischen Freiheit des eigenen Selbst, die in der achtsamen, mitfühlenden Verbindung zur äußeren Welt entsteht.

Die Dynamik unseres Selbst können wir als innere Bedürfnisse erleben. Wie wir bereits gesehen haben, kann diese Bedürfnisenergie individuelle Bedürfnisse vertreten, aber auch kollektive, soziale, ökologische und spirituelle. Letztendlich ist sie ein Regulativ der dynamischen Balance des kosmischen Seins. Entsprechend ist die phänomenologische Arbeitsweise ein Ausdruck unserer Wertschätzung und Annahme gegenüber dem Selbst in seiner prozesshaften Gegenwart.

Es ist ganz gleich, ob wir Yogalehrer*innen, Yogaschüler*innen oder Klient*innen einer yogapsychologischen Praxis sind. Immer wenn wir uns von alten Mustern befreien wollen, ist es wichtig, Fragen stellen zu können, in uns hineinzuhören, zu untersuchen und vielleicht auch

Fehler machen zu dürfen, um dann am Ende ganz eigene, individuelle Antworten zu finden.

Diese Bedeutung betont Patanjali, indem cr den Begriff »*Anusasana*«, das, was auf Erfahrung beruht, ganz an den Beginn seines Yogasutra stellt:

> *»Jetzt folgt eine Einführung in Yoga, die auf Erfahrung beruht« (Sriram 2006).*
>
> YOGASUTRA 1.1

DIE FÜNF FRAGEN

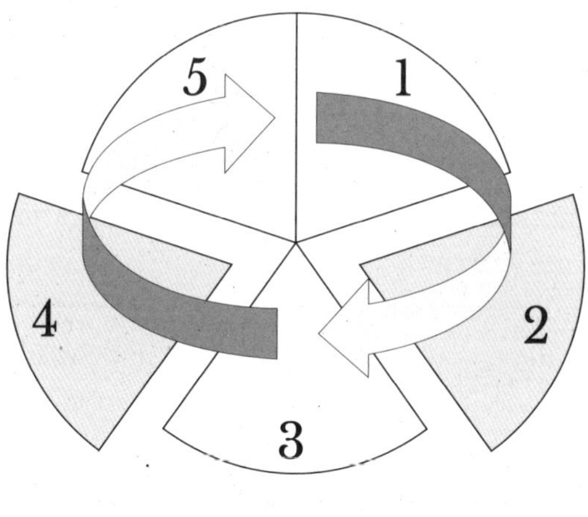

ABBILDUNG 16

Der Zyklus der fünf Fragen

1. Die Hier-und-Jetzt-Frage: »Welches Erleben steht gerade im Vordergrund?«

Die erste Frage zielt ab auf ***Drashta:*** *Beobachter*in.*

Das Yogasutra beginnt mit dem Wort *Atha*, »jetzt«. Auch die erste der fünf Fragen ermöglicht ein achtsames, annehmendes Ankommen im gegenwärtigen Augenblick. Dabei geht es nicht um eine Bewertung der Situation. Vielmehr ermöglicht sie ein offenes, interessiertes Erforschen.

Zum Zeugenbewusstsein gehört auch das Mitgefühl, ganz gleich ob es sich nach innen oder außen richtet. Erst wenn wir auch die emotionale Dimension miteinbeziehen, können wir unser Erleben vollständig erfassen: »Wie geht es mir gerade? Wie erlebe ich meinen Körper? Gibt es ein Gefühl oder eine Stimmung, die jetzt gerade im Vordergrund steht? Kann ich sie benennen? Wie erlebe ich meinen Geist? Gibt es Bilder oder Gedanken, die sich aufdrängen?«

2. Die Kontextfrage: »Welche Beziehung habe ich zu dieser Erfahrung?«

Die zweite Frage zielt ab auf ***Svadhyaya:*** *Selbsterforschung, zu mir gehörig.*

Diese Frage fokussiert sich auf die Bedeutung und den Kontext der aktuellen Erfahrung und untersucht, ob biografische Erlebnisse unsere gegenwärtige Wahrnehmung einfärben oder verändern. Im psychotherapeutischen Rahmen bietet diese Frage eine Gelegenheit, unbewusst auftauchende Perspektiven aufzudecken und durchzuarbeiten, um sich über den so entstehenden Abstand von ihren verzerrenden Einflüssen befreien zu lernen.

Aber auch in der eigenen Praxis können wir mit dieser Frage üben, die Einflüsse unserer Alten Gestalt wahrzunehmen. Wenn wir uns an ihren Ursprung erinnern, lösen wir den Handlungsimpuls von der gegenwärtigen Erfahrung und wirken der Identifikation mit ihr, *Samyoga*, entgegen: »Kenne ich diese Stimmung oder das Körpergefühl aus einem anderen Zusammenhang? Taucht es vielleicht sogar regelmäßig auf und beeinflusst gegenwärtige Situationen, ohne zu ihnen zu passen? Weiß ich, woher die Neigung zu dieser Stimmung oder Wahrnehmung stammt?«

3. Die Explorationsfrage: »Tut mir das gut?«

Die dritte Frage zielt ab auf ***Viveka:*** *Untersuchung, Unterscheidung.*

Erst wenn wir biografische Einflüsse erkannt und aussortiert haben, können wir frei entscheiden, ob uns eine gegenwärtige Erfahrung guttut, sie uns blockiert oder uns schadet. Auf der einen Seite ist es notwendig, dass wir uns dabei von eigenen Erwartungen distanzieren, um offen, neu und gegenwärtig in eine Situation hineinspüren zu können. Gleichzeitig geht es darum, nicht die Erwartungen anderer befriedigen zu wollen und damit einem alten, kindlichen Anpassungsmuster zu folgen. Beide Perspektiven trennen uns vom Erleben des Selbst.

Die offene, bewusste Einsicht, ob uns etwas bekommt, uns fördert oder beeinträchtigt, ist der Ausgangspunkt für erwachsene Eigenverantwortung und prozesshaftes Wachstum: »Fühle ich mich wohl in dieser Position oder Situation? Ist es mir möglich, mich für einen Augenblick von allen Erwartungen zu befreien?«

4. Die Impulsfrage: »Gibt es eine Veränderung, die ich versuchen möchte?«

Die vierte Frage zielt ab auf ***Sankalpa:*** *Wunsch, Verlangen, Wille, Vorsatz.*

Während die zweite Frage uns aus den unbewussten Fesseln der Vergangenheit löst, öffnet uns Frage vier in eine vorwärtsgewandte, gestaltende und kreative Dynamik. Der Wunsch, das Verlangen oder der Wille, die in dem Begriff *Sankalpa* zusammengefasst werden, sind zuständig für die Entwicklung der Energie, die wir für den Prozess einer Veränderung benötigen. Wenn aber der Glaube an unsere Gestaltungsfreiheit immer wieder oder sehr massiv frustriert wird, werden wir irgendwann aufhören, die eigenen Bedürfnisse wahrzunehmen.

So lädt uns die vierte Frage dazu ein, den Wusch nach einer Veränderung bewusst wahr- und anzunehmen. Dabei spielt es keine Rolle, ob uns dieses Bedürfnis als eine Vision erscheint, als ein körperlicher Impuls oder ein Gefühl, das uns bewegen möchte. Wenn wir uns die dabei entstehende Annäherungsenergie erlauben, erleben wir sie immer als lustvoll und belebend.

Frage dich: »Kann ich den Impuls zu einer Veränderung in mir wahrnehmen? Welches Bedürfnis steht hinter diesem Impuls? Kann ich dieses Bedürfnis benennen? Wo in meinem Körper kann ich das Bedürfnis wahrnehmen? Spüre ich die mit ihm entstehende Energie? Kannst ich die Energie zulassen, sie sich ausbreiten lassen?«

5. Die Handlungsfrage: »Kann ich mich diesem Handlungs- oder Bewegungsimpuls anvertrauen?«

Die fünfte Frage zielt ab auf ***Kriya:*** *Ausführung, Handlung, Aktivität.*

Wenn wir unsere Bedürfnisse als einen Ausdruck von unserem eigenen Wesen *(Svabhava)* verstehen, wird ihre Ausführung zu unserem Weg *(Svadharma).* Andernfalls verraten wir das prozesshafte Selbst. Die innere Erlaubnis, unsere Bedürfnisse in der Welt zu verkörpern, ist eng mit dem eigenen Selbst-Wert verbunden.

Die fünfte Frage ist eine Einladung, sich dem eigenen Selbst-Wert anzuvertrauen *(Shraddha)* und sich der entstehenden Dynamik hinzugeben *(Pranidhana).* Eine weiterführende Frage, die auf das Ressourcenmodell der Neuen Gestalt verweist, lautet: »Was brauche ich, um mich meinem Bewegungs- oder Handlungsimpuls anvertrauen zu können?«

Frage dich: »Wie wäre es, mich meinem Bedürfnis oder Bewegungsimpuls anzuvertrauen? Ist die Vorstellung angenehm oder entsteht ein Widerstand? Kann ich den Widerstand benennen? Kann ich ihn in meinem Körper wahrnehmen? Was würde mir helfen, meinem Bedürfnis zu folgen? Kann ich mich mit diesen unterstützenden Eigenschaften verbinden und dem Impuls anvertrauen?«

Mit dem Abschluss der fünften Frage »Kann ich mich diesem Handlungs- oder Bewegungsimpuls anvertrauen?« können wir wieder zum Anfang zurückkehren und uns die erste Frage stellen: »Welches Erleben steht gerade im Vordergrund?« Auf diese Weise ergibt sich ein Kreislauf, der der Prozesshaftigkeit unseres Lebens entspricht und seinen andauernden Veränderungen gerecht wird.

Der Zyklus der fünf Fragen ist themenunabhängig gestaltet und kann ganz unterschiedliche Übungsprozesse begleiten. Intention und Aufbau führen immer in den gegenwärtigen Augenblick und vertiefen sein Erleben und Verstehen.

Das gilt auch für die Fragen zwei und vier, die sich mit der Vergangenheit und Zukunft befassen. Die Distanzierung von verklärenden Einflüssen der Vergangenheit in Frage zwei ist eine wichtige Voraussetzung für die Verbindung mit der gegenwärtigen Realität. Frage vier nach dem Wunsch für Veränderungen verbindet uns mit der Wahrnehmung der gegenwärtigen Bedürfnisse.

Im Zentrum aller Fragen steht immer die Einladung, sich dem eigenen Selbst, seinen Impulsen und der organischen Intelligenz unseres Körpers anzuvertrauen.

Yoga entlang der fünf Fragen

Wenn wir uns im Yoga-Unterricht an den fünf Fragen orientieren, wird die Praxis automatisch von einer erweiterten Achtsamkeit und Selbst-Annahme begleitet. Dabei geht es nicht um eine perfekte Ausführung der verschiedenen *Asanas*, sondern um das individuelle Einfühlen, Einrichten und Ankommen.

Einige Yogalehrer*innen legen sehr großen Wert auf die anatomisch »richtige« Ausführung der Übungen. So antwortete der Leiter einer Berliner Yogaschule folgendermaßen auf die Frage, was zu tun sei, wenn sich eine Übung für eine Schüler*in fremd und falsch anfühle: »Schüler*innen haben sich oft über lange Zeit Fehlstellungen angewöhnt. Das ist der Grund, warum sich die Fehlstellung vertraut und richtig anfühlt. Wir als Lehrer wissen um die objektiv angemessene Haltung.«

Natürlich geht es darum, aus welcher Perspektive wir schauen und was das Unterrichtsziel ist. Aber selbst bei einem orthopädischen oder therapeutischen Yoga halte ich es für wichtig, Haltungsalternativen anzubieten und nicht vorzuschreiben. Wenn wir uns als ein ganzheitliches System verstehen, sind auch körperliche »Fehlhaltungen« die Folge von Anpassungsprozessen. Eine nachhaltige Aufrichtung, egal ob psychisch oder körperlich, gelingt nur aus der Würdigung unserer eigenen Erfahrung, Unterscheidung und freien Wahl.

Yoga steht nicht selten in der Tradition unantastbarer Autorität. In der yogapsychologisch orientierten Arbeit ist es selbstverständlich, dass wir Schüler*innen und Klient*innen immer auf Augenhöhe und mit Respekt vor ihrer individuellen Wahrnehmung begleiten.

Ein Thema, das in der Öffentlichkeit regelmäßig kritisch besprochen wird, sind Verletzungen, die sich Teilnehmer*innen im Rahmen des Yoga-Unterrichts zugezogen haben. Sogenannte »Sportverletzungen«, auch wenn sie bei der *Asana*-Praxis entstehen, haben immer mit Formen von Grenzüberschreitung zu tun. Entweder überschreiten Lehrer*innen die »Leistungs«-Grenzen ihrer Schüler*innen, indem sie übermäßig fordern. Oder Schüler*innen ignorieren die Warnsignale des eigenen Körpers, um mit-halten zu können. Sich vergleichen und anstrengen, um gut genug zu sein, ist immer Ausdruck unserer Alten Gestalt: »So wie ich bin, bin ich nicht gut genug!«

Daher ist es wichtig, dass wir Grenzen nicht als Leistungs-Grenzen kommunizieren, an denen die Fähigkeit und damit auch der Wert einer Person endet. Grenzen beschreiben immer auch die Kontur unserer aktuellen Identität: »Hier fange ich an, hier höre ich auf.« Diese Grenzen können wir lernen wahrzunehmen, anzunehmen und zu erweitern – mit Respekt vor uns selbst und vor anderen. Hier können uns die fünf Fragen leiten.

Sich seiner selbst bewusst zu werden, ist die Grundlage von Selbstbewusstsein. Grenzen zu überspringen, verursacht dagegen Schmerz und den Kontaktverlust zu den eigenen Bedürfnissen und denen anderer.

Eine große Veränderung tritt ein, wenn wir unsere Perspektive beim Üben vom Sollen zum Dürfen verschieben. Schon mit der Erlaubnis können wir eine Wirkung beobachten: Das Nervensystem, unsere Muskulatur, der Atem und unser Geist entspannen sich in einem Gefühl weiter Freude. *Asanas*, die sich entlang der fünf Fragen entwickeln, sollen keine alte, »falsche« Haltung gegen eine neue, »richtige« ersetzen. Ziel ist vielmehr, dass sich unsere verfestigte Struktur wieder an ihre Spontaneität und Lebendigkeit erinnern darf.

Je freier wir uns in diesem Prozess ausdrücken dürfen, umso leichter lernen wir, uns an der eigenen Anatomie zu orientieren. Unsere psychische und körperliche Gesundheit organisiert sich immer um eine gemeinsame Mitte, die nach ihrer natürlichen, angemessenen Haltung strebt.

ÜBUNG

Von der Alten in die Neue Gestalt

Dauer: Gruppen und Einzelarbeit: 30–45 Minuten plus Reflexion;
als **Übungselement:** 5–10 Minuten
Material: die Karten mit der Sammlung von Gefühlen und Empfindungen
Ort: ein ruhiger, geschützter Raum

Diese Übung eignet sich vor allem für die Selbsterfahrung in Gruppen oder im Einzelsetting. Wer mit der Praxis bereits vertraut ist, kann sie als yogapsychologisches Element in die eigene Yogapraxis integrieren.

Die Übung arbeitet mit den oben vorgestellten fünf Fragen und zielt darauf ab, passende Körperhaltungen zu finden. Wenn eine passende Haltung gefunden worden ist, kehrt der Prozess bei Bedarf zur ersten Frage zurück.

TEIL I: DIE ARBEIT MIT DEN FÜNF FRAGEN

1. Frage: »Welches Gefühl, welche Stimmung steht gerade im Vordergrund?«

- In der ersten Frage geht es darum, die Aufmerksamkeit nach innen zu wenden und sich der eigenen Gefühle bewusst zu werden – nicht urteilend, sondern wahrnehmend und beschreibend.

- Oft ist diese Frage für Schüler*innen und Klient*innen nicht leicht zu beantworten. Eine gute Unterstützung bieten in diesem Fall die Begriffe aus dem Bogen »Gefühle«.
- Verkörperung des Gefühls:
  - Erkunde deine Erfahrung: Erlebst du dich eher zusammengezogen, klein und eng? Oder im Gegenteil gestreckt und erstarrt? Beginne deine Antwort mit: »Ich bin …«
  - Lass deine körperliche Haltung von deinem Gefühl gestalten.
  - Gibt es einen Satz, der dein Erleben in dieser Position beschreibt?

2. Frage: »Welche Beziehung habe ich zu dem Gefühl?«

- Hier geht es darum zu entdecken, in welcher Verbindung das Gefühl zur eigenen Biografie (oder zu einer aktuellen, kritischen Situation) steht. Versuche, das Gefühl und die entsprechende Haltung achtsam und verständnisvoll anzunehmen, ohne sie zu bewerten.
- Hintergrund:
  - Wie alt fühlst du dich in der eingenommenen Haltung?
  - Hast du eine eigene, persönliche Geschichte zu dem hier entstehenden Gefühl?
  - Gibt es ein Thema, das zu deinem Gefühl oder deinen Gefühlen passt?

- Biografische Ressource:
  - Kann es sein, dass dieses Gefühl/diese Haltung früher eine wichtige Funktion hatte? Welche war das?
- Trigger:
  - Durch welche Alltagssituationen werden diese Gefühle und ihre Verkörperung in dir leicht ausgelöst oder verstärkt?

3. Frage: »Tut mir das gut?«

- Häufig werden Gefühle als gut oder schlecht kategorisiert, ohne dass wir sie in ihrer jeweiligen Qualität erleben. Das Bewusstsein über die Wirkung eines Gefühls ist die Grundlage für freie Entscheidungen.
- Unterscheidung:
  - Erlebst du die Haltung als angenehm (beispielsweise unterstützend) oder unangenehm (beispielsweise einschränkend)? Möchtest du hierbleiben?

4. Frage: »Gibt es eine Veränderung, die ich versuchen möchte?«

- Mit dem Bewusstsein über unsere Impulse und Bedürfnisse können wir willentliche Entscheidung treffen und Verantwortung für unsere Situation übernehmen. Diese Fragen öffnen uns in das Feld der Eigenverantwortung und Handlungsfreiheit.
- Selbstbestimmung:
  - Wie fühlt es sich an, die Verantwortung für Veränderung zu haben? Kannst du der Erlaubnis für Selbst-bestimmte Veränderungen in dir Raum geben?
  - Kannst du einen körperlichen Bewegungsimpuls in dir wahrnehmen?
  - Was möchtest du tun?
- Blockaden:
  - Gibt es Gründe, die dich daran hindern, einen Wunsch nach Veränderung umzusetzen?
  - Wie lauten diese? Sind die Blockaden sehr stark, führen sie zurück zu Frage zwei.

5. Frage: »Kann ich mich meinem Handlungs- oder Bewegungsimpuls anvertrauen?«

- Die letzte Frage lädt uns dazu ein, die wahrgenommenen Bedürfnisse und ihre Energie in konkrete Handlung umzusetzen.
- Handlung:
  - Kannst du dich deinem Handlungsimpuls anvertrauen?

TEIL II: EXPLORATION DER VERÄNDERUNG

(entlang der Entwicklungsfelder)

- **Haltung:** Wie erlebst du dich in deinem Körper? Wie fühlst du dich geerdet? Hast du ausreichend Struktur, Sicherheit und Halt?
- **Bewegung:** Wie ist die Qualität deiner Bewegungen? Kannst du versuchen, aus der neuen Erfahrung durch den Raum zu gehen? Wie erlebst du deinen Gang? Wie erlebst du deine Balance?
- **Atmung:** Wie ist die Qualität deiner Atmung? Tief oder flach? In welche Körperräume fließt dein Atem? Kannst du eine Verbindung zwischen Atem und Energie erleben?
- **Emotion:** Wie bist du im Kontakt mit deiner Umwelt? Kannst du dich selbst spüren? Kannst du deine Umgebung spüren? Kannst du deine Gefühle benennen?
- **Stimme:** Wie ist die Qualität deiner Stimme? Kannst du aussprechen, wie es dir geht? Kannst du sagen, was du dir wünscht?
- **Augen:** Wie nimmst du den Raum um dich herum wahr? Kannst du in Augenkontakt zu anderen Personen gehen, ohne dich selbst zu verlieren? Hast du ein inneres Bild für das neue Erleben?
- **Integration:** Kannst du die Veränderung in eine ganzheitliche Erfahrung integrieren? Kannst du diese Erfahrung als zu dir gehörend, als einen Teil von dir annehmen?

Abschluss

Wenn du möchtest, kannst du die verschiedenen Inhalte zu einer gemeinsamen Stimmung *(Bhava)* verbinden und nachklingen lassen. Frage dich dazu: »Wie eng ist diese Erfahrung mit den Qualitäten meiner Neuen Gestalt verbunden?«

Pulsation zwischen den Ressourcen

Die vorangegangene Übung basiert auf der Einsicht, dass die Verkörperung unserer Alten Gestalt immer der Ausdruck einer alten, unflexiblen Schutzfunktion ist. In der Zeit ihrer Entstehung war sie eine notwendige Reaktion auf eine äußere Bedrohung durch Entwertung, Vereinnahmung, Zurückweisung, Verkennung oder andere Formen der Verletzung. Die Alte Gestalt ist Ausdruck unserer damaligen, vielleicht kindlichen Möglichkeiten. Daher ist sie ihrem Wesen nach eine Ressource. Es geht folglich nicht darum, die Inhalte der Alten Gestalt zu überwinden. Jeder Aspekt von ihr hat seine Berechtigung und ist ein wichtiges Ausdruckselement unseres Selbst.

Wir können forschend und würdigend fragen: Wofür ist dieser Aspekt hilfreich? So verkörpert beispielsweise das Engmachen, Zusammenziehen und Verschließen von uns selbst eine Möglichkeit des Rückzugs. Wie ein Gürteltier verringern wir in dieser Haltung unsere Angriffsfläche und schützen unseren weichen, verletzlichen Kern. Das kann sich gut anfühlen, sicher und geborgen. Wenn wir dieses Reaktionsmuster jedoch anwenden, wenn wir Kontakt, Trost oder Halt brauchen, werden wir uns wahrscheinlich isoliert, allein und hilflos fühlen, weil der gepanzerte Rückzug einen nährenden Kontakt ausschließt.

In der Arbeit mit der Alten und Neuen Gestalt geht es nicht darum, ein altes Reaktionsmuster durch ein neues zu ersetzen. Unser Problem ist selten das entsprechende Verhalten, sondern dass wir in ihm erstarren, uns auch dann immer zusammenrollen, wenn wir eigentlich Nähe suchen.

Das Ziel der folgenden Übung ist es, aus automatisierten Mustern zurück in eine ursprüngliche, lebendige und spontane Beweglichkeit zu finden.

ÜBUNG

Pulsation – aus der Starre in die Bewegung

Dauer: ca. 5–10 Minuten für die eigentliche Übung plus ca. 5 Minuten für die Reflektion
Material: die Karten mit der Sammlung von Gefühlen und Empfindungen
Ort: ein ruhiger, geschützter Raum

1. Verkörperung der Alten Gestalt oder eines belastenden Gefühls

Beginn

- Als Ausgangspunkt ist es hilfreich, eine stehende Position zu wählen. Von hier können wir unsere Haltung am leichtesten verändern und anpassen. Außerdem lädt das Stehen weniger zur Regression (dem Zurücksinken in ein kindliches Erleben) ein als bodennahe Positionen.

Einfühlung

- Nimm dir einen Augenblick Zeit und spüre in die Stimmung deiner Alten Gestalt oder in ein aktuell belastendes Gefühl.
- Wenn du möchtest, suche nach einer passenden Qualität auf dem Bogen mit der Sammlung von Gefühlen.

Verkörperung

- Suche nach der Verkörperung deiner Alten Gestalt oder des ausgewählten Gefühls und nimm seine Haltung ein.
- Probiere aus, bis diese Position deiner Stimmung entspricht.

Ressource

- Löse dich nun, so gut es geht, von dem Gefühl. Spüre in deinen Körper und betrachte den Ausdruck der Haltung.
- Versuche, die Ressource dieser Haltung zu verstehen: Wofür ist sie gut oder war es einmal? Übertreibe die Haltung um etwa 5 Prozent.

2. Den Impuls zu einer Gegenbewegung suchen

Impuls

- Spüre nach: Wie oder wohin möchte sich dein Körper bewegen?
- Lass die Bewegung zu und folge ihr.

Achtsames Beobachten

- Welche Bewegung wählt dein Körper? Wie wird die Bewegung von deinem Atem begleitet? Was machen deine Arme und Hände? Wohin geht dein Blick?
- Beobachte möglichst genau. Ende mit der Bewegung erst, wenn sie dich in eine neue, gegenüberliegende Position geführt hat.

Bedürfnis

- Versuche zu verstehen, welches Bedürfnis die neue Position verkörpert: »Was tut mir hier gut?«
- Halte die neue Position, solange es angenehm ist.

3. Zwischen den beiden Positionen hin und her pulsieren

Pulsation

- Wenn du den Impuls verspürst, wechsle langsam und bewusst zurück in die Ausgangsposition eins.

Achtsame Beobachtung

- Beobachte den Übergang genau, bis du angekommen bist.
- Versuche dich mit der Ressource dieser Haltung zu verbinden. Frage dich: »Wofür ist diese Haltung gut?« (Ein Beispiel wäre »Schutz«.)
- Verweile so lange, bis ein neuer Bewegungsimpuls entsteht, und folge diesem wieder zurück in Position zwei, die bedürfnisorientierte, neue Haltung.
- Pulsiere auf diese Weise zwischen beiden Positionen, bis ein Bedürfnis nach Ruhe entsteht.

Die Übung hilft uns dabei, uns aus der Erstarrung somatischer Muster zu lösen. Indem wir Haltung und Bewegung von Bewertungen und Erwartungen entkoppeln, öffnet sich unser Körper in ein neues, gegenwärtiges Erleben. Die sich immer wiederholende Einladung, den aufkommenden Impulsen zu folgen, vertieft das Vertrauen in unsere eigene Kompetenz und führt von einem mechanischen Ich in unser spontanes, prozesshaftes Selbst.

Epilog

Zu Beginn dieses Buches erzählte ich von meiner damals dreijährigen Tochter und wie sie mich verblüffte, als sie selbstsicher auf drei farbige Engel zeigte. Warum konnte ich die Engel nicht sehen, obwohl einer von ihnen direkt auf meiner Schulter saß? Viele Jahre später, meine Tochter war längst eine erwachsene Frau, las ich bei Dara Horn eine Stelle, die einen schönen Hinweis zu dieser Frage gibt:

> *»Und da erklärte ihm seine Mutter, was mit den Menschen geschieht, die darauf warten, auf die Welt zu kommen.*
>
> *Bevor sie geboren werden, erklärte seine Mutter, gehen die Babys zur Schule. Nicht auf so eine wie Boris, sondern auf eine andere Art Schule, wo alle Engel sind. Sie lehren jedes Kind die Thora mitsamt allen Geheimnissen des Universums. Kurz vor der Geburt legt dann ein Engel dem Kind einen Finger auf die Oberlippe (…) und flüstert: ›Pscht … nicht weitersagen.‹ Und das Kind vergisst alles.*
>
> *›Warum soll es denn alles vergessen?‹, hatte Boris, noch mit ihrem Finger auf den Lippen, gefragt.*

Sie nahm ihre Hand weg und legte sie auf ihren Bauch. ›Damit es sein ganzes Leben lang Acht geben muss auf die Welt, auf alles, was darin passiert, um sich an all das zu erinnern, was es vergessen hat.‹«

DARA HORN, *Die kommende Welt*

Eines Tages, als ich selbst noch ein kleiner Junge war, saß ich mit meiner Familie beim Frühstück. Mein Vater arbeitete als Regisseur, reiste um die ganze Welt und war nur selten zu Hause. Wenn doch, dann ab dem späten Abend. Froh, endlich ausschlafen zu dürfen, kam er als Letzter, noch dazu im Schlafanzug – was er sonst tadelnd missbilligte – und setzte sich zu uns an den Tisch. Irgendetwas war anders. Ich prüfte seine Stimmung, die sehr unterschiedlich sein konnte. Besser, man wusste, woran man war. An diesem Morgen fand ich ihn zwar aufgekratzt, aber auch gut gelaunt.

Kaum hatte er sich gesetzt, platzte es aus ihm heraus: »Ich habe heute von der Weltformel geträumt. Alles passte zusammen, griff ineinander und ergab vollkommen Sinn! Ich war erfüllt von Klarheit und Freude. Dann bin ich aufgewacht und habe die Formel auf dem Weg ins Bad vergessen.« Mein Vater lachte über sich selbst, schenkte sich eine Tasse Kaffee ein und verlor nie wieder ein Wort darüber. Die Weltformel! Mein Vater hat sie gekannt, wenn auch nur für kurze Zeit. Dann hat der Engel ihm, noch auf dem Weg ins Bad, seinen Finger auf die Lippen gelegt.

Aber vielleicht geht es genau darum. Die Wirklichkeit ist wie auch die Freiheit und die Liebe, nichts, was wir uns denken und merken können. Wir müssen sie erleben, von Augenblick zu Augenblick, was auch immer sie für uns bereithalten.

»Du brauchst keine Angst zu haben«, hatte meine Tochter zu mir gesagt. »Wir alle sind beschützt.«

Du auch!

ANHANG

Verzeichnis der Übungen

Dank

Ich danke meinen Eltern, die es mir ermöglichten, in meine eigenen Farben hineinzuwachsen, meiner Frau, die mich bedingungslos annimmt und immer ein selbstbewusstes Gegenüber bleibt, für ihre Unterstützung und Begleitung, meiner Tochter, ihrer schönen Güte, Freude und Kraft, meinen Freunden, für die ich in den vergangenen Monaten so wenig Zeit hatte, meinem Bruder, auf den ich mich immer uneingeschränkt verlassen kann, meinen Klient*innen und Schüler*innen für ihr Vertrauen und den Prozess des gemeinsamen Lernens, meinem Lehrer David Boadella, dessen Forschung, Entwicklung und Haltung eine wesentliche Grundlage der integrativen Yogapsychologie bildet, Usha Swamy und dem Team des Arbor Verlags für ihre einfühlsame, professionelle Unterstützung, das unmittelbare Vertrauen in meine Arbeit und die Hingabe an das heilsam gestaltende Potenzial des Gegenwärtigen, Anna Trökes, die sich sofort bereitfand, ein Vorwort zu schreiben, für ihre mutige Transparenz und die beständige Einladung, sich vom Yoga durch die eigenen Tiefen und Untiefen begleiten zu lassen, dem Internationalen Institut für Biosynthese, IIBS, für seine freundliche Genehmigung, meinen Artikel über Mitgefühl, Achtsamkeit und Pulsation aus dem Magazin für Energie & Charakter in das Buch übernehmen zu dürfen, Jessica Fink und dem Deutschen Yoga-Forum, in dem ich seit Jahren die Perspektiven der integrativen Yogapsychologie veröffentlichen darf, Esther Friedmann und Eduard Meyer für die Bereitschaft, ihre Erinnerungen an die Berliner Jahre von David Bowie und Iggy Pop zu teilen.

Literaturverzeichnis

Baer, U.: *Kreative Leibtherapie. Das Lehrbuch*, Neukirchen-Vluyn 2012: Semnos.

Balsekar, R.: *Erleuchtende Gespräche*, Bielefeld 2010: Kamphausen.

Beck, A. T. et al.: *Kognitive Therapie der Depression*, Weinheim und Basel 1999: Beltz.

Beisser, A.: *Wozu brauche ich Flügel? Ein Gestalttherapeut betrachtet sein Leben als Gelähmter*, Wuppertal 1997: Peter Hammer.

Boadella, D.: *Befreite Lebensenergie. Einführung in die Biosynthese*, München 1991: Kösel.

Bowie, D.: »Blackout«, in: *Heroes*, RCA Records 1977.

Bowie, D.: *Stardust Interviews. Ein Leben in Gesprächen*, zusammengestellt von C. Künne und J. Noßacke, Zürich 2018: Kampa.

Bowie, D.: »What in the World«, in: *Low*, RCA Records 1977.

Bowlby, J.: *Trennung. Psychische Schäden als Folge der Trennung von Mutter und Kind*, Frankfurt/Main 1976: S. Fischer.

Branden, N.: *Die sechs Säulen des Selbstwertgefühls. Erfolgreich und zufrieden durch ein starkes Selbst*, München 2011: Piper.

Brantley, J.: *Der Angst den Schrecken nehmen. Achtsamkeit als Weg zur Befreiung von Ängsten*, Freiamt im Schwarzwald 2006: Arbor.

Buber, M.: *Der Weg des Menschen nach der chassidischen Lehre*, Gütersloh 2001: Gütersloher Verlagshaus.

Butollo, W.: »Integrative Therapie der Angst«, in: *Angst als Ressource und Störung*, hrsg. von F. M. Staemmler und R. Merten, S. 80–109, Paderborn 2003: Junfermann.

Donaldson, S. et al.: »Happiness, Excellence, and Optimal Human Functioning Revisited: Examining the Peer-Reviewed Literature Linked to Positive Psychology«, in: *Journal of Positive Psychology*, 10 (2015) 3, S. 185–195.

Eifert, G. H.; Forsyth, J. P.: *Akzeptanz- und Commitment-Therapie für Angststörungen. Ein praktischer Leitfaden zur Anwendung von Achtsamkeit, Akzeptanz und wertgeleiteten Verhaltensänderungsstrategien*, Tübingen 2009: DGVT.

Feldman, C.; Kornfield, J.: *Geschichten, die der Seele guttun*, Freiamt im Schwarzwald 2004: Arbor.

Feuerstein, G: *Die Yoga Tradition*, Wiggensbach 2008: Yoga Verlag.

Fischer, L: *Gandhi. Prophet der Gewaltlosigkeit*, München 1995: Heyne.

Franzkowiak, P.: »Gesundheits-Krankheits-Kontinuum«, in: *Bundeszentrale für gesundheitliche Aufklärung. Leitbegriffe der Gesundheitsförderung*, aktualisiert am 13. 6. 2018, unter: https://www.leitbegriffe.bzga.de/alphabetisches-verzeichnis/gesundheits-krankheits-kontinuum/ (Zugriff 7. 11. 2020).

Frick-Baer, G.: *Trauma – »Am schlimmsten ist das Alleinsein danach«. Sexuelle Gewalt – wie Menschen die Zeit danach erleben und was beim Heilen hilft*, Neukirchen-Vlyun 2013: Semnos.

Fried, E.: *Gründe*, Berlin 1998: Verlag Klaus Wagenbach.

Grawe, K.: *Neuropsychotherapie*. Bern 2004: Hogrefe.

Gemsemer, K.: »Transpersonale Aspekte der Gestalttherapie in der Psychosetherapie«, in: *Zeitschrift für Transpersonale Psychologie und Psychotherapie*, 1 (1997), S. 65–77.

Hosang, M.: *Eves Welt. Liebe in Zeiten des Klimawandels*, Hamburg 2008: Phänomen.

Iyengar, B. K. S.: *Der Urquell des Yoga. Die Yoga-Sutras des Patanjali – erschlossen für den Menschen von heute*, München 1995: O. W. Barth.

Johnson, S. M.: *Der Narzisstische Persönlichkeitsstil*, Köln 1988: Edition Humanistische Psychologie.

Johnson, S. M.: *Charaktertransformation. Erkennen, Verändern, Heilen*, Oldenburg 1990: Transform.

Jones, D.: *David Bowie. Ein Leben*, Reinbek 2018: Rowohlt.

Kast, V.: »Die Depression ist das Ende einer langen Anpassungsphase«, in: *Psychologie Heute Compact* 23 (2009), S. 11.

Keleman, S.: *Forme dein Selbst. Wie wir Erfahrungen verkörpern und umgestalten*, München 1994: Kösel.

Kluge, A.: *Die Macht der Gefühle*, Episodenfilm, BRD 1983.

Krauss, N.: *Die Geschichte der Liebe*, Reinbek bei Hamburg 2006: Rowohlt.

Krishnamurti, J.: *Das Notizbuch*, Frankfurt/Main 2002: Fischer.

Krishnamurti, J.: *Vollkommene Freiheit. Das große Krishnamurti-Buch*, Frankfurt/Main 102001: Fischer.

Levine, P.: *Sprache ohne Worte. Wie unser Körper Trauma verarbeitet und in die innere Balance zurückführt*, München 92011: Kösel.

Lowen, A.: *Depression. Unsere Zeitkrankheit, Ursachen und Wege der Heilung*, München 1979: Kösel.

Lowen, A.: *Körperausdruck und Persönlichkeit*, München 1981: Kösel.

Maharaj, N.: *Die ultimative Medizin*, Hamburg 2009: Noumenon.

Maharaj, N.: *Ich bin I*, Bielefeld 1996: Context.

Maharaj, N.: *Ich bin II*, Bielefeld 1997: Context.

Maharaj, N.: *Ich bin III*, Bielefeld 2003: Context.

Maharaj, N.: *Jenseits von Freiheit. Gespräche mit Sri Nisargadatta Maharaj*, Lohne 2009: Lotus Press.

Maharshi, R.: *Sei, was du bist! Ramana Maharshis Unterweisung über das Wesen der Wirklichkeit und den Pfad der Selbstgründung*, Bern 1995: O. W. Barth.

Maslow, A.: *Motivation und Persönlichkeit*. Olten 1977: Walter.

Rulofs, B. (Hrsg.): *»Safe Sport« – Schutz von Kindern und Jugendlichen im organisierten Sport in Deutschland: Erste Ergebnisse des Forschungsprojektes zur Analyse von Häufigkeiten, Formen, Präventions- und Interventionsmaßnahmen bei sexualisierter Gewalt*, Deutsche Sporthochschule Köln 2016, unter: https://www.leichtathletik.de/fileadmin/user_upload/09_Jugend/06_Sexualisierte_Gewalt/SafeSport-Ergebnisbericht_2016-Final.pdf (Zugriff 4. 1. 2021).

Samy, A.: *Zen. Erwachen zum ursprünglichen Gesicht*, Berlin 2002: Theseus.

Samy, A.: *Praxis und Dialog*, Heidelberg/Leimen 2007: Werner Kristkeitz.

Samy, A.: *Zen und Erleuchtung. Zwölf Meditationen eines Zen-Meisters*, Berlin 2005, Theseus.

Sivananda, S.: *Bhagavad Gita. Zwiesprache mit der Ewigkeit*, München 1998: Mangalam.

Sivananda, S.: »How to Cultivate Virtues und Eradicate Vice«, in: *Yoga Wiki 2008*, unter: https://wiki.yoga-vidya.de/Pratipaksha_Bhavana (Zugriff 20. 1. 2022).

Skuban, R.: *Die Psychologie des Yoga*, München 2014: Arkana.

Sriram, R.: *Patanjali – Das Yogasutra. Von der Erkenntnis zur Befreiung*, Bielefeld 2006: Theseus.

Suzuki, S.: *Seid wie reine Seide und scharfer Stahl. Das geistige Vermächtnis des großen Zen-Meisters*, München 2006: Heyne.

Suzuki, S.: *Zen-Geist Anfänger-Geist*. Freiburg im Breisgau 2009: Herder.

Unger C.; Hofman-Unger, K.: *Yoga und Psychologie. Persönliches Wachstum und Risiken auf dem Übungsweg – Ein Leitfaden für Übende*, Ahrensburg 1999: Verlag Ganzheitlich Leben.

Watts A.: *Das Tao der Philosophie*, Bielefeld 2003: Theseus.

Weil, S.: *Der andere Advent*, hrsg. von »Andere Zeiten e.V.«, Hamburg 2009.

Williams, T. et al.: *Der achtsame Weg durch die Depression*, Freiamt im Schwarzwald 2009: Arbor

Winnicott, D. W.: *Reifungsprozess und fördernde Umwelt. Studien zur Theorie der emotionalen Entwicklung*, Frankfurt/Main 1988: Psychosozial-Verlag.

Witthöft, M.: »Mitgefühl, Achtsamkeit und Pulsation (MAP)«, in: *Energie und Charakter*, 41 (2010) 34, S. 55–70.

Witthöft, M.: »Das Absolute und das Konkrete – Kleshas in der Entwicklungspsychologie«, in: *Deutsches Yoga-Forum*, 6 (2019), S. 14–17 (= Witthöft 2019a).

Witthöft, M.: »Wir sind einander – Yoga und Beziehung«, in: *Deutsches Yoga-Forum*, 5 (2019), S. 30–33 (= Witthöft 2019b).

Wolpert, L.: *Principles of Development*, Oxford, New York, Tokyo 1998: Oxford University Press.

Glossar

Abhinivesha, अभिनिविश Bei Patanjali der Lebensdrang, das Anklammern an das Leben, Furcht vor der Vernichtung. Wenn wir uns als Teil oder Fragment des Ganzen sehen, leben wir mit dem Wissen um unsere Vergänglichkeit. Denn nur das Ganze ist in unsterblicher, beständiger Erneuerung, während seine Teile entstehen und vergehen. Abhiniveśa ist die Angst vor dem Tod.

Abhyasa, अभ्यास Das beständige Üben, die anhaltende Beschäftigung mit einem Thema.

Agni, अग्नि Feuer, Gott des Feuers. Das Feuer-Element.

Ahamkara, अहंकार Der Ich-Macher, das persönliche Ich-Bewusstsein, Teil der psychischen Instanz (Antahkarana) in der Sankhya-Philosophie.

Ahimsa, अहिंसा Gewaltlosigkeit, Nichtverletzen in Gedanken, Wort und Tat. Die erste Qualität der Yamas, des ethischen Verhaltenskodex im Yogasutra.

Ajna Chakra, आज्ञाचक्र Im Yoga und Tantra das sechste der sieben feinstofflichen Energiezentren. Auch Stirn-Chakra oder drittes Auge genannt.

Ajnahata Chakra, »Herz-Geist-Chakra«. Dieser Fantasiebegriff ist eine augenzwinkernde Verbindung aus Ajna Chakra und Anahata Chakra und soll auf unser ganzheitliches Eingebundensein verweisen. Anspielung auf den im Buddhismus geläufigen Begriff des Herzgeists.

Anahata Chakra, अनाहतचक्र. »Chakra des nicht angeschlagenen Tones.« Im Yoga und Tantra das vierte der sieben feinstofflichen Energiezentren. Auch Herz-Chakra genannt.

Ananda, आनन्द Freude, Seligkeit und Wonne, die aus sich selbst heraus existiert und keinen äußeren Anlass benötigt.

Anapanasati, आनापानस्मृति Das Anapanasati Sutra ist eine Lehrrede des Buddhas über den bewussten Atem. Im Buddhismus steht Anapanasati für die Achtsamkeit beim Ein- und Ausatmen.

Antahkarana, अन्तःकरण In der Sankhya-Philosophie das innere Instrument, bestehend aus Manas (Denken, Fühlen), Buddhi (Vernunft, Intellekt, Wille), Chitta (Unterbewusstsein, Gedächtnis) und Ahankara (Ich-Bewusstsein, Ego, Identifikation).

Anusasana, अनुशासन Unterweisung und Lehre. Bei Sriram: Das, was auf Erfahrung beruht.

Aparigraha, अपरिग्रह Unbestechlich bleiben, Nichtbesitzenwollen, Nichtergreifen. Eine Qualität der Yamas, des ethischen Verhaltenskodex im Yogasutra.

Arati, आरती Ritual zur Nacht, Huldigung.

Aratrika, आराधन Was die Dunkelheit wegnimmt. Ritual zur Nacht, siehe Arati.

Arjuna, अर्जुन In der Bhagavadgita: Schüler Krishnas, von dem er in Form eines Dialogs seine spirituelle Lehre erhält.

Artha, अर्थ Wohlstand, Wohlergehen, Macht, Einfluss. Eines der vier Lebensziele oder Grundbedürfnisse (Purushartha) in den Veden.

Asana, आसन Körperstellung im Yoga. Ursprünglich: Sitz.

Ashram, आश्रम, Spirituelles Zentrum, Ort der spirituellen Praxis.

Ashtanga, अष्टाङ्ग Bei Patanjali: der achtgliedrige Pfad bestehend aus Yama, der zwischenmenschlichen Ethik, Niyama, der persönlichen Lebensführung, Asana, der Körperarbeit, Pranayama, der Atempraxis, Pratyahara, dem Rückzug der Sinne, Dharana, der Konzentration, Dhyana, der Meditation, und Samadhi, dem Überbewusstsein.

Asmita, अस्मिता Ich-heit, Ich-Verhaftung, Identifikation, das Ego. Einer der fünf Kleshas.

Asteya, अस्तेय Nichtstehlen. Eine Qualität der Yamas, des ethischen Verhaltenskodex im Yogasutra.

Atha, अथ Wörtlich: »jetzt«. So beginnt auch das Yogasutra mit »Atha yoga-anuśāsanam«. (»Jetzt folgt eine Einführung in das Yoga.«) Damit wird auf die zentrale Bedeutung des Gegenwärtigen verwiesen, wobei der Begriff zugleich Segen und Glück verheißt.

Atma Vichara, आत्मविचार Selbst-Erforschung. Die Praxis der beständigen Frage nach dem Selbst. Wer bin ich?

Atman, आत्मन् Hauch, Seele, Selbst. Das unvergängliche Selbst. Der verkörperte Aspekt des Absoluten, Brahman.

Avidya, अविद्या Nichtwissen, Unwissenheit, Verwechslung. Einer der fünf Kleshas.

Ayama, आयाम Dehnung, Ausdehnung, Kontrolle, Länge (zeitlich und räumlich).

Bhagawadgita, भगवद्गीता Gesang des Erhabenen. Teil des Mahabharata . Dialog zwischen Krishna und Arjuna. Einführung in verschiedene Yoga-Wege.

Bhakti-Yoga, भक्तियोग Bhakti: Liebe, Verehrung, Anbetung; meint die Hingabe zu Gott. Dies ist das Yoga der Emotionen. Jede Tat in Liebe zu vollbringen, führt den Bhakti-Yogi zur Selbsterkenntnis. Solche Liebe ist allumfassend und geht weit über die persönlichen Emotionen und Motive des Übenden hinaus.

Bhava, भाव Gewohnheitsmäßige Tendenzen oder Daseinsprozess aber auch: das Werden, Entstehen, Existenz, Vorhandensein, Zustand, Gemütszustand, Gemütsregung, Gefühl, Gesinnung, Meinung, Denkart, Seinszustand, Seinsebene, Seinskraft, das Gefühl der Liebe, Zuneigung, der Sitz der Gefühle, Herz, Gemüt, Wesen.

Bhavana, भावना Hervorbringen, zur Erscheinung bringen, Vorstellung, Konzentration. Meditation.

Bhogi, भोगिन् Ein Bhogi ist jemand, der Bhoga (genießen) übt. Im Tantra genießt der Bhogi die Welt, ihre Erscheinungen und geht mit ihr eine leidenschaftliche Liebesbeziehung ein. Diese Liebe öffnet ihn in das Selbst.

Bhukti Mukti, भुक्तिमुक्ति Befreiung durch Genuss. Dieser tantrische Weg steht dem weltabgewandten Yoga gegenüber und grenzt sich vor allem von der weltleugnenden Haltung des Advaita-Vedanta ab.

Brahma, ब्रह्मा Der Schöpfer. Gehört neben Vishnu, dem Erhalter, und Shiva, dem Zerstörer zur hinduistischen Trinität.

Brahmacarya, ब्रह्मचर्य Wandeln in Brahman. Häufig als Enthaltsamkeit, Keuschheit verwendet. Eine Qualität der Yamas, des ethischen Verhaltenskodex im Yogasutra.

Brahman, ब्रह्मन् Das Absolute, All-Eine, jenseits der Dualität.

Bramavihara, चत्वारो ब्रह्मविहारा Die vier himmlischen Verweilzustände im Buddhismus. Der Begriff wird im Buddhismus für die vier Tugenden liebende Güte (Maitri), Mitgefühl (Karuna), Mitfreude (Mudita) und Gleichmut (Upeksha) verwendet. Auch Patanjali hebt diese Qualitäten im Yogasutra hervor und empfiehlt diese als beständige Grundhaltung oder Meditationsübung (Brahmavihara-Bhavana).

Buddhi, बुद्धि Geist, Verstand, das Wissende, Vernunft. Das feinste Prinzip, welches aus Prakriti hervorgeht.

Cakravakasana, चक्रवाकासन Dynamisches Asana, das von der Vierfüßlerposition ausgeht.

Chakra, चक्र Rad, Kreis. Im Yoga: feinstoffliches Energiezentrum.

Cit, चित् Bewusstsein, Wahrnehmung.

Citta, चित्त Die Psyche mit den Funktionen Denken, Fühlen und Verhalten.

Cittavritti, चित्तवृत्ति Erregungswellen der Psyche.

Darshana, दर्शन Sehen, Wahrnehmen, Anblick.

Dharana, धारणा Konzentration.

Dharma, धर्म Recht, Gesetz, innere Aufgabe, Weg.

Dhyana, ध्यान Meditation, Kontemplation.

Drashta, द्रष्टृ Im Yogasutra der Seher, das sehende Selbst, der Zeuge.

Drishya, दृष्य Das Sichtbare, Gegenständliche, das Objekt.

Duhkha, दुःख Leid, Schmerz, Unglück, Kummer.

Dvesha, द्वेषः Blinde Abneigung oder Ablehnung. Einer der fünf Kleshas.

Guna, गुण Eigenschaften, Grundeigenschaften, aus denen sich Prakriti, die wahrnehmbare Welt zusammensetzt. So wie sich bei Sankhya der gesamte Kosmos aus den drei Gunas und ihren verschiedenen Eigenschaften zusammensetzt, besteht auch der Mensch aus diesen drei Elementen. Dabei sind die Qualitäten der Gunas weder gut noch schlecht, sondern haben ihre jeweils eigene Aufgabe und Berechtigung im dynamischen Gleichgewicht der Kräftc.

Ishvara, ईश्वर Das Göttliche.

Ishvarapranidhana, ईश्वरप्रणिधान Hingabe an das Göttliche, das Absolute.

Jnana, ज्ञान jñज्ञान Erkennen, Verstehen, Wissen.

Jnana-Yoga, ज्ञानयोग Das Yoga auf der Ebene unseres Geistes. Es führt über den Intellekt, das Studium und die Auseinandersetzung zu Urteilskraft und Unterscheidungsvermögen: Viveka. Diese Klarheit ist Voraussetzung, um das wahre Wesen, die Essenz aller Dinge zu erkennen.

Jnanendriyas, ज्ञानेन्द्रयि Die Erkenntnisorgane bestehend aus: hören, fühlen, sehen, schmecken, riechen.

Jyotismati, ज्योतिष्मिन्त् Besinnen auf das innere Licht.

Kaivalya, कैवल्य Freiheit, Alleinheit, Erlöstheit.

Kama, काम Sinnesbefriedigung, Wohlbefinden, Wunsch. Eines der vier Lebensziele oder Grundbedürfnisse (Purushartha) in den Veden.

Kapila, कपलि Begründer der Sankhya-Philosopie.

Karana, कारण, Bewegungsablauf, Bewegungsfolge.

Karma-Yoga, कर्मयोग Yoga der Handlung oder selbstlosen Handlung, Yoga auf der Ebene des Körpers. Im Karma-Yoga geht es darum, sein Leben entsprechend der eigenen Bestimmung zu leben, ohne sich mit den Ergebnissen dieser Handlung zu identifizieren.

Karmendriya, कर्मेन्द्रयि Die Handlungsorgane bestehend aus: sprechen, berühren/greifen, gehen/sich bewegen, sich fortpflanzen und ausscheiden.

Karuna, करुणा Mitgefühl, aktives Mitgefühl, Hilfsbereitschaft.

Kaya, काय Der Körper.

Klesha, क्लेश Die störenden Kräfte, Schmerz, Leid, Betrübnis. Im Yoga fünf Faktoren, die das Leid verursachen: Avidya, Asmita, Raga, Dvesha, Abhinivesha.

Kosha, कोश Hülle, Gefäß. Im Yoga: Energieschichten, die das Selbst umgeben.

Krishna, कृष्ण Hinduistischer Gott der Liebe, Freude und Weisheit. In der Bhagawadgita Lehrer von Arjuna.

Kriya, क्रिया Handlung, Ausführung, Tat.

Madhyama, मध्यमा Geistige Schwingungen. In der Meditation das gedankliche Wiederholen eines Begriffes oder Mantras.

Mahabharata, महाभारत Indisches Heldenepos. Enthält unter anderem die Bhagavadgita.

Mahabhuta, महाभूत Die fünf grobstofflichen Elemente: Äther (Akasha), Luft (Vayu), Wasser (Apha), Feuer (Agni), Erde (Prithivi).

Maitri, मैत्री Freundlichkeit, Freundschaft, Liebe, Güte.

Manas, मनस् Denkorgan, Geist, Bereich der Gedanken und Gefühle.

Manipura Chakra, मणपूरचक्र Im Yoga und Tantra das dritte der sieben feinstofflichen Energiezentren. Häufig dem Sonnengeflecht zugeordnet.

Mantra, मन्त्र Heilige Silbe (oder mehrere), kraftgeladenes Wort, Klangenergie, Gebetsformel.

Maya, माया Täuschung, Schein, Illusion.

Moksha, मोक्ष Befreiung, Erlösung (spirituell). Das höchste und letzte Ziel des Purushartha.

Mudita, मुदिता muditā f. Ermutigung, Freude.

Muladhara Chakra, मूलाधारचक्र Im Yoga und Tantra das erste der sieben feinstofflichen Energiezentren. »Mula« wörtlich Wurzel. Muladhara wird auch das Wurzel-Chakra genannt.

Nachiketa, नाचकित Protagonist der Katha-Upanishad.

Nadi, नाडी Kanal, Ader, Bahn. Im Yoga die Energiebahn, in der sich die Lebensenergie, Prana, bewegt.

Nirodha, निरोध Kontrollieren, halten, zur Ruhe bringen, Eindämmung.

Niyama, नियम Gebot, Regel. Die ethischen Verhaltensregeln für das Privatleben im Yogasutra.

Paksha, पक्ष Flügel, Schwinge, Hälfte; Pakshi = Vogel.

Para, परा Transzendente Ebene der Sprache oder ursprüngliche, unveränderliche Grundsubstanz aller Sprachen und reine Energie. Als potenzieller Klang entspricht Para Sabda-Brahman, der »göttlichen Schwingung«, die alles vereint.

Patanjali, पतञ्जलि Verfasser des Yogasutra. Vermutlich zwischen dem 2. Jh. v. Chr. und dem 4. Jh. n. Chr.

Prakriti, प्रकृति Natur, Urnatur, Stoff, Materie. Gemäß der Sankhya-Philosophie alles Wahrnehmbare. Der Ausdruck von Prakriti entsteht aus dem Zusammenspiel dreier fundamentaler Qualitäten, der Gunas. Ihnen liegen alle materiellen und psychischen Phänomene zugrunde: Sattva, das helle, leichte und heitere Prinzip, Rajas, das stimulierende, leidenschaftliche und bewegliche Prinzip, und Tamas, das unbewegliche, verbergende und stoffliche Prinzip. Aus dem Mischungsverhältnis dieser drei entfaltet sich die gesamte, für uns bekannte und unbekannte Welt.

Prana, प्राण Atem, Lebensatem, Lebenskraft, feinstoffliche Energie.

Pranayama, प्राणायाम Technik der Atemregulation im Yoga. Die Kontrolle (Ayama) des Atems (Prana).

Pranidhana, प्रणिधान Hingabe, Überantwortung.

Prasava, प्रसव Geburt, Entwicklung, Ausfaltung, das Hinausströmen der Elemente.

Prashanti, प्रशान्ति Zur Ruhe kommen, das Aufhören, höchster Friede.

Prati, प्रति Gegenüber von, dagegen.

Pratipaksha Bhavana, »Der gegenüberliegende Flügel« oder »die gegenüberliegende Seite«. Das bewusste Erzeugen gegenteiliger Gefühle.

Pratipaksha, प्रतिपक्ष Der andere Flügel, die gegenüberliegende Seite.

Pratiprasava, प्रतिप्रसव Gegenströmung, Zurückfluss. Die Wiedereinfaltung der Elemente.

Purusha, पुरुष Der oder das, was in uns wohnt, Mensch, Geist, reines Bewusstsein, das Urwesen. Gemäß der Sankhya-Philosophie das wahrnehmende Prinzip. Zusammen mit Prakriti, dem Wahrnehmbaren, die Ursache der Welt.

Purushartha, पुरुषार्थ Ziele (Artha) des Menschen (Purusha), auch Grundbedürfnisse.

Raga, राग Im Yogasutra einer der fünf Kleshas. Die blinde Zuneigung.

Rajas, रजस् Das Leidenschaftliche, Bewegte, Aktive. Einer der drei Gunas.

Raja-Yoga, राजयोग Das königliche Yoga. Das Yoga des Patanjali. Die Integration von Karma-, Bhakti- und Jnana-Yoga.

Sadhana, साधन Spirituelle Praxis.

Sahasrara Chakra, सहस्रारचक्र Sahasrara (tausend Speichen), Chakra (Rad). Im Yoga und Tantra das siebte der sieben feinstofflichen Energiezentren. Auch »Kronen-Chakra« genannt.

Samprajnata-Samadhi, सम्प्रज्ञातसमाधि Vollkommene Erkenntnis, erkenntnishafte Versenkung.

Samskara, संस्कार Aktivierende oder formende Kraft, Prägungen, Muster des Denkens, Fühlens und Verhaltens.

Samyama, संयोग Selbstbeherrschung, Sammlung. Bei Patanjali umfasst Samyama Konzentration (Dharana), Meditation (Dhyana) und das Überbewusstsein (Samadhi).

Samyoga, संयोग Identifikation. Anbindung des/der Wahrnehmenden an das Wahrgenommene.

Sankalpa, सङ्कल्प Wille, Wunsch, Verlangen, Vorsatz.

Sankhya, साङ्ख्य Bedeutendes indisches Philosophiesystem. Kosmische Evolutions- sowie spirituelle Befreiungslehre. Neben dem Buddhismus eine wichtige Grundlage für das Yogasutra.

Sankhya-Karika, सांख्यकारिका Quellentext der Sankhya-Philosophie.

Santosha, सन्तोष Zufriedenheit, Bescheidenheit, Schlichtheit. Einer der fünf Niyamas, der ethischen Verhaltensregeln für das Privatleben im Yogasutra.

Sat, सत् Sein, Wirklichkeit, Wahrheit. Ewiges und unbegrenztes Sein.

Sat-cit-ananda, सच्चिदानन्द Sein-Bewusstsein-Glückseligkeit. Grundaspekte des Absoluten im Vedanta.

Sattva, सत्त्व Reinheit, Bewusstsein, höchste Wahrheit. Einer der drei Gunas.

Satya, सत्य Wahrhaftigkeit, Wahrheit. Eine Qualität der Yamas, des ethischen Verhaltenskodex im Yogasutra.

Sauca, शौच Reinigung, Reinheit, Sauberkeit. Einer der fünf Niyamas, der ethischen Verhaltensregeln für das Privatleben im Yogasutra.

Shraddha, श्रद्धा Vertrauen, Glaube, Treue.

Sutra, सूत्र Faden, Leitfaden, Schnur, kurzer Merksatz.

Sva, स्व Vorsilbe: eigen, angeboren, innewohnend.

Svabhava, स्वभाव Die eigene (Sva) Natur (Bhava). Das eigene unverfälschte Wesen.

Svadharma, स्वधर्म Die eigene (Sva) Pflicht (Dharma) gegenüber dem eigenen unverfälschten Wesen. Die Pflicht, dem eigenen Selbst treu zu bleiben.

Svadhishthana Chakra, स्वाधिष्ठानचक्र Die eigene (Sva) Wohnstätte (Adhishthana). Im Yoga und Tantra das zweite der sieben feinstofflichen Energiezentren. Auch Sexual-Chakra genannt.

Svadhyaya, स्वाध्याय Selbststudium, Reflexion. Die Untersuchung, das Erforschen (Adhyaya) des zu mir gehörenden (Sva). Einer der fünf Niyamas, der ethischen Verhaltensregeln für das Privatleben im Yogasutra.

Tamas, तमस् Dunkelheit, Trägheit, Schwere, das Stoffliche. Einer der drei Gunas.

Tanmatras, »Nur das Wesentliche«. Die feinstoffliche Materie.

Tantra, तन्त्र Gewebe, Teppich, Webstuhl. Mystische und spirituelle Lehre.

Tapas, तपस् Wärme, Hitze, Glut. Verzicht, Leidenschaft. Einer der fünf Niyamas, der ethischen Verhaltensregeln für das Privatleben im Yogasutra.

Ujjayi, उज्जायी Der siegreiche Atem. Pranayama-Technik.

Upamshu, उपांशु Leise, flüstern, mit leiser Stimme.

Upanishaden, उपनिषद् Sammlung philosophischer Texte. Gehören zum jüngsten Teil des Veda.

Upeksha, उपेक्षा Geduld, Gleichmut.

Vaikhara, वैखरी Der feste Zustand eines Gedankens. Das laute Wiederholen eines Begriffs oder Mantras in der Meditation.

Vairagya, वैराग्य Gelassenheit, Nichtanhaftung.

Vayu, वायु Luft, Wind, Atem. Vedischer Wind-Gott. Das Element Luft.

Vedanta, वेदान्त Ende (Anta) oder Essenz des Veda. Bezeichnung verschiedener Schriften und philosophischer Grundhaltung.

Vijnana Bhairava Tantra, विज्ञानभैरवतन्त्र Wichtiger Quellentext des kaschmirischen Tantra.

Viparyaya, विपर्यय Verblendung, falsche Auffassung.

Vishnu, वषि्णु Der All-Durchdringer. Der Erhalter und Bewahrer des Universums. Vishnu gehört neben Brahma, dem Erschaffer, und Shiva, dem Zerstörer, zur hinduistischen Trinität.

Vishuddha Chakra, वशिुद्‌धचिक्‌र Wörtlich das Chakra der Reinheit. Im Yoga und Tantra das fünfte der sieben feinstofflichen Energiezentren. Auch Kehl-Chakra genannt.

Viveka, वविक Unterscheidungsfähigkeit, Unterscheidungskraft. Die Fähigkeit, zwischen dem Absoluten und dem Konkreten zu unterscheiden.

Yama, यम Gebot, Regel. Die ethischen Verhaltensregeln für das Leben in der Welt im Yogasutra.

Yoga, योग Vereinigen, Verbindung. Abgeleitet von der Wurzel yuj (anjochen, anschirren).

Yogasutra, योगसूत्‌र Lehrtext nach Patanjali, in dem buddhistische und vedantische Ansätze mit der Sankhya-Philosophie zu einem Übungsweg vereinigt werden.

Über den Autor

Geboren 1967, absolvierte Martin Witthöft zunächst eine Ausbildung zum freien Maler und Bühnenbildner bei Andrej Woron in Berlin. Noch während seiner Tätigkeit als freischaffender Künstler schloss er 1994 eine Ausbildung in Hatha-Yoga und Meditation im »Sivananda Yoga Dhanwanthari Ashram« in Südindien ab. Es folgte eine fünfjährige Weiterbildung in »Biosynthese – somatische und tiefenpsychologisch fundierte Psychologie« bei David Boadella in der Schweiz.

Beeinflusst von verschiedenen Strömungen der Humanistischen Psychologie, des Yoga, Buddhismus und Zen, insbesondere von David Boadella, H.A. Almaas, Stephen Wollinski und Ama Samy entwickelte er vor dem Hintergrund seiner eigenen Erfahrungen mit Schüler*innen und Klient*innen eine Synthese aus Psychologie und Spiritualität: »MAP sensing«. Dieser eigenständige Ansatz wurde erstmals 2010 in der Zeitschrift »Energie und Charakter« unter dem Titel »MAP – Mitgefühl, Achtsamkeit und Pulsation « vorgestellt.

Seit 2004 arbeitet er in eigener psychologischer Praxis (Einzelarbeit, Paare, Gruppen) sowie als Dozent für »Yogapsychologie« an Yogaschulen, auf Kongressen und in Workshops. Er ist Autor verschiedener Fachartikel zum Thema integrative Yogapsychologie.

2017 gründete er das Fortbildungsinstitut für Integrative Yogapsychologie IIYP in Berlin, das er seit 2018 gemeinsam mit seiner Frau Pia Witthöft, Diplompsychologin und Psychotherapeutin, kuratiert und leitet.

Martin Witthöft lebt mit seiner Frau und einer gemeinsamen Tochter in Berlin.

Weitere Informationen unter: www.yogapsychologie.com

Erklär- und Anleitungsvideos zu den Übungen in diesem Buch findest du unter: www.yogapsychologie.com/buch

Online

Umfangreiche Informationen zu unseren Themen, ausführliche Leseproben aller unserer Bücher, einen versandkostenfreien Bestellservice und unseren kostenlosen Newsletter.
All das und mehr finden Sie auf unserer Website.

www.arbor-verlag.de

Mehr über Martin Witthöft

www.arbor-verlag.de/martin-witthoeft

Seminare

Die gemeinnützige *Arbor-Seminare gGmbH* organisiert regelmäßig Seminare und Weiterbildungen mit führenden Vertretern achtsamkeitsbasierter Verfahren. Nähere Informationen finden Sie unter:

www.arbor-seminare.de

Arbor Online-Center

Mit dieser Plattform hat Arbor einen virtuellen Ort der Inspiration und des Lernens rund um das Thema Achtsamkeit geschaffen. Lernen Sie die AutorInnen unserer Bücher und die ReferentInnen unserer Veranstaltungen kennen: in Interviews, Vorträgen, Meditationsübungen, Webinaren, Podcasts sowie Online-Kursen und zahlreichen weiteren Ressourcen.

www.arbor-online-center.de